의료과오 소송으로 배우는 임상의학

Clinical Medicine
learned by
the medical malpractice litigations

의료과오소송으로 배우는 임상의학

2016년 8월 25일 1판 1쇄 인쇄
2016년 8월 30일 1판 1쇄 발행

지은이 | 김장한
펴낸이 | 김진환
펴낸곳 | 정담미디어·(주)학지사
04031 서울특별시 마포구 양화로 15길 20 마인드월드빌딩
대표전화_ 02-330-5188 팩스_ 02-326-0338
등 록 | 2010년 2월 8일 제313-2010-36호
메 일 | jdmpub@jdmpub.com
홈페이지 | http://www.jdmpub.com

ISBN 978-89-6069-582-5 93510

가 격 | 22,000원

※ 정담미디어는 학지사의 자매회사입니다.

의료과오 소송으로 배우는 임상의학

Clinical Medicine
learned by
the medical malpractice litigations

김장한 지음

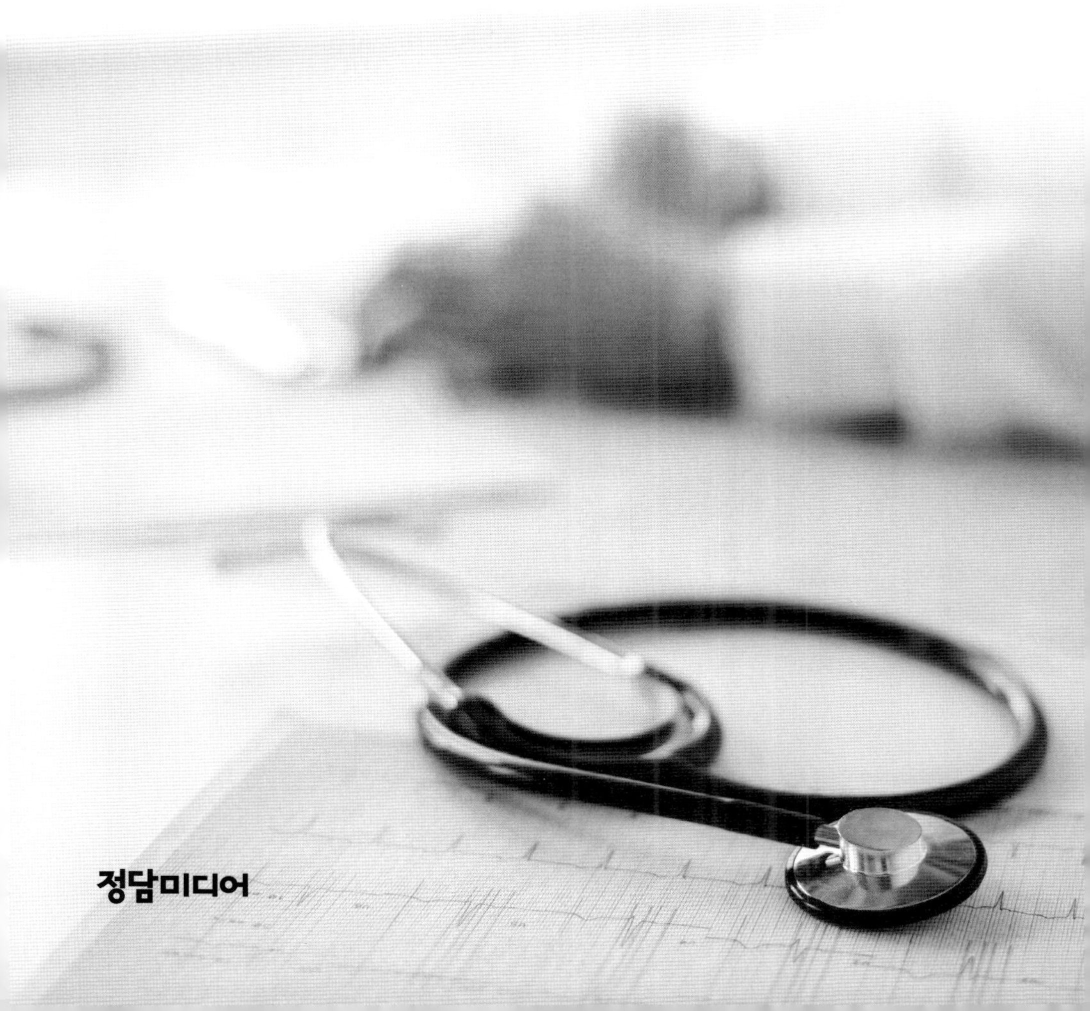

정담미디어

저자 소개

김장한(金長漢)

서울대학교 의과대학 의학과(의학사)

서울대학교 법과대학교 법학과(법학사)

서울대학교 법과대학원(법학석사, 민법전공)

서울대학교 의과대학원(의학석사, 법의학전공)

서울대학교 의과대학원(의학박사, 법의학전공)

서울대학교 법과대학원(법학박사과정 수료, 지적재산권 전공)

現 서울아산병원 임상시험심사위원회 전문 간사

한국생명윤리학회 이사

대한법의학회 부회장

대한의료윤리학회 이사

대한의료법학회 부회장

전국의과대학교수협의회 부회장

울산대학교 의과대학 인문사회의학교실 · 서울아산병원 교수

머리말

의과대학원에서 대학원생에게 의료분쟁 관련 강의를 한지도 10여년이 지난 것 같다. 강의를 마치고 설문 조사를 해 보면, 법률 이론은 잘 이해하지 못하고, 교재에 기술되었던 판례 내용만 기억난다는 답변이 매년 상당수가 나왔다. 법률 이론을 이해하는 것은 법학을 전공으로 한 사람에게도 어려운 일이기 때문에 관련 사실만이라도 기억하고 있다가 사건 사고의 고비마다 이용해 준다면, 가르치는 사람 입장에서는 고마운 일이라고 하겠다.

법원에서 의료분쟁을 판결하기 위해서 판사들이 심혈을 기울여 작성한 판결문을 읽는 것은 즐거움이었고, 한편으로는 고마움이었다. 재판관들이 사건과 관련된 의학 관련 지식들을 정리하고 이를 법학 이론에 논리적으로 연결하는 것은 매우 어려운 일이라는 것을 잘 알고 있기 때문에, 이 내용들을 의료를 직접 시행하는 의사 또는 예비 의사들에게 잘 설명하고 이해시킬 수 있다면, 우리 사회에서 일어나는 의료 관련 분쟁을 사전에 예방하는 데 큰 도움이 될 것이라고 생각한다.

이 책에 기술된 내용들은 선배이자 동료인 법학자들의 지난한 노력의 결과이며, 본인은 거기에 하나의 돌을 얹은 정도에 지나지 않았다는 점을 감히 고백한다.

1980년대 말 의과대학을 졸업하고, 법학대학을 편입하면서, 우리 사회에 조그마한 밀알이 되기를 소원하였던 내 소망에 대한 하나의 증거물을 세상에 내놓았다는 생각이다. 동료 의사들이 진료를 하다가 어려운 일이 생기고, 머리가 복잡하면 펴 보는 책이 되기를 희망한다. 또한 아빠가 대학에서 무엇을 하는 사람인지 설명하기 어렵다는 두 딸들에게도 아버지의 정체성을 알리는 데 도움이 되었으면 하는 작은 바람을 실어본다.

이 글이 나오기까지 도와주신 분들이 너무 많아서 일일이 감사의 말씀을 올리는 것이 도리어 결례가 되지 않을까 생각할 정도이다. 사랑하는 가족에게 감사한다는 말을 하는 것으로 모든 은혜에 답하고자 한다.

2016년 8월

서울 풍납동에서 김장한

차례

UNIT 1 기본적 의료행위

CHAPTER 01 진단 관련

CHAPTER

1

진단 관련

1

야간 응급실에 교통사고 환자가 후송되어 왔다. 혈압, 맥박 등의 진찰 소견은 정상인데, 환자는 의식이 혼미하여 문진에 적절하게 대답을 하지 못하고 있다. 또한 고통을 호소하면서 계속 몸을 움직여서 두부 및 흉부 X-ray 촬영이 지체되고 있다. 이후 긴장성 기흉으로 인하여 환자가 사망하였다면 의사는 진찰상의 주의의무 위반이 있는가?

대법원 1999.11.23. 선고 98다21403 판결【손해배상(기)】[1)]

사실 관계

- 1994. 8. 22. 01:00경 소외 이○일은 서울 관악구 신림동 소재 도로에서 오토바이를 운전하던 중 도로 우측의 가로등에 충돌하여 기흉, 혈흉, 두개골 골절(의증) 등의 상해를 입었는데, 위 교통사고 발생 직후 사고 신고를 받고 현장에 도착한 경찰관은 이○일을 피고가 경영하는 병원의 응급실로 데리고 갔다.
- 인턴 과정까지 마친 일반의로서 혼자 위 병원의 야간당직의사로 근

1) [공2000.1.1.(97),6]

무하고 있던 제1심 공동피고는 같은 날 01:40경 응급실에 도착한 이○일에 대하여 문진, 청진, 동공 상태의 조사, 혈압 · 맥박의 측정 등을 한 결과 이○일이 얼굴의 포도창과 우측 경부 및 흉부의 타박상 이외에는 특별한 외상이 없었고 자발적 호흡을 하고 있었으나 호흡이 불규칙하였으며 의식이 혼미한 상태로서 의사의 문진에 적절히 대답하지 못하면서 고통을 호소하였는데, 청진, 동공 상태, 혈압, 맥박 등의 측정 결과가 정상으로서 특이 소견을 발견하지 못하였기 때문에 이○일의 위와 같은 증세를 단순한 흉부좌상이나 골절에 기인한 것이라고 판단하고 간호사에게 수액 공급 및 흉부, 두부, 경추부, 복부에 대한 X선 촬영을 지시하였다.

- 같은 날 02:05경 제1심 공동피고는 좌완관절부 심부 열상을 입은 다른 환자를 진료하던 중 간호사로부터 이○일에 대한 수액공급에 실패하였으며, 혈압 및 맥박 측정 결과 혈압이 다소 내려가고 맥박이 다소 빨라졌다는 보고를 받았으나 환자의 흥분상태로 인한 일시적 증상이라고 생각하여 이○일의 상태를 직접 살피지 않은 채 다른 환자에 대한 수술을 시행하였다.
- 같은 날 02:50경 제1심 공동피고는 급성 복통으로 내원한 또 다른 환자를 진료하던 중 간호사로부터 이○일이 호흡 곤란 증세를 보이고 있다는 보고를 받고, 간호사에게 산소 및 수액의 공급을 지시하면서 복통환자에 대한 진료를 계속하였으며, 잠시 후 간호사로부터 이○일이 몸을 계속 움직이고 있어 방사선사가 X선 촬영에 실패하였을 뿐만 아니라 산소 및 수액 공급도 실패하였다는 보고를 받고 치료 중이던 복통환자에 대한 치료를 계속하면서 이○일에 대하여 우선 흉부만이라도 촬영하라고 지시하였다.
- 같은 날 03:10경 제1심 공동피고는 급성복통환자에 대한 진료를 마

친 후 위 병원 X선 촬영실에서 이○일의 X선 사진을 확인한 결과 좌측 폐 부위에 긴장성 기흉이 발생하였음을 알게 되었고, 이○일이 호흡곤란을 호소하면서 청색증이 나타나기 시작하자 즉시 기관지삽관을 시행하였으며, 이○일의 혈압이 급격히 내려가자 혈압 유지를 위하여 5% 포도당액에 혈압상승제인 도파민을 섞어 공급하였다.

■ 긴장성 기흉은 흡기시에 흉막강 내로 공기가 지속적으로 유입되고 호기시에 배출되지 못하여 흉막강 내에 양압이 형성되는 상태로서 폐를 수축시켜 호흡을 못하게 하고 심장으로 들어오는 정맥환류에 장애를 주어 심박출량을 떨어뜨리게 되는 초응급상황으로서 이에 대한 응급조치는 18G 이상의 굵은 바늘로 전흉부 제2-3 늑간의 쇄골 중간부를 늑골직상부를 따라 천자하여 흉막강 내의 공기를 배출시킴으로써 흉막 내 양압을 해소하여야 하며, 나아가 흉관삽관을 서둘러 실시하여야 하는데, 제1심 공동피고는 위 흉관삽관 등을 시행해 본 경험이 없었으므로 긴장성 기흉에 대처하기 위하여 이○일에 대하여 인공호흡을 실시하면서 같은 날 03:30경 이○일을 성○○애병원으로 전원시켰으나 이○일은 03:55경 성○○병원 응급실에서 사망하였다.

법적 판단

첫째의 점을 보면, 이○일은 피고의 병원에 내원할 당시에 자발적 호흡을 하고 있었으므로 기도에 장애가 있어 기도를 확보할 필요성이 있었다고는 보이지 아니할 뿐 아니라, 이○일의 사인은 긴장성 기흉이어서 기도확보조치와는 아무런 관련이 없으므로 제1심 공동피고가 이○일에 대하여 즉시 기도확보조치를 취하지 않은 것을 과실이라고 할 수 없다.

둘째의 점을 보면, ① X선 촬영이 늦어지게 된 주된 원인은 이○일이 계속 심하게 몸을 움직인 것에 있는 점, ② 위 병원 야간응급실에 의료인으로는 의사 1명, 간호사 2명, 방사선사 1명이 있을 뿐인데 의사 제1심 공동피고와 간호사들은 다른 응급환자들을 진료하고 있었기 때문에 방사선사가 혼자서 이○일에 대한 촬영을 시도하다가 잘 되지 않는다고 하여 곧바로 의사나 간호사에게 원조를 요청하기가 쉽지 않았고, 방사선사가 촬영실에서 혼자 촬영을 시도하다가 실패한 후 처치실로 옮겨 다른 사람의 도움을 받아 이○일의 몸을 누르고 간신히 촬영함에 이르기까지 시간이 어느 정도는 걸릴 수밖에 없었던 것으로 보이는 점, ③ 제1심 공동피고는 두부, 흉부 등의 X선 촬영에 실패하였다는 보고를 받고 흉부만이라도 우선 촬영하도록 바로 지시한 점, ④ 이 사건 사고 당시 적용되고 있던 응급의료관리운영규칙(보건사회부령 제869호)이 응급의료 지정병원의 응급실 전담인력으로 방사선사는 요구하고 있지 아니하므로, 위 시각에 위 병원에 방사선사가 없었다면 다른 병원의 방사선사를 불러오는 것은 적법하고 거기에 어느 정도 시간이 소요될 것인 점, ⑤ 이○일이 위 병원에 도착한 후 다른 검사들을 시행함에 걸린 시간도 있고 제1심 공동피고에 대한 촬영 지시가 방사선사에게 전달되어 X선 촬영에 착수할 때까지 걸린 시간도 있으며, 또한 X선 촬영 후에 현상 · 정착 등을 거쳐 사진이 나오기까지에도 어느 정도 시간이 걸리는 점 등을 종합하여 볼 때, 응급실 도착시부터 X선 촬영 및 판독시까지 1시간 30분이 경과하였다거나 X선 촬영이 최대한 신속하게 이루어진 것이 아니라는 것만을 가지고 곧바로 손해배상책임을 져야 할 법적 과실이 제1심 공동피고에게 있다고 단정하기는 어렵다고 할 것이다.

셋째와 넷째의 점을 보면, 호흡 곤란을 보이고 있고 수액 및 산소 공급에 실패하였다고 하여 곧바로 이○일을 다른 병원으로 전원시켜야 한다고는 볼 수 없고, 제1심 공동피고로서는 이○일이 긴장성 기흉이라는 초응급상태에 있음을 알지 못한 상태에서 다른 응급환자들을 계속하여 치료하면서 이○일을 즉시 다른 병원에 전원시키지 않은 것을 과실이라고 볼 수 없으며, 한편 제1심 공동피고가 흉부 X선 사진을 보기 전에 이○일의 증세와 청진에 의하여 긴장성 기흉을 빨리 진단하지 못한 데에 과실이 있는지의 여부와 제1심 공동피고가 긴장성 기흉이라는 초응급상태에 있는 이○일에 대하여 즉시 흉관삽관을 시술하지 아니하고 다른 병원에 전원시킨 조치에 과실이 있는지의 여부는 통상 야간당직의로 근무하는 일반의에게 요구되는 의료지식을 표준으로 하여 판단하여야 할 것인데, 이는 흉관삽관술을 시술하기 위하여 요구되는 의료전문지식의 수준과 흉관삽관술에 수반되는 위험의 정도 등을 심리하지 않고서는 판단할 수 없는 문제이다.

그런데도 불구하고 원심은 환자의 증세와 청진을 통하여 기흉을 진단하는 데 요구되는 필요한 의료전문지식의 수준과 흉관삽관술에 요구되는 의료전문지식의 수준 및 흉관삽관술에 수반되는 위험의 정도 등에 대하여 심리를 다하지 아니한 채 위 제1심 공동피고에게 판시와 같은 과실이 있다고 판단하였으므로 이에는 분명 의료과오에 관한 법리오해, 심리를 다하지 아니하여 판결에 영향을 미친 위법이 있다고 하지 않을 수 없다.

해설

진찰이란 의사가 진단 목적으로 환자의 질병에 대한 정보를 획득하는 직접적 활동을 의미한다. 일반적으로 문진, 시진, 촉진, 타진 및 청진 등의 방법을 사용한다. 혈압, 체온측정 등과 같은 과학적 방법을 사용하여 검사하는 것도 의사의 직접 활동에 의하여 정보를 수집하는 것이라면 진찰에 해당한다. 방사선 검사를 타인에게 의뢰하여 정보를 수집

한다면, 진단을 위한 목적을 가진 행위이지만 제3자에 의하여 정보를 획득하는 경우는 진찰과는 구분하여 검사를 의뢰한다고 한다. 일반적으로 진찰 과정에서 의사는 시설, 의료기구의 안정성 확보, 의료 인력에 대한 교육 등 환자에 대하여 보호 의무를 가진다. 소아 환자를 진찰하는 중에 환아가 발버둥을 치다가 진찰대에서 떨어져 상처를 입는다면 의사가 법적 책임을 질 수 있다. 의사의 의학적 판단은 이학적 검사나 의료기기를 이용한 검사와 같은 객관적이고 정량화된 정보만으로 이루어지지는 않는다. 문진(問診)처럼 환자의 건강상태를 전체적으로 파악하는 방법으로 정보를 수집하는 일은 가장 기본적이면서도 중요한 요소이다. 문진은 환자가 가지고 있는 주소(主訴, Chief complaint), 현증(現症), 병력(病歷) 등에 대하여 체계적으로 질문을 하는 것이며, 환자나 환자 가족은 의사의 질문에 대하여 성실하게 답변을 하여야 할 협력의무가 있다. 환자가 의사에게 거짓된 정보를 제공하였다거나, 의사의 성실한 질문에 대하여 불성실하게 답변을 하였다면, 이를 기초로 하여 이후 행하여진 의료행위가 비록 환자에게 나쁜 결과가 발생한 경우에도 의사는 면책될 가능성이 높다. 문진을 할 때 의사는 환자의 의학 지식이 부족함을 충분히 인식하고, 묻고자 하는 바를 충분히 설명하여야 하며, 환자가 그 내용을 잘 이해하고, 답변하는가를 배려하여야 할 의무가 있다. 중소 병원급 응급실에서 발생한 것이다. 부족한 인력 상황에서 밀려드는 응급 환자를 처치하다 보면, 불가피하게 환자가 적절한 치료를 제 시간에 받지 못하는 경우가 발생하게 된다.

위 사건은 긴장성 기흉에서 흉관 삽입술을 시행하여야 하는 상황인데, 법원은 인턴 과정까지 마친 일반의로서 혼자 해당 병원의 야간 당직의사로 근무하고 있는 피고에게 책임을 묻기 위해서는 행위자의 의료전문지식의 수준과 실행시 위험을 심리하여 해당 병원에서 시행하는 것이 적절한 것인지를 판단하여야 하며, 원심은 이에 대한 심리미진이 있다고 본 것이다. 판결 요지는 "교통사고 응급환자가 긴장성 기흉으로 사망한 데 대하여 야간응급실의 당직근무를 하고 있던 일반의의 과실을 인정하기 어렵다고 한 사례"라고 기술하고 있지만, 개인적 의견으로 위 사건은 긴장성 기흉을 진단하기에 어려움이 있었다는 측면이 고려되어야 할 것으로 본다. 만약 긴장성 기흉 진단이 되었다면, 그에 대한 응급조치는 일반의라고 할지라도 가능하다고 보아야 할 것이다.

2

폐암을 폐렴으로 오진하였다. 환자는 다른 병원에서 암 진단을 받고 현재 항암 치료 중이다. 의사는 진단을 잘못한 것에 대하여 어떠한 책임을 지게 되는가?

창원지법 2012.1.19. 선고 2010가합11521 판결【손해배상(의)】: 확정[2)]

사실 관계

- 원고는 2009. 10. 26. 우측 옆구리 통증을 호소하며 피고 병원에 처음 가서 진료를 받았고, 2009. 10. 28. 피고 병원에서 초음파검사를 받은 결과 담낭에 다수의 결석이 발견되어 담낭염 진단을 받음과 동시에 당일 피고 병원에 입원하여 담낭결석 제거수술을 받았고, 한편 같은 날 위 진료과정에서 촬영한 흉부 방사선 결과 우측 폐에 약 2cm 정도 크기의 결절이 관찰되어 피고 병원 외과의사인 피고 2로부터 흉부 ECT(Emission Computer Tomography 방사형 컴퓨터 단층촬영술, 조영제 투여 후 촬영)를 권유받았다. 원고는 담낭결석 제거수술을 받고 입원치료 중이던 2009. 11. 2. 담당의사인 피고 2의 내과진료 의뢰에 따라 흉부 ECT 검사를 받았는데, 피고 병원 내과의사 소외 1은 원고를 상대로 흉부 ECT 촬영을 실시한 결과 원고의 우측 폐 중간에 2.5cm 정도 크기의 결절을 발견하고는 폐암으로 의심(당시 검사자 소외 2는 폐암 1기 의심된다고 판정하였다)되어 원고에게 상급병원으로 옮겨 정밀검사를 받을 것을 권유하였다. 그런데 피고 병원 암센터 소장인 외과의사 피고 2는 위 내과의사 소외 1과는 달리 원고에게 입원기간 동안 피고 병원에서 폐암 조직검

2) [각 공2012상,350]

사를 받기를 권유하였고, 그에 따라 원고는 2009. 11. 3. 피고 병원에서 CT 유도 미세침흡인검사를 받았다. 피고 2는 2009. 11. 4. 위 미세침흡인검사 결과, 악성 종양에 대한 음성판정이 나오자 원고의 병명을 폐암이 아닌 급성염증으로 진단하고 원고에게 그 결과를 안내하였으며, 앞으로 항생제 치료를 하면서 경과를 관찰하기로 하고 2009. 11. 5. 원고를 퇴원 조치하였다.

- 원고는 2009. 11. 19. 폐 결절 및 담낭결석 제거수술의 경과 등을 관찰하기 위하여 피고 병원에 가서 흉부 방사선 촬영을 받았는데, 그 결과 그동안의 약물치료에도 불구하고 2009. 11. 4.에 실시한 방사선 촬영 결과와 비교하여 폐 결절의 크기에 변화가 없음이 확인되었고, 당시 외과의사인 피고 2는 원고에게 1개월 후 다시 추적 관리하기로 안내하였다(반면 당시 내과의사인 소외 1은 원고에게 진료의뢰서를 발급해 주었다. 원고는 가슴 통증이 발생하여 2009. 12. 12. 피고 병원에서 흉부 방사선 촬영을 받았는데, 그 결과 폐 결절에는 변함이 없었고, 또다시 2009. 1. 12. 피고 병원에 가서 흉부 방사선 촬영을 받았는데, 여전히 원고의 폐 결절에는 변함이 없음이 확인되자, 내과의사 소외 1은 원고에게 상급병원에 가서 정밀검사 및 수술을 받을 것을 권유하였다. 원고는 잦은 기침 증상이 있자 2010. 2. 3. ○○대학교 부속 ○○○병원에 가 CT 촬영을 받고, 2010. 2. 19. 그 병원에서 폐 조직검사를 받은 결과 같은 달 25일 폐암 진단을 받았다. 원고는 2010. 2. 26. ○○대학교 ○○○○병원으로 옮겨 정밀검사를 받은 결과 폐암 4기(비소세포암, 뼈로 전이)라는 진단을 받았고, 현재 그 병원에서 항암치료 중에 있다.

관련 의학 지식

- 폐암이란 폐에 생긴 악성종양을 말하고, 초기 증상이 없어 조기발견이 어렵다.

- **폐암의 종류**

  폐암은 현미경적으로 암세포의 크기와 형태에 따라 비소세포폐암과 소세포폐암으로 구분되며, 이렇게 폐암을 구분하는 것은 임상적 경과와 치료가 다르기 때문이다. 비소세포폐암은 조기에 진단하여 수술적 치료를 함으로써 완치를 기대할 수 있으나, 소세포폐암은 대부분 진단 당시에 수술적 절제가 어려울 정도로 진행되어 있는 경우가 많다. 비소세포폐암은 폐암 환자의 약 80% 내지 85%에서 발생한다.

- **폐암의 사망률**

  우리나라에서 폐암은 그 발생률이 암 중에서 1위는 아니지만, 다른 암에 비해서 치료가 잘 안 되어 암 중에서 폐암으로 사망하는 환자의 수가 가장 많다.

- **비소세포폐암의 일반적 증상**

  기침, 피 섞인 가래 혹은 객혈, 호흡곤란, 흉부의 통증 등이 있다.

- **비소세포폐암의 진단방법**

  폐암은 환자에 대한 증상과 징후를 확인하고, 흉부 X-선 검사나 CT 검사, 객담세포진검사 등을 통하여 조기진단을 하게 되는데, 흉부 CT 검사에서도 정확한 진단을 내리기 어려우므로(흉부 CT 검사에 의한 25%의 이상 소견 중 실제 10%만이 폐암이었다는 연구 결과가 있음), 일단 환자에 대한 증상과 징후 또는 위와 같은 선별검사를 거친 이후에는 조직학적 진단이 반드시 실시되어야 하고, 종양조직은 기관지 내시경을 통한 기관지 또는 경기관지 생검, 종격동 내시경을 통한 림프절 생검, 수술적 절제를 통한 수술 검체, 커진 림프절이나 연부조직 종괴, 용해성 골병변, 골수, 흉막 병변에 관한 경피적 생검, CT 유도하에 흉곽 내 또는 흉곽 외 종괴에 대한 미세침 흡입, 악성 흉수에서 얻어진 충분한 세포 블록 등의 검사가 필요하다. 흉부 X-선 검사는 기본적 검사로서 경제적이나, 폐암과 다른 폐 병변들과 감별이 쉽지 않고, 흉부 CT 검사는 종양의 크기, 위치, 주변 장기와의 관계 등을 평가하여 환자의 병기판정에 필수적이나, 림프절의 크기로 림프절 침범 여부를 판단하는 것은 정확도가 높지 않으며, 세포진검사는 가장 쉽고 반복 검사가 가능하나, 중심성 폐암에서는 진단율이 높지만 말초성 폐암은 진단율이 낮고 위양성의 가능성이 있으며, 기관지 내시경 및 조직 검사는 주로 중심성 폐암에서의 조직학적 진단과 병기판정에 필수적이고, 경피적 침습인 폐생검은 말초 병변의 폐 병변 진단에 적합하나, 시술에 따른 합병증 발생이 가능하고 작은 병소는 진단율이 낮다.

- **비소세포폐암의 병기 및 치료**

  비소세포폐암의 병기는 단지 폐에만 존재하며 림프절로는 전이되지 않은 1기(다시 1A기, 1B기로 나뉜다), 암이 폐에 국한된 상태로 근처 림프절이나 폐문부림프절 또는 흉벽, 횡격막 등으로 전이된 상태인 2기(다시 2A기, 2B기로 나뉜다), 암이 폐에 국한되어 있으며 종격동 림프절까지 전이가 있거나 악성흉수, 큰 혈관, 기관 및 식도 등을 침범한 상태인 3기(마찬가지로 3A기, 3B기로 나뉜다), 뇌 · 뼈 · 간 등 다른 장기로 전이된 상태인 4기로 나뉘고, 원칙적으로 그 치료를 위하여 1, 2, 3A기까지는 근본적 치료를 위한 절제술이 가능하나 4기에는 수술적 치료가 아닌 항암화학요법만이 실시된다.

- 비소세포폐암 4기 환자의 중앙생존기간(환자의 50%가 생존하여 있는 기간)은 약 6개월이다.

원고의 주장

피고 병원 담당의사인 피고 2의 다음과 같은 진료상의 과실 및 설명의무를 위반한 잘못으로 인하여 원고는 적절한 시기에 치료를 받을 수 있는 기회를 상실하였으므로, 주치의인 피고 2와 그 사용자인 피고 1 의료법인은 연대하여 원고에게 그로 인한 손해를 배상할 책임이 있다.

■ **진료상의 과실**

원고가 피고 병원에서 담낭결석 제거수술을 받는 과정에 폐 결절이 발견되어 폐암으로 의심된다는 소견이 나왔고, 더욱이 피고 병원의 내과의사인 소외 1은 원고에게 상급병원으로 옮겨 정밀검사를 받을 것을 권유하였음에도, 오히려 폐암치료의 경험이 부족하였던 피고 병원 암센터 소장인 피고 2는 원고에게 피고 병원에서 검사를 받을 것을 권유하였고, 그 결과 피고 2는 단 한 번의 미세침흡인검사만으로 폐암에 걸린 원고에 대한 증상을 급성염증으로 잘못 진단하였으며, 더욱이 그 이후 지속적인 방사선 촬영 결과 폐 결절에 변함이 없었음에도 폐암을 진단하기 위한 다른 적극적인 검사를 하지 않는 등 피고 병원 의료진의 진료상 과실로 인하여 폐암치료를 적절한 시기에 받을 수 있는 기회를 상실하였다.

■ **설명의무위반**

피고 병원 암센터 소장인 피고 2는 기존에 폐암치료의 경험이 부족하였음에도, 원고에게 이러한 사실을 알리지도 않은 채, 오히려 피고 병원에서 검사를 받도록 권유하였고, 더욱이 미세침흡인검사의 오진 가능성 및 그로 인한 부작용 등에 대하여 전혀 설명하지 않는 등 설명의무를 위반하였다.

법적 판단

■ **진료상의 과실 여부**

① 원고가 최초 피고 병원에서 담낭결석의 진료를 받는 과정에 폐결절이 발견되어 원고에게 폐암이 의심된다는 소견이 나왔고, 그에 따라 당시 내과의사인 소외 1도 원고에게 상급병원으로 옮겨 정밀검사를 받을 것을 권유하였는데, 당시 피고 병원 암센터 소장인 피고 2는 오히려 위 내과의사의 소견과 달리 원고에게 피고 병원에서 검사를 받아볼 것을 권유하였던 점, ② 그런데 당시 피고 2는 2009. 1. 12.부터 피고 병원에 근무하면서 외과적인 폐암수술을 해 본 경험이 없었고, 피고들 역시 피고 병원은 CT 또는 폐생검을 통한 폐암진단은 가능하나 폐암치료는 불가능하다는 사실을 스스로 인정하고 있는 점, ③ 원고는 암센터 소장인 피고 2의 권유에 따라 2009. 11. 2. 피고 병원에서 미세침 흡인검사를 받았는데, 그 당시 피고 2는 폐암에 걸린 원고에 대한 증상을 폐암이 아닌 급성염증으로 잘못 진단한 점, ④ 원고는 그 이후에도 2009. 1. 12.까지 지속적으로 피고 병원에서 폐 결절에 대하여 추적관리를 받아왔고, 그 결과 폐 결절에는 아무런 변화가 없었는데, 통상적으로 염증에 의한 증상이라면 시간의 경과나 항생제 처방만으로도 호전되는 점 등에 비추어 볼 때 담당 의사인 피고 2로서는 그러한 추적검사 결과에 따라 당시 원고의 증상이 폐암일 가능성에 대하여 다시 한 번 고려할 수 있었던 것으로 보이는 점, ⑤ 더욱이 피고 병원 의료진이 실시한 CT 유도 미세침흡인검사는 일반적으로 악성 종양을 제대로 진단할 확률이 약 80~90% 정도이고, 완벽한 조직채취가 어렵다는 검사 자체의 한계도 있으므로, 당시 그 진단이 잘못되었을 가능성을 배제할 수 없었던 점, ⑥ 그런데 피고 2는 이러한 단 한 번의 미세침흡인검사 결과만을 신뢰하여 섣불리 폐암이 아닌 급성 염증으

로 단정하였고, 그 이후에도 폐암 여부를 재차 확인하기 위한 재검사 또는 다른 수술적 방법 등 보다 적극적인 조직검사를 시행하지 아니한 점, ⑦ 심지어 2009. 1. 12. 당시에도 내과의사 소외 1은 원고에게 상급병원에 가서 정밀검사 및 수술을 받을 것을 권유한 반면, 피고 2는 오히려 암이 아니라고 원고를 안심시킨 점(이 점에 대하여는 별다른 다툼이 없다), ⑧ 비록 원고가 피고 병원 내과의사인 소외 1로부터 상급병원으로 옮겨 정밀검사를 받을 것을 권유받기는 하였으나, 의료지식이 부족한 원고로서는 피고 병원 암센터 소장으로서 암 진료 전문인 피고 2의 진단 및 조치를 더 신뢰할 수밖에 없었던 상황으로 보이는 점 등을 고려하여 보면, 피고 병원 의료진인 피고 2에게 2009. 11.경 당시 폐 결절을 추적관리하는 과정에서 원고의 폐암발병 가능성을 충분히 의심할 수 있었음에도, 기존 단 한 번의 미세침흡인검사 결과만을 신뢰한 채 폐암 여부를 재차 확인하기 위한 조직검사 등의 추가검사를 실시하지 아니한 과실이 있고, 그로 인하여 원고로 하여금 폐암을 미리 발견하여 조기에 치료를 받을 수 있는 기회를 놓치게 한 잘못이 있다고 봄이 상당하다.

■ 설명의무위반 여부

일반적으로 의사는 환자에게 수술 등 침습을 과하는 과정 및 그 후에 나쁜 결과 발생의 개연성이 있는 의료행위를 하는 경우 또는 사망 등의 중대한 결과 발생이 예측되는 의료행위를 하는 경우에 있어서 응급환자의 경우나 그 밖에 특별한 사정이 없는 한 진료계약상의 의무 내지 위 침습 등에 대한 승낙을 얻기 위한 전제로서 당해 환자나 그 법정대리인에게 질병의 증상, 치료방법의 내용 및 필요성, 발생이 예상되는 위험 등에 관하여 당시의 의료수준에 비추어 상당하다고 생각되는 사항을 설명하여 당해 환자가 그 필요성이나 위험성을 충분히 비교해 보고 그 의료행위를 받을 것인가의 여부를 선택할 수 있도록 할 의무가 있고(대법원 2002. 10. 25. 선고 2002다48443 판결 참조), 위와 같이 의사에게 설명의무를 부과하는 것은 환자의 자기결정권 내지 치료행위에 대한 선택의 기회를 보장하기 위한 것이라는 점에 비추어 볼 때, 이러한 의사의 환자에 대한 설명의무는 수술뿐만 아니라, 검사 · 진단 · 치료 등 진료의 모든 단계에서 요구된다고 봄이 상당하다.

- 위 법리에 비추어 이 사건에 관하여 보건대, ① 원고는 2009. 12. 18. 최초 피고 병원에서 흉부 방사선 촬영 결과, 폐 결절이 발견되어 폐암이 의심된다는 소견이 나왔고, 그에 따라 당시 내과의사인 소외 1도 상급병원으로 옮겨 정밀검사를 받아야 한다는 의견을 냈던 점, ② 그럼에도 피고 병원 암센터 소장인 피고 2는 이와 달리 원고에게 피고 병원에서 검사를 받도록 권유하였는데, 위에서 본 바와 같이 피고 병원 의료진이 실시한 CT 유도 미세침흡인검사는 일반적으로 악성 종양을 제대로 진단할 확률이 약 80%~90% 정도이고, 검사방법 자체에도 완벽한 조직채취가 어렵다는 한계가 있는 등 당시 급성염증이라는 진단이 잘못되었을 가능성을 배제할 수 없었던 점, ③ 더욱이 원고는 그 이후인 2009. 11. 19., 2009. 12. 12., 2010. 1. 12. 지속적으로 피고 병원에 가서 흉부 방사선 촬영을 받았는데, 그 결과 그동안의 약물치료에도 불구하고 기존 폐 결절의 크기에는 변화가 없음이 확인되었던 점 등은 기초 사실에서 본 바와 같은 바, 사정이 그러하다면 피고 2는 원고의 폐암 여부를 검사하고 진단하는 과정에서 그 검사방법의 한계 및 오진 가능성 등에 관하여 원고에게 정확하게 설명하여야 할 의무가 있었다고 할 것이다. 그럼에도 피고 2는 원고에게 그와 같은 점에 관하여 전혀 설명함이 없이 오히려 피고 병원에서도 폐암 진단을 위한 검사는 가능하다는 식으로만 설명하였다. 원고가 당시 피고 병원 의료진으로부터 그 검사방법의 한계

및 오진 가능성 등에 관하여 정확히 설명들었다면, 폐암 발병 여부를 더 확실히 진단받기 위한 방법으로 다른 병원으로의 전원 또는 추가적인 조직검사 등의 방안을 고려해 볼 수도 있었음에도 피고 2의 설명의무위반으로 인하여 원고로서는 그와 같은 기회마저 상실하였다고 할 것이다. 결국 피고 병원 의료진은 위와 같은 설명의무를 위반함으로써 진단방법 및 전원 여부 등을 결정할 수 있는 원고의 자기결정권을 침해하였다고 봄이 상당하다.

■ **소결론**

따라서 피고 2와 그 사용자인 피고 1 의료법인은 연대하여, 피고 2의 위와 같은 과실에 의한 불법행위로 말미암아 원고가 입은 손해를 배상할 책임이 있다.

■ **손해배상의 범위**

가. 재산상 손해

원고는 통계적으로 폐암 4기는 생존 가능성이 현저히 짧으므로, 2010. 6.을 기준으로 하여 1년간 치료 후 사망한 경우를 가정하여 재산상 손해를 산정하면 일실수입 상당의 손해는 240,613,466원, 장례비는 3,000,000원 상당이므로, 피고들은 원고에게 이러한 재산상 손해를 배상할 책임이 있다는 취지로 주장하나, 원고의 재산상 손해를 산정할 아무런 자료가 없을 뿐만 아니라, 현재 원고 주장과 같은 손해가 발생하였다고도 볼 수 없으므로, 원고의 위 주장은 더 나아가 살필 것 없이 이유 없다.

나. 위자료

(1) 참작한 사유

피고 2는 원고의 폐암 여부를 진단하는 과정에서 최초 미세침흡인검사 결과만을 의지하지 아니한 채 그 이후 폐암의 가능성을 의심하여 이를 재차 확인하기 위한 추가검사 등을 실시하거나,

또는 위 검사방법의 한계 등에 대하여 원고에게 제대로 설명함으로써 원고로 하여금 다른 상급병원에서 정밀검사를 받을 수 있도록 그 선택의 기회를 주었다면, 폐암을 조기 발견하여 그 진행상태에 따라 즉시 외과적 수술을 포함한 적절한 항암치료를 받을 수 있었을지도 모르는데 피고 병원 의료진의 위와 같은 과실로 조기에 치료를 받을 수 있는 기회를 상실하여 원고가 그로 인한 육체적 · 정신적 고통을 받았으리라는 점을 넉넉히 추인할 수 있는 점, 폐암의 진행 내지 전이속도는 연령, 성별, 체질 등 여러 가지 요인에 따라 일정하지 않으므로 피고 병원 의료진의 위와 같은 과실로 원고의 폐암에 대한 진단 및 치료가 일정 기간 늦어진 것이 폐암의 진행 내지 전이속도에 어떠한 영향을 미쳤는지 정확하게 알기는 쉽지 않은 점, 의료기술의 한계로 인하여 의사가 질병을 진단함에 있어 그 진단의 정확도가 100%가 되도록 요구할 수는 없는 점 및 이 사건 진료의 경위, 그 결과, 원고의 나이, 가족관계 등 이 사건 변론에 나타난 여러 가지 사정들을 참작하기로 한다.

(2) 인정금액: 20,000,000원

■ **소결론**

따라서 피고들은 연대하여 원고에게 위자료 20,000,000원 및 이에 대하여 불법행위일 이후로서 원고가 구하는 이 사건 민사조정신청서 부본 송달 다음 날인 2010. 10. 22.부터 그 이행의무의 존부 및 범위에 관하여 항쟁함이 상당한 이 사건 판결 선고일인 2012. 1. 19.까지는 민법에 정한 연 5%의, 그 다음 날부터 다 갚는 날까지는 소송촉진 등에 관한 특례법에 정한 연 20%의 각 비율로 계산한 지연손해금을 지급할 의무가 있다(원고는 연 25%의 비율로 계산한 지연손해금을 구하나, 이를 인정할 아무런 자료가 없다).

해설

진단은 진찰, 검사 등을 통하여 파악한 정보를 중심으로 환자의 질병을 판단하는 것이다. 실제 임상에서 많은 경우 진단을 내리지 못하거나, 치료의 경과와 함께 진단이 바뀌는 경우는 흔히 발생한다. 그러므로 처음에 내려진 진단이 나중에 잘못 내려진 것으로 판단된 경우가 모두 의사의 과실이라고 할 수는 없다. 진단상의 과실은 환자의 상태와 검사 결과를 종합하여 적절한 진단을 내리고 있는가 하는 점이다. 예컨대, 환자 상태가 점점 나빠지고 있는데도 불구하고, 적절한 검사와 대처 없이 초진 당시의 진단만을 주장하여서 환자에 대한 적절한 치료를 하지 않는 것은 의사의 주의의무위반이라고 할 수 있다. 오진(Misdiagnosis)이란 잘못된 진단을 하는 것인데, 의료 진단 모든 분야에서 오진의 문제가 발생한다. 예컨대, 흉부 엑스레이 사진을 잘못 판독하여 폐암에 대한 진단을 못한 경우, 조직검사를 시행하였으나 적절한 조직을 얻지 못하여 오진한 경우, 적절한 조직은 얻었으나 병리학에서 판독을 잘못한 경우, 임상의 담당의사와 환자에 대한 정보교환이 불충분하여 오진한 경우 등 의료행위의 많은 부분에서 오진의 문제가 발생할 수 있다. 암과 같은 병은 그 진행의 정도에 따라 환자의 예후가 상당히 달라지므로, 조기에 암 진단을 하는 것이 필수적이다. 환자의 조기암 진단을 위하여, 많은 의료 기술의 발달이 있었으며, 현대 의학의 많은 자원이 이 부분이 이용되고 있다. 조기 암 진단을 위한 검사를 시행하였으나, 암에 대한 오진을 한 경우는 악성을 양성으로 판정한 것, 악성의 정도를 잘못 판정한 것, 악성의 종류를 잘못 판정한 것 등이 있을 수 있다.

암의 진단지연으로 인한 손해는 생존율 또는 생존기간의 차이로부터 발생할 수 있다. 만약 처음 진단을 받고 치료를 받았다면, 좀 더 오랜 기간 생존할 수 있다는 점이 인정된다면, 생존율 또는 생존 기간의 차이에 따라서, 일실 수입 상당의 손해를 청구하는 것이 가능할 것이다. 의학적으로 암의 생존율 또는 생존 기간은 진단 시점의 병기에 의하여 결정하므로, 일차적으로는 오진으로 인하여 말기 암으로 진행된 경우라면, 병기 차이로 인한 생존율의 차이가 오진에 대한 일실 수입 손해 배상의 근거가 될 수 있다. 이에 반하여, 오진을 하였지만, 이미 진단 전에 말기 암 상태에 있었던 경우로서, 오진을 바로 잡았을 때와 동일한 병기에 있다고 한다면, 적극적인 치료에 의한 생존기간 차이를 인정하기 어려울 것이다. 이 경우에는 위자료 배상이 인정될 수 있다. 위 판결에서는 설명의무 위반으로 인한 자기결정권 침해를 근거로 위자료 배상을 인정하였고, 일실 수입 배상은 증거 자료 부족을 이유로 인정하지 않았다. 일본 법원에서는 말기 암에 대한 오진인 경우에, 진단상의 과실과 환자의 생명침해와의 인과관계는 부정하지만, 적절한 치료를 받았다면 생명을 연장하거나, 자신의 죽음을 정리할 시간을 가질 수 있었을 것이므로, 이러한 측면에서 진단지연으로 인한 정신적 손해배상을 인정하고 있다.

참고 판례

東京高裁 1983년 6월 15일 판결, 昭和58年(ネ)第1617號 損害賠償請求控訴事件[3)]

유방암진단이 지연된 사건에서 백일 남짓 방치한 산부인과의사에게 주의의무위반이 있다고 인정하며 환자의 사망이나 그 때문에 생긴 손해와는 상당인과관계를 인정하기는 곤란하지만, 동인이 상당 기간 연명을 꾀할 수 없게 되었다는 점과는 인과관계는 이를 긍정하지 않을 수

3) 別冊 ジュリスト, 醫療過誤判例百選, 唄 孝一, 宇都木 伸, 平林 勝政. 有斐閣. 1989. 6. No.102. 42면.

없는바, 당시의 의료수준에 맞는 적절한 처치를 받아서 가능한 생명을 유지하는 것도 법적으로 보호할 만한 이익이라고 해석되므로 의사는 환자의 위 연명이익의 침해에 대해 그로 인한 손해의 배상책임을 면할 수 없다고 하였다.

3

격심한 두통과 분출성 구토를 주소로 내과에 입원한 환자를 신경과에 협진 의뢰하였는데, "뇌신경에 이상이 없다"는 취지의 소견을 회신 받았다면, 뇌출혈 진단을 하지 못한 내과 의사는 환자의 사망에 대하여 책임이 없다고 할 수 있는가?

대법원 2003. 1. 10. 선고 2001도3292 판결【업무상과실치상】[4)]

사실 관계

1992. 8. 1.경 ○○종합병원에서, 피해자(43세)가 격심한 두통과 분출성 구토 등으로 입원을 하였다. 그는 같은 해 6. 23.경부터 1주일간 도끼로 머리를 찍는 듯한 격심한 두통과 분출성 구토 증세를 보였고, 7. 12.경 같은 증세와 함께 머리를 두 손으로 감싸고 "아이구, 아이구"하는 비명까지 지르는 등 분출성 구토를 동반한 심한 두통증세를 보였다. 7. 20.경 갑 종합병원 내과에서 최○○에게 외래진료를 받고, 고혈압이라는 진단하에 혈압강하제를 복용하였으나, 여전히 위 병세가 낫지 아니하여, 위와 같은 두통과 구토에 관한 전문적인 진찰과 치료를 받기 위하여, 8. 1.부터 15일간 입원을 하게 되었다. 내과 과장인 피고인 1과 주치의인 피고인 2는 피해자를 진료하면서, 신경과에 협의 진료를 보내었고, "뇌신경에 이상이 없다."는 취지의 소견을 회신받았다. 이에 따라 내과에서는 혈압강하제만 투여하였을 뿐, 뇌지주막하출혈에 대한 근본적 치료를 하지 않았다. 피해자는 입원기간인 8. 10.경 뇌동맥류 소파열에 의한 1차 지주막하출혈을 일으키고, 같은 해 11. 10. 2차 출혈을 일으켜서, 같은 해 11. 19.경 뇌동맥류 대파열에 의한 지주막하출

4) [공2003.3.1.(173),656]

혈로 인하여 같은 해 12. 4.경 ○○대학교 병원에서 뇌동맥류 결찰 수술을 받았으나, 회복되지 못하고 의식불명상태인, 이른바 식물인간의 상태에 이르게 되었다.

관련 의학 지식

뇌동맥류파열에 의한 지주막하출혈은 뇌의 지주막과 연막 사이를 통과하는 뇌의 동맥 일부분이 주로 선천적인 요인으로 약하여 세월이 흐름에 따라 동맥의 내압(혈압)에 눌리어 서서히 부풀어올라 풍선이나 혹 모양으로 되었다가, 이 부풀어 오른 부분(뇌동맥류)이 동맥의 내압에 견딜 수 없게 되어 파열되면서 뇌압을 상승시키는 질환이다. 경미한 뇌동맥류 파열에 의한 소량의 지주막하출혈은 뇌전산화단층촬영을 하더라도 발견할 가능성이 낮고, 뇌출혈 분야를 전문으로하는 의사가 아니라면 경미한 뇌동맥류 파열에 의한 소량의 지주막하출혈을 진단하기 어렵다.

법적 판단

| 원심 판결

담당과장인 피고인 1은 피해자에 대한 자세한 병력과 증세, 건강상태 등에 관하여 정확히 문진하여 위와 같은 증상을 파악함과 동시에, 초진시 피해자의 측정혈압 수치가 130~110mmHg으로 최저혈압이 정상인보다 많이 높았기 때문에, 피해자가 단순 고혈압이 아닌 뇌압상승에 의한 2차성 고혈압, 즉 뇌동맥류 파열에 의한 뇌지주막하출혈 등 병인성 고혈압일 가능성이 충분하였으므로, 그 원인에 대한 정확한 진단을 위하여 뇌전산화단층촬영, 척수액검사 등의 정밀검사 조치를 취하여, 피해자의 두뇌에 있는 뇌동맥류 파열 여부를 조기발견하고, 뇌동맥류 제거수술을 함으로써 뇌동맥류의 대파열을 사전에 방지할 수 있었음에도, 공소외 1에게 신경과 협의진료를 보내어 회신받은 내용인 "뇌신경에 이상이 없다."는 취지의 공소외 1의 소견을 경솔히 오신한 나머지, 피해자에 대한 병세를 제대로 관찰 내지 진단을 하지 아니하고, 혈압강하제만 계속 투여하면서 피해자의 위와 같은 병세 및 입원동기와는 무관한 복부전산화단층촬영, 간초음파 검사를 실시하는 등 오진을 하여, 입원기간 동안 계속적으로 진행되어 온 뇌동맥류 파열에 의한 지주막하출혈을 발견하지 못하고, 공소외 1은, 같은 해 8. 3.경 위 병원 신경과에서 피고인 2, 1의 협의진료 요청을 받았으면, 피해자의 두통과 구토증세에 관한 정확한 병력, 두통의 초발시기, 두통의 부위와 강도 및 지속성 여부, 분사성 구토의 동반 여부 등에 대한 상세하고 정확한 문진과 아울러 안구운동 및 안저검사, 대광반사, 구역반사 등을 포함한 뇌신경검사, 경부항직검사 등을 실시하여, 두통과 분사성 구토로 인하여 입원한 피해자의 뇌동맥류 파열에 의한 지주막하출혈 가능성 여부를 면밀히 검토하여 진단하여야 함에도, 형식적인 문답과 무릎을 두드려 보는 타전검사만을 한 채, 위와 같은 기본적인 필수 검사조차 실시하지도 아니함으로써, 위 증세를 발견하지 못한 채 정상인과 다름없다는 취지인 "이상소견 없다."고 오진을 하는 등 피고인들과 공소외 1의 위와 같은 순차적 업무상 과실로 인하여 피해자에게 혈압강하제만 투여하였을 뿐, 뇌지주막하출혈에 대한 근본적 치료를 하지 못함으로써, 피해자로 하여금 입원기간 내인 같은 해 8. 10.경 뇌동맥류 소파열에 의한 1차 지주막하출혈을 야기시키고, 같은 해 11. 10. 2차 출혈을 야기시키고, 같은 해 11. 19.경 뇌동맥류 대파열에 의한 지주막하출혈로 인하여 같은 해 12. 4.경 ○○대학교 병원에서 뇌동맥류 결찰 수술을 받았으나, 회복되지 못하고 의식불명상태인, 이른바 식물인간의 상태에 이르게 하는 상해를 입게 하였다 할 것이어서, 피해자에 대한 담당 주치의 및 전문의로서의 업무상의 주의의무를 다하였다고 볼 수 없다.

| 대법원

- 피해자는 1992. 6. 23.경부터 1주일간과 같은 해 7. 중순경 격심한 두통과 구토 증세를 보여 그 치료를 위하여 같은 해 7. 20. 위 병원 내과에서 소화기 내과 전문의 최○○ 및 순환기 내과 전문의 홍○○으로부터 외래 진료를 받았고, 같은 달 27. 위 홍○○으로부터 다시 외래진료를 받았으나 모두 고혈압으로 진단되어 혈압강하제를 복용하였는데, 위 병세가 낫지 않아 전문적 진찰과 치료를 위하여 1992. 8. 1.부터 같은 달 14.까지 위 종합병원에 입원하게 되었다.
- 피해자나 가족은 입원 당시 피해자가 1992. 6.말경부터 위와 같은 증세와 속이 울렁거리고 메스꺼우며, 목이 뻣뻣한 증세로 고통을 받고 있다고 말하였으나, 실제로 입원 당시 피해자의 두통은 종전보다 완화된 상태였고, 목이 뻣뻣한 상태와 속이 울렁거리고 메스꺼운 상태는 남아 있었으나 입원 이후 구토를 하지는 아니하였던 사실과 피고인 2가 주치의로서, 피고인 1이 내과 전문의로서 피해자를 함께 진료하던 위 입원기간 중이나 피고인 1이 피해자의 퇴원 후 외래진료를 담당하였던 1992. 10. 19.경까지의 기간 동안에는 피해자에게 뇌지주막하출혈을 의심할 만한 정도의 두통과 구토 증세가 보이지 않았던 사실이 인정되었다.
- 피고인 2는 피해자가 1992. 8. 1. 입원한 이후 주치의로서 일반적으로 요구되는 문진을 한 후, 이학적 검사와 신경학적 기본검사인 뇌신경 검사, 뇌막자극징후(경부항직), 감각신경, 운동신경, 심부전 반사 등을 실시하였으나 모두 정상으로 나타나자, 일응 피해

자의 질환을 본태성 고혈압으로 추정하면서 일과성 허혈성 발작(뇌혈관 질환), 뇌막염 등에도 의심을 둔 후, 우선 내과 영역인 고혈압에 대한 치료를 수행하는 한편, 피고인 1과 의논을 거쳐 같은 달 뇌혈관 질환 및 뇌압상승 등이 피해자의 증세의 원인일 가능성이 있는지 확인하기 위하여 같은 병원 내의 전문과인 신경과에 협의진료를 요청한 사실, 위와 같은 협의진료 요청을 받은 같은 병원 신경과 전문의 공소외 1은 피해자에 대한 문진과 안구운동검사, 대광반사, 구역반사 등을 포함한 뇌신경검사, 운동검사, 감각검사, 경부항직 검사, 안저검사 등을 실시한 후, 피해자에게 이상 소견이 없어 보인다고 회신한 사실, 이에 피고인들은 위와 같은 협의진료 회신 결과를 믿고 그 이전 피고인 2가 피해자에 대하여 실시하려고 계획하였던 뇌전산화단층촬영 및 뇌척수액 검사 등을 실시할 필요가 없다고 판단한 후 피해자에게 뇌혈관계통 질환이 있을 가능성을 염두에 두지 않고 내과적 검사 및 고혈압에 대한 치료를 계속한 사실, 피해자는 입원 후 1주일 정도 지나면서 두통 증세가 경미하게 된 데 이어 점차로 두통과 구토증세가 없어지고, 혈압도 잘 조절되기에 이르자 피고인들은 같은 달 14. 피해자를 퇴원하도록 조치한 사실, 피해자는 퇴원 후 같은 해 10. 19. 피고인 1으로부터 마지막 외래진료를 받기까지 두통과 구토 등 별다른 이상 없이 잘 지냈던 사실이 인정되었다.

- 입원하기 전 피해자에게 나타난 지주막하출혈은 경미한 뇌동맥류 파열에 의한 소량의 지주막하출혈로서 피해자의 입원 기간 중 또는 피고인 1의 외래진료 기간 중 뇌전산화단층촬영을 하거나 뇌척수액 검사를 하였다고 하더라도 이를 발견하기는 결코 쉽지 않았을 것으로 보이는 사실을 알 수 있고, 위와 같은 피해자에 대한 진료의 경과, 내과의사로서는 경미한 뇌동맥류 파열에 의한 소량의

지주막하출혈을 발견하기 어려운 점, 특히 피고인들이 신경과 전문의에 대한 협의진료 결과 피해자의 증세와 관련하여 신경과 영역에서 이상이 없다는 회신을 받았고, 그 회신 전후의 진료 경과에 비추어 그 회신 내용에 의문을 품을 만한 사정이 있다고 보이지 않자 그 회신을 신뢰하여 뇌혈관계통 질환의 가능성을 염두에 두지 않고 내과 영역의 진료 행위를 계속하다가 피해자의 증세가 호전되기에 이르자 퇴원하도록 조치한 점 등에 비추어 볼 때, 내과의사인 피고인들이 피해자를 진료함에 있어서 지주막하출혈을 발견하지 못한 데 대하여 업무상과실이 있었다고 단정하기는 어렵다.

해설

본 사건은 업무상 과실치상죄라는 형사범으로 내과 의사가 기소된 사건이다. 환자는 격렬한 두통과 분출성 구토을 주소로 내과 외래를 찾아왔다. 진찰 결과 일차적으로는 고혈압이 진단되었고, 뇌출혈이 의심되는 상황이었다. 시간이 흐르면서 두통과 구토와 같은 환자 증상은 점차 사라지고, 고혈압 증상은 혈압약 투여로 호전되는 상황이 되었다. 내과 의사는 좀 더 정확한 진찰을 위하여 입원한 환자를 신경과 전문의에게 협의 진료 의뢰를 하였고, 신경과 의사는 신경과적으로 특별한 이상이 없다는 회신을 보내왔다. 이 회신에 의하여 내과 의사는 뇌출혈 검사를 위하여 추가적으로 할 수 있었던 컴퓨터단층 촬영이나 뇌척수액 검사를 하지 않고, 혈압약 처방만을 하였다. 환자의 상태도 별다른 이상 없이 호전되었고, 퇴원하였다. 이후 집에서 혈압약을 먹고 지내던 환자의 뇌동맥류가 갑자기 터져서 사망한 것에 대하여 치료를 하지 않은 내과 의사의 책임이 문제가 된 사안이다. 원심에 의하면 신경과 의사가 시행한 신경학 검사와 내과 의사의 치료 소홀을 순차적 업무상 과실이라고 하면서, 내과 의사에 대한 과실을 인정하였다. 그러나 대법원은 "피고인들이 신경과 전문의에 대한 협의진료 결과 피해자의 증세와 관련하여 신경과 영역에서 이상이 없다는 회신을 받았고, 그 회신 전후의 진료 경과에 비추어 그 회신 내용에 의문을 품을 만한 사정이 있다고 보이지 않자 그 회신을 신뢰하여 뇌혈관계통 질환의 가능성을 염두에 두지 않고 내과 영역의 진료 행위를 계속하다가 피해자의 증세가 호전되기에 이르자 퇴원하도록 조치한 점 등에 비추어 볼 때, 내과의사인 피고인들이 피해자를 진료함에 있어서 지주막하출혈을 발견하지 못한 데 대하여 업무상과실이 있었다고 단정하기는 어렵다."고 하였다. 내과 의사가 신경과 전문의에 대한 협의진료 결과를 신뢰한 것에 대하여, 여러 사정을 보아 그러한 결정을 하게 된 과정이 납득할만 하다면, 의료 협업 관계에서 상대방의 전문성을 신뢰한 자에게 법적 책임을 묻지 않는 형사법상의 신뢰의 원칙을 적용한 것이다.

참고 판례

1. 급성뇌신경마비 질식사

大分地裁 1985년 10월 2일 판결, 昭和55年(ワ)第105號 損害賠償請求事件[5]

사실 관계

환자(24세, 여)는 1979년 6월 초순부터 감기 증상이 있어 약을 먹었는데 약간 보행곤란이 있었다. 같은 달 21일부터는 메스꺼움, 구역질, 두통 증상이 있었다. 다음날 22일에 다른 진료소에서 진찰을 받았는데 메니에르(Menier)증후군이라는 진단을 받고 투약을 받았지만, 혀가 잘 돌아가지 않는 증상이 나타나는 등 증상이 악화하여, 직

5) 別冊 ジュリスト, 醫療過誤判例百選, 唄 孝一, 宇都木 伸, 平林 勝政. 有斐閣. 1989. 6. No.102. 64면.

장 상사의 권유에 따라, 23일 오전 11시 30분 경에 피고의 병원(30병상, 의사는 피고 한 명이고, 정규간호사 1명, 간호보조원 7명)에서 피고의 진찰을 받고 입원하였다. 입원 후 환자의 증상은 더 악화하여, 피고는 다음날 24일(일요일) 오전 7시경에 '감기가 도졌다'고 진단하였다. 같은 날 오후 3시경에는 호흡곤란을 보였는데, 피고는 직접 진찰하지 않고 처를 통해 간호보조원의 보고를 듣고는 페노발 주사(호흡억제 작용이 있음)를 지시하였다. 간호보조원의 보고를 듣고 달려갔을 때에는 이미 맥박이 잡히지 않고, 같은 날 오후 11시 30분에 사망을 확인하였다(피고는 이날 오전 9시부터 오후 10시까지 외출하고 없었다). 부검은 하지 않았다. 환자의 부모는 피고에게 호흡부전에 대한 진단치료의무 위반이 있다고 소송을 제기하였다. 판결은 사망원인을 감정에 따라 길랭-바레 증후군(Landry-Guillain-Barre Syndrome)으로 생긴 급성뇌신경마비로 질식(객담이나 침으로 기도폐색)하였다고 인정하고, 원고의 청구 일부(약 2772만엔)을 인용하였다. 피고는 항소하였지만, 판결 1년 후에 화해(2600만엔)가 성립되었다.

법적 판단

판결에서 "메니에르 증후군과 뇌신경마비의 구별은 분명하고, 혹시 뇌신경마비의 진단은 어렵다고 하더라도 메니에르 증후군이 아니라는 판단은 충분히 가능하므로 신경성 질환을 의심하여 전문의에게 진료를 받도록 하는 것이 보통이다.", "뇌신경마비 증상으로는 생명이 위험할 수도 있으므로 뇌신경마비를 일으킨 원래 질환이 무엇이든지 간에 먼저 호흡을 확보하는 것이 우선해야 할 일이고, 특히 길랭-바레 증후군이 의심되는 환자는 때로 갑자기 뇌신경마비 증상이 나타나므로 처음에는 아무리 경증으로 보이더라도 호흡을 확보할 수 있는 여러 준비를 갖추고 끊임없이 임상증상의 진행을 관찰하는 한편, 적절한 처치를 할 시기를 놓치지 않도록 해야 한다.", "페노발은 호흡중추나 혈관운동중추에 억제작용이 있어, 호흡정지나 혈압강하를 일으킬 염려가 있으므로 허약자에게는 중대한 호흡억제나 혈압강하의 작용을 일으킬 수 있다."고 하면서, 문진을 하지 않아 말을 못하거나(발어장애) 음식을 삼키지 못하는(연하장애) 증상을 간과하고, 간호보조원 2명만 남기고 외출하여 진찰없이 페노발 주사를 지시하는 등, "의사로서 일반적으로 요구되는 기본적인 주의의무에 반한 과실이 있다."고 하였다.

2. 위장관 출혈로 인한 질식사

佐賀地裁 1985년 7월 31일 판결, 昭和54年(ワ)第111號 損害賠償請求事件[6]

사실 관계

환자는 생후 3년 2개월된 여아로 1978년 1월 22일부터 발열, 기침, 식욕부진의 증상이 있어 다른 병원을 다녔지만 증상이 좋아지지 않아, 같은 달 24일 오후 7시경에 피고가 개설한 의원에서 피고의 진찰을 받았다. '감기에다 기관지염이 합병하였다'는 진단을 받고, 약을 받아 집으로 돌아왔다. 다음날 정오쯤에 다시 진찰을 받았는데 폐렴이 될 염려가 있으니 입원하라는 말을 듣고, 그날 오후 2시경에 입원하였다. 그 후 27일 오전 0시 40분경 코피를 흘렸고, 오전 2시경에는 피를 토하고 출혈의 경향을 보였으며, 오전 7시 40분경에 얼굴이 창백해지고 숨을 제대로 쉬지 못하였고, 오전 7시 40분경에 간호사의 보고를 듣고 달려갔을 때에는 이미 호흡과 심장박동이 정지하여 사망하였다(피고는 26일 오후 6시 30분경부터 사망할 때까지 환자를 진찰하지 않았다). 부검을 하였다. 환자의 부모는 특발성혈소판감

6) 別冊 ジュリスト, 醫療過誤判例百選, 唄 孝一, 宇都木 伸, 平林 勝政. 有斐閣. 1989. 6. No.102. 64면.

소증(ITP)과 파종성혈관내응고증(DIC)의 진단의무와 출혈이나 기관 폐색에 대한 치료 의무를 다하지 않았다고 다투게 되었다. 판결은 사망원인을 ITP와 DIC로 생긴 위장관 출혈이 기도를 막아 질식한 것으로 인정(뇌 내출혈으로 기침반사 기능부전이나 출혈성 쇽으로 연하장애의 가능성도 긍정)하며, 청구를 기각하였다.

법적 판단

판결은 이 사건의 선행 질환인 ITP와 DIC에 대한 예견이나 진단이 불가능하고, 이 질환의 진단이 내려지기 이전에는 응급조치 내용을 결정할 수 없다고 한 다음에, ① 사망하기 약 13시간 전에 진찰을 하여야 했고, ② 출혈경향에 대하여 출혈방지나 지혈조치를 취해야 했고, ③ 질식을 막기 위하여 체위변환, 흡인, 기관절개와 같은 조치를 해야 했으며, ④ 간호사가 피고에게 용태(특히 구역질이 났다는 사실)를 자세하게 보고해야 했다는 원고가 주장하는 주의의무의 존재를 모두 부정하였다. 또 검사의무에 대해서 "가능한 모든 가능성을 생각하여 검사를 해야 한다고는 볼 수 없다"는 취지를 내고, 피고의 진찰의무나 간호사의 보고의무에 대해서는 "할머니인 원고가 항상 옆에 있어 용태에 이상이 있으면 즉시 간호사에게 연락하도록 하는 체제였고, 피고 스스로 또는 보조자인 간호사가 항상 환자를 감시해야 하는 의무가 있다고는 할 수 없다.", "간호사가 토혈을 피고에게 보고하지 않았다고 하더라도 간호사가 통상 완수해야 할 주의의무를 위반하였다고는 할 수 없다.", "경험칙으로 보아 코피는 일상 흔히 있는 원인으로 일어나는 것으로 인정되고 간호사가 이 사실을 즉시 피고에게 보고하지 않았다고 하더라도 간호사에게 과실이 있다고는 할 수 없다."고 판시하였다.

4

질병 진단 과정에서 컴퓨터단층촬영을 할 때 사용하는 조영제의 부작용을 설명하는 것이, 환자의 불안을 가중하여 도리어 부작용을 증가시킬 수가 있다면, 의사는 조영제 부작용에 대한 설명을 하지 않아도 되는가? 이 때 환자가 조영제 부작용으로 사망하였다면, 의사의 책임이 없다고 할 수 있는가?

서울민사지법 1993.2.5. 선고 90가합55122 판결【손해배상(의)】: 확정[7)]

사실 관계

- 소외인은 하복부 내부에 혹이 만져지고 하복부통증이 있어 ○○병원에서 종합검사를 받은 결과 암증세로 진단되어 다시 정밀검사를 받기 위하여 1989.12.9. 14:30경 피고 병원에 입원하였는데 소외인의 주치의인 소외 1이 소외인을 진찰한 결과 하복부에 딱딱하고 고정된 종양이 만져지고 비장이 커져 있어 대장암으로 진단하고 내시경검사 및 암세포가 방광이나 간장 등 다른 장기에 전이되어 있는지 여부를 진단하기 위하여 씨티촬영이 필요하다고 판단되어 소외인에게 내시경검사 및 정확한 진단을 위하여 씨티촬영을 하여야 한다고 설명하고 이에 대한 동의를 얻어 진단방사선과에 씨티촬영을 의뢰하였다.
- 소외인은 입원시부터 같은 달 12.까지는 하루 3끼의 식사를 정상적으로 하였으며 입원기간 중 소외 1의 허락하에 같은 달 11. 20:00경 외출하여 그 다음날인 같은 달 12. 19:00경 귀원하여, 같은 달 13. 내시경검사를 위하여 금식한 후 공복상태에서 혈액검사, 위내

7) [하집1993(1),153]

시경검사 및 대장검사를 받고 점심과 저녁은 정상적인 식사를 하였고, 같은 달 14.에는 씨티촬영을 위하여 아침을 금식하고 10:00경 5퍼센트 포도당 1리터를 공급받았으며 18:00경 씨티촬영을 하려고 하였으나 대장촬영시의 검사약이 체내에 남아 있어 시행하지 못하였고, 20:00경 피마자유 30씨씨 복용하였고 같은달 15.에는 대장경검사를 위하여 아침을 금식한 후 09:00경 비눗물관장이 시행되었고, 17:00경 대장내시경검사를 받고 18:30경 단순복부촬영검사를 받았으며 금식시에는 위와 같은 포도당정맥주사를 맞았으며 저녁에는 정상적으로 식사하였고, 같은 달 16. 아침은 씨티촬영을 위하여 금식하고 포도당정맥주사를 맞았다.

- 내과에서 씨티촬영의뢰가 있으면 방사선과 과장의 지시를 받는 절차 없이 방사선과 담당의사가 이를 시행하게 되는데 소외인이 씨티촬영을 받게 된 같은 달 16.의 담당의사는 소외 3이었으므로 그가 소외인에 대한 씨티촬영을 하게 되었다. 소외 3은 소외인에 대한 씨티촬영을 하기 전에 그에 대한 의무기록을 검토하고 건강상태를 파악한 후 신체에 통증이나 열이 있는지 여부, 약물과민반응이나 특이체질이 있는지 여부, 과거 조영제주사를 맞은 적이 있는지 여부, 심장질환이 있는지 여부를 물어 보아 장암부위의 통증 이외에는 해당사항이 없다는 대답을 듣고, 조영제를 맞으면 구토감이 생길 때가 있다고 설명한 후 같은 날 09:30경 간장과 다른 장을 구별하여 사진에 나타내기 위하여 카스트로그라핀을 복용시키고 09:55경 '레이비스트(Rayvist) 300'이라는 이온성 조영제를 주사하게 되었다.
- 씨티촬영에 필요한 위 조영제 100씨씨를 50씨씨 용량의 주사기 2개에 나누어 넣고 그중 1개의 주사기로 먼저 0.2씨씨를 소외인의 정맥에 주사한 후 약 1, 2분 정도 관찰하였는데 소외인이 약간의 구토

감이 있으며 목구멍이 약간 뜨겁다고 하여 3 내지 5회 정도 숨을 크게 쉬도록 하자 구토감이 없어졌다고 하여 50씨씨를 1, 2분에 걸쳐 주사하고 나머지 50씨씨를 주사하려고 하자 소외인이 구토와 경련을 일으켰다. 이에 소외 3은 긴급암호를 외치고 방송을 통하여 심폐소생술팀을 호출하였고 방사선과 레지던트, 간호원, 마취과 레지던트, 내과심장전공 레지던트 등으로 구성되어 있고 씨티촬영실 옆 복도 건너편 방에 위치하고 있는 심폐소생술팀이 10:00경 소외인에게 산소마스크를 씌우고 심장마사지를 하는 등 심폐소생술을 실시하고 2분 후에 구토물흡인을 방지하기 위하여 기관지 튜브를 삽입한 후 심폐소생술을 계속 실시하며 심충격술을 실시하였으나 회복되지 않아 11:30경 심폐소생술을 시행하면서 내과 중환자실로 이송하였는데 당시 소외인은 혼수상태였고 빛반사시 동공이 이완되고 청색증을 보였으며, 계속 심폐소생술을 실시하였음에도 회복되지 못하고 14:20경 조영제 과민쇼크로 인하여 결국 사망하였다.

원고들의 주장

원고들은 이 사건 씨티촬영에 사용된 레이비스트와 같은 이온성조영제는 그 부작용으로 인하여 사망에 이르는 경우가 있으므로 소외 3이 위 조영제를 사용하기 전에 소외인에 대한 충분한 문진을 통하여 부작용의 가능성이 있는지 여부를 알아보고 그 부작용에 대하여 설명한 후 이온성 조영제와 부작용이 덜한 비이온성 조영제 중 하나를 선택하게 하여야 함에도 이를 해태함으로써 소외인의 자기 결정권을 침해하고, 조영제 주사시에는 극소량을 주사한 후 약 5분 이상 관찰한 후 이상이 없으면 나머지 양을 주사하여야 하는데 0.2씨씨를 주사하고 약 1, 2분 정도 관찰한 결과 소외인에게 구토증상과 목구멍이 뜨거운 증상이 나타났음에도 위 조영제 50씨씨를 주사하였고, 조영제에 의한 부작용에 대한 대책으로 응급소생술을 신속히 할 수 있는 상태에서 주사하여야 함에도 전문의가 아닌 소외 3이 단독으로 조영제를 주사한 과실이 있고, 병약한 상태의 환자에게는 조영제 투여를 재고하거나 주의를 기울여 주사하여야 함에도 불구하고 소외 1은 소외인이 탈진상태에 있었음에도 씨티촬영을 하게 한 과실이 있고, 소외 3은 소외인의 의무기록을 검토하여 탈진상태였음을 파악하여야 함에도 이를 게을리 한 과실이 있고, 소외 2는 소외 3에 대한 지도 및 감독을 게을리 한 과실이 있으므로 피고 병원은 소외 1, 3, 2의 사용자로서 위와 같은 의료과오로 인하여 원고들이 입게 된 제반손해를 배상할 책임이 있다고 주장한다.

법적 판단

- 현재의 의학수준으로는 장기의 암세포확산이나 이상을 가장 정확하게 판단하는 방법은 씨티촬영이며, 장기에 대한 씨티촬영시에는 필름에 장기의 자세한 영상이 나타나도록 하기 위하여 조영제를 주사하는 사실, 조영제 주사량은 체중 1킬로그램당 3 내지 5씨씨인 사실, 현재까지 국내와 국외의 임상의학에 있어서 이온성 조영제가 씨티촬영에 사용되어 오다가 최근에 이르러 비이온성 조영제도 아울러 사용되고 있는 사실, 조영제를 사용하는 경우 두드러기, 소양증, 구토 등 경미한 부작용에서부터 심한 경우 호흡부전, 심부전, 중추신경이상, 심장마비에 이르기까지 부작용이 다양하게 발생하고 있는 것으로 널리 알려져 있는 사실, 환자가 조영제의 합병증을 듣고 공포감을 느껴 흥분하면 조영제의 부작용이 심한 경우가 있는 사실, 중증부작용은 조영제 주사 즉시 또는 수초, 1, 2분 이내에 나타나며, 경미한 부작용도 대개 늦어도 10분 이내에는 나타나며 구토감이나 목구멍이 뜨거운 증세는 조영제 주사시 흔히 나타나는 증상으로 잠시 기다려 보아 괜찮으면 전량을 주사하며 이에 대

한 별다른 치료방법은 없으며 자연 소실되는 사실, 이러한 부작용을 미리 발견하기 위하여 미리 소량의 조영제를 주사하는 예비검사를 시행하게 되는데 그 방법으로는 결막낭에 조영제를 1, 2방울 떨어뜨려 중혈유무를 확인하는 결막반응법, 피하에 0.5 내지 1밀리리터의 조영제를 주사하여 발적 부종을 초래하는지 유무를 확인하는 피내주사법, 1, 2밀리리터를 정맥주사하여 이상 유무를 확인하는 정맥주사법이 있으나 현재 정맥주사법 이외는 양성률이 너무 높든가 또는 너무 낮다는 이유 등으로 거의 사용되지 않고 있는 사실, 조영제에 의한 부작용사례를 보면 일본의 조영제 부작용 조사위원회가 1986.9.부터 1988.6.말까지 35만 이상의 사례를 분석한 결과 부작용의 발현율은 이온성 조영제에서 12.66퍼센트, 비이온성 조영제에서 3.1퍼센트로 이온성 조영제에 있어 부작용 발생빈도가 높다고 보고된바 있으나 1991년 초 일본 전국을 대상으로 조사한 통계에 의하면 이온성 조영제를 사용한 169,284명 중 1명이, 비이온성 조영제를 사용한 168,363명 중 1명이 사망하여 사망률에 있어서는 차이가 없는 사실, 국내에서의 이온성 조영제와 비이온성 조영제의 부작용 발생률에 관하여는 확립된 통계자료나 정설이 없는 사실, 위 조사 위원회는 이온성 조영제의 경우 예비 검사에서 양성이고 중독부작용이 발생한 비율이 1.2퍼센트, 예비검사에서 음성이었으나 부작용이 발생한 비율이 0.2퍼센트이고, 비이온성 조영제의 경우 예비검사에서 양성이고 중독부작용이 발생한 비율이 0퍼센트, 예비검사에서 음성이었으나 부작용이 발생한 비율이 0.045퍼센트로서 예비검사에 대한 신뢰도가 없다는 것을 보고하고 있는 사실, 조영제에 관한 국제적 검토기관인 조영제에 관한 위원회(The Committee on Safety of Contrast Media)의 1975년 보고에 의하면 예비검사를 행하지 않은 군과 예비검사를 받고 결과가 음성이었던

군 간에 부작용 발현율에 특별한 차가 없는 사실, 독일은 현재 예비검사를 시행하지 않는데 그 이유는 예비검사에서 어떠한 부작용도 일어나지 않았으나 본 주사시 부작용이 나타날 수도 있고 그 반대의 경우도 있는 등 예비검사의 신뢰도가 낮기 때문인 사실, 현재의 의학수준에서 조영제주사로 인한 쇼크사는 사전에 완벽하게 예방하는 검사방법이 없는 사실을 인정할 수 있으며, 한편 위 기초사실에서 인정한 바와 같이 소외인은 1989.12.13.부터 16.까지의 아침을 금식하였으나 포도당 정맥주사를 맞았으므로 탈진상태에 있었다고 보기 어렵고, 소외 3은 조영제주사 전에 소외인에 대한 의무기록을 검토하여 탈진상태가 아니라고 판단한 후 문진을 시행하였으며 씨티촬영의 필요성과 구토증세 등 부작용이 나타날 수 있다고 설명하였고 위 정맥주사법에 따라 조영제를 주사한 후 소외인에게 구토와 경련이 나타나자 즉시 건너편 방에 대기하고 있는 심폐소생술팀을 호출하여 심폐소생술을 실시하였다.

■ 위 인정사실에 비추어 보면 소외 1이 소외인의 건강상태에서 이 사건 씨티촬영을 시행할 것을 결정함에 있어 과실이 있다고 할 수 없고, 이온성 조영제도 현재까지 승인된 약액으로서 임상의학에서 국내외적으로 널리 사용되고 있을 뿐만 아니라 반드시 비이온성 조영제가 이온성 조영제보다도 안전하다는 견해가 국내의 임상의학에서 확립된 바 없으므로 조영제사용에 있어 이온성 조영제를 사용할 것인가의 여부는 담당의사의 경험과 의료에 대한 견해에 따라 의사의 재량에 맡겨져 있는 부분으로 볼 수 있으므로 소외 3이 소외인에게 이온성 조영제와 비이온성 조영제 중 하나를 선택하게 하지 않고 이온성 조영제를 주사한 것은 의료수준에 비추어 상당하다고 인정되므로 이점에 있어 과실이 있다고 할 수 없고, 또한 씨티촬영을 위한 조영제를 주사하기에 앞서 환자가 이에 응할 것인가 여

부를 올바르게 결정하도록 하기 위하여 부담하는 설명의무의 내용은 시행방법, 그로 인하여 통상적으로 야기될 수 있는 후유증에 국한되고 설명을 하는 것이 심적 부담을 주어 위험도가 커질 수 있는 경우에는 설명의무가 면제된다고 할 것인바, 소외인과 같은 암환자가 조영제 주사에 대하여 공포감을 일으켜 흥분하면 부작용이 심하게 될 수 있으므로 구토 등의 부작용 외에 조영제로 인하여 사망에 이를 수도 있다고 설명하지 아니한 점을 들어 설명의무 위반이라고 할 수도 없으며, 소외인에 대한 사전의 문진 등 소외 3이 조영제를 주사하기 전에 취한 조치와 주사방법 및 주사 후 응급조치를 취하는 과정에 있어 위 원고들 주장과 같은 과실이 있다고 할 수 없고 따라서 2에게 소외 3에 대한 감독의무를 소홀히 한 과실이 있다고 할 수 없으므로 위 원고들 주장은 모두 이유 없다 할 것이다.

해설

씨티촬영을 위한 조영제를 주사하기에 앞서 환자가 이에 응할 것인가 여부를 올바르게 결정하도록 하기 위하여 부담하는 설명의무의 내용은 시행방법, 그로 인하여 통상적으로 야기될 수 있는 후유증에 국한되고, 설명을 하는 것이 심적 부담을 주어 위험도가 커질 수 있는 경우에는 설명의무가 면제된다고 보았다. 이 사건에서 암환자가 심약하여 조영제 주사에 대하여 공포감을 일으켜 흥분하면 부작용이 심하게 될 수 있기 때문에, 구토 등의 부작용 외에 조영제로 인하여 사망에 이를 수도 있다고 설명하지 않았는데, 이 점을 들어 설명의무 위반이라고 할 수도 없다고 보았다.

5

다른 병원에서 암 진단을 받은 환자가 내원하여 2차 진단을 의뢰하였는데, 우연히 환자가 받아서 제출한 슬라이드가 다른 환자의 조직으로부터 바뀌어 제작된 것이라면, 응급 상황이 아닌데도 불구하고, 원본 조직이 아닌 제출된 슬라이드로 2차 진단을 한 병원의 행위는 적법한 것인가?

대법원 2011.7.14. 선고 2009다65416 판결【손해배상(의)】[8)]

사실 관계

피고 학교법인 ○○대학교가 운영하는 A 병원 외과의사인 원심공동피고는 2005. 11. 15. 원고에 대한 유방초음파검사를 시행하여 원고의 오른쪽 유방과 왼쪽 유방에 종양이 있는 것을 발견하고, 미세침을 종양에 삽입하여 조직을 채취한 후 병리과에 조직검사를 의뢰하였다. A 병원 병리과 의료진은 떼어낸 조직을 파라핀 블록으로 만들고, 파라핀 블록의 일부를 얇게 절제하여 H&E 염색된 슬라이드(이하 '조직검사 슬라이드'라고 한다)를 만든 후, 이를 검사하여 오른쪽 유방의 종양을 '침윤성 유방암', 왼쪽 유방의 종양을 '유방 양성종괴'로 진단하였고, 원심공동피고는 위 검사결과를 토대로 2005. 11. 28. 유방절제술을 시행하기로 하였다. 그런데 원고는 2005. 11. 28. 위 진단 결과를 믿지 못하고 오른쪽 유방의 종양이 암인지 여부를 다시 정확하게 진단받은 후 유방절제술 등의 치료를 받기 위하여 A 병원에서 조직검사 결과지, 의무기록 사본, 초음파 사진을 복사한 CD 등을 교부받아, 같은 날 피고 B 대학교 병원에 내원하여 외과의사인 피고 2에게 진료를 의뢰하였다.

8) [공2011하,1594])

피고 2는 내원 당일 원고에 대하여 간단한 촉진 등의 검사를 시행한 후 A 병원의 조직검사 결과지와 진단서를 신뢰하여 원고의 오른쪽 유방에 대한 절제수술을 시행하기로 하였는데, 피고 2는 2005. 11. 30. 병변의 정확한 위치 및 범위를 알고, 유방 내 다른 악성 병변 등의 존재 여부를 확인하기 위하여 유방 초음파검사 및 유방 MRI 검사 등을 시행하였는데, 검사 결과 오른쪽 유방 10시 방향, 8~9시 방향 및 왼쪽 유방 3.5시 방향에 각 종양이 발견되었고, 그 외 양측 유방에 다발성 병변이 존재하는 등 A 병원의 검사결과와 거의 일치하는 소견을 보였다. 피고 2는 원고의 오른쪽 유방 10시 방향에 있는 종양을 A 병원에서 조직검사를 한 종양으로 추정하고, 그 외에 8~9시 방향에 존재하는 종양도 유방암의 가능성이 있는 병변으로 판단하여 오른쪽 유방의 1/4 부분을 절제하고, 암 전이 여부를 확인하기 위하여 임파선을 절제하며, 왼쪽 유방의 종양도 악성의 가능성이 있다고 판단하여 절제 생검을 시행하기로 결정한 후, 2005. 12. 2. 원고에 대하여 우측 유방 사분위절제술 및 림프절절제술과 좌측 유방 종괴절제술을 시행하였다(이하 우측 유방 사분위절제술 및 림프절절제술을 통칭하여 '이 사건 수술'이라 한다). 그런데 유방절제술을 통하여 떼어낸 오른쪽 유방의 종양조직에 대한 조직검사 결과 암세포가 검출되지 않았고, 이에 피고 B 대학교 병원에서 원고의 조직검사 슬라이드 및 파라핀 블록을 각 대출받아 암세포 검출 여부를 재확인한 결과 A병원 병리과 의료진이 조직검사 슬라이드를 만들면서 다른 환자의 조직 검체에 원고의 라벨을 부착한 것이 밝혀졌으며, 원고의 오른쪽 유방 종양에 대한 최종적인 조직검사결과도 '다발성 관상피 세포 증식증' 등의 양성병변으로 진단된 사실이 밝혀졌다.

법적 판단

조직검사와 암 확정 진단 과정의 특수성에 의하면, A 병원의 조직검사가 이 사건 수술 직전에 이루어졌고 A 병원에서 암 확정 진단의 근거가 된 조직검사 슬라이드를 보관하고 있었으므로 필요할 경우 조직검사 슬라이드를 대출받아 재판독할 수 있었던 점, 피고 2가 이 사건 수술을 하기 전에 유방초음파 및 유방 MRI 검사 등을 실시한 결과도 오른쪽 유방의 소견이 A 병원의 검사결과와 거의 일치하는 등 A 병원의 병리과 의료진에 의한 '침윤성 유방암' 판정 결과를 의심할 만한 정황이 없었던 점, 피고 2는 위와 같은 검사결과를 바탕으로 사분위절제술을 통하여 원고의 오른쪽 유방의 10시 방향 종양 및 유방암의 가능성이 있는 8~9시 방향의 종양도 모두 제거하였는데, 원고의 오른쪽 유방의 종양이 A 병원에서 암으로 확정 진단된 상황이었으므로 어느 병변이 암으로 판정되더라도 두 개의 종양을 모두 포함하는 사분위절제술은 적정한 수술범위로 보이는 점 등의 여러 사정을 보태어 보면, 피고 2로서는 조직검사 슬라이드 제작 과정에서 조직 검체가 뒤바뀔 가능성 등 매우 이례적인 상황에 대비하여 원고로부터 새로이 조직을 채취하여 재검사를 실시하거나, A 병원에서 파라핀 블록을 대출받아 조직검사 슬라이드를 다시 만들어 재검사를 시행한 이후에 유방절제술을 시행할 주의의무까지 있다고 보기는 어렵다.

한편 원고는 A 병원의 진단 결과를 믿지 못하고 우측 유방의 종양이 암인지 여부를 다시 정확하게 진단받기 위하여 피고 B 대학교 병원에 내원한 것이고, 원고의 유방암은 초기 상태로 유방절제술을 당장 시행하여야 할 급박한 상황도 아니었으므로, 피고 2로서는 A 병원 병리과 의료진의 판독 오류 가능성에 대비하여 조직검사 슬라이드를 대출받아 재판독을 하게 할 주의의무가 있었다고 볼 수 있으나, 이 사건에서는 A 병원의 병리과 의료진의 과실로 조직검사 슬라이드 제작 과정에서 조직검체 자체가 뒤바뀐 것이므로, 위 조직검사 슬라이드를 대출받아 재판독하게 하였다고 하더라도 여전히 '침윤성 유방암'으로 판정할 수밖에 없었을 것이다. 이 부분에 대한 상고이유의 주장은 원고가 피고 대학교 병원에 내원할 당시 A 병원의 유방암 진단 자체는 인정하면서 유방의 절제 범위에 관하여만 보다 정확한 진단을 받고자 하였다는 취지이나, 이는 사실심인 원심의 전권사항에 속하는 증거의 취사선택이나 사실인정을 탓하는 것에 불과하여 적법한 상고이유가 될 수 없다.

해설

판결 요지에 의하면, "A 병원에서 환자 을에 대한 유방 조직검사를 시행하여 암의 확정 진단을 하였는데, 을이 피고 B 대학교 병원에 전원(전원)하면서 A 병원의 조직검사 결과를 기재한 조직검사 결과지를 제출하여 피고 B 대학교 병원에서 유방절제술을 받았으나, 종양조직검사 결과 암세포가 검출되지 않았고 이에 A 병원에서 을의 조직검사 슬라이드 등을 각 대출받아 암세포 검출 여부를 재확인하는 과정에서 A 병원 병리과 의료진이 조직검사 슬라이드를 만들면서 다른 환자의 조직검체에 을의 라벨을 부착한 것이 밝혀진 사안에서, 피고 병원의 의사에게 A 병원의 조직검사 슬라이드 제작 과정에서 조직검체가 뒤바뀔 가능성 등 매우 이례적인 상황에 대비하여 을로부터 새로이 조직을 채취하여 재검사를 실시하거나 A 병원에서 파라핀 블록을 대출받아 조직검사 슬라이드를 다시 만들어 재검사를 시행한 이후에 유방절제술을 시행할 주의의무까지 있다고 보기는 어렵다고 한 사례"

참고 판례

자궁경부세포진검사(Pap smear)에 대한 설명의무

Truman v. Thomas 27 Cal3d 285, 165 Cal Rptr 308, 611P2d 902 (1980)[9)]

환자인 트루만은 그녀의 오랜 주치의인 의사인 토마스로부터 적어도 2번 이상은 질세포진 검사(膣細胞診, Pap test)의 필요성에 대하여 설명을 들었으나 그녀는 검사비용이 자신에게 비싸다는 이유로 이를 거절하였다. 그녀는 이후 자궁경부암으로 인하여 사망하였는데 질세포진 검사를 그 당시에 행하였다면 암을 미리 방지 할 수도 있는 상황이었다. 의사인 토마스는 질세포진 검사를 권유하기는 하였으나 환자가 이를 거절할 경우에 닥칠 수 있는 문제, 예를 들면 이 검사를 하지 아니하고 이후에 암을 발견하게 되더라도 암이 진행된 이후에 발견되므로 치료가 어려울 수도 있다는 사정에 대한 설명을 하지 아니하였다. 이 사건에 대하여 캘리포니아 최고법원은 의사에게 설명의무를 다하지 아니한 것으로 보았다.

9) Truman v. Thomas, 27 Cal3d 285, 165 Cal Rptr 308, 611P2d 902 (1980). W. Page Keeton, Prosser., On Torts, 5ed, West Publishing Co, 1984, pp. 190, 192, p. 219. Informed refusal의 문제가 최초로 문제된 사건이다.

6

건강검진에서 자궁암 검사를 할 때, 처녀막 파열의 가능성에 대하여 설명을 하여야 하는가?

서울지법 1994.8.24. 선고 93가합80648 판결: 항소【손해배상(의)】[10)]

사실 관계

원고는 미혼여성으로서 안내국 전화교환원으로 근무하며, ○○종합건강진단센터에서 건강진단검사를 받았다. 1993년 5월경 자궁암 검사를 받는 과정에서 원고의 처녀막이 8시 방향, 9시 방향으로 파열되는 상처를 입게 되었다. 당시 ○○건강진단센터는 검사를 시행함에 있어 먼저 원고로 하여금 하의를 벗어 침대에 눕게 한 후 직경 2.5cm, 길이 10cm 정도되는 '질경'이라는 기구에 윤활류 역할을 하는 젤리를 발라 이를 원고의 질에 삽입하여 질구를 크게 벌리고 그 안을 통하여 식염수를 묻힌 면봉을 질입구로부터 약 8 내지 9cm 정도 안으로 들어가 있는 자궁경부의 표피에 닿게 한 후 위 면봉 끝에 묻은 세포를 배양하는 이른바 '질내세포도말표본채취법'로 자궁암 검사를 시행하였는데, 이 방법에 따라 검사를 한다면 처녀막의 파열은 당연히 수반되는 것임에도 불구하고 소외 1은 원고에게 위 검사의 시행방법, 이로 인한 처녀막의 파열 가능성에 대한 아무런 설명을 함이 없이 위 질경이 원고의 질구에 제대로 삽입되지 아니하여 통증을 느끼고 있던 원고에게 긴장을 풀라고 말하면서 그대로 위 질경을 삽입하였다.

10) [하집1994(2),132]

관련 의학 지식

- 원고를 비롯한 위 안내국 직원들은 이 사건 사고 전인 1992년까지는 일반 건강진단검사에서 자궁암 검사를 받은 적은 없고, 원고로서는 위 검사가 꼭 필요한 상황은 아니었다.
- 보건사회부에서 발간된 직장의료보험조합에 대한 보건예방사업실시지침서에 의하면 자궁암 검사(부인과적, 세포학적 검사)를 위한 검체는 검진담당의사가 직접 채취하여야 한다고 규정되어 있으며, 한편 위 자궁암 검사를 시행하기 이전에 담당 의사 내지 검진자로서는 최소한의 문진사항으로 피검사자에 대하여 결혼 여부, 결혼연수, 최근의 성관계 여부 등을 묻고 나서 검사를 시행하여야 함이 원칙이고, 또한 위 검사 당시 피검사자가 처녀막을 가지고 있는지의 여부에 관하여는 주의를 기울이면 쉽게 식별할 수 있다.
- 자궁암 검사에는 소외 1이 실시한 질내세포도말표본채취법 이외에도 질경이 아닌 면봉 등을 사용하여 아래와 같은 페파니코로우(Papanicolaou)법으로 염색된 질도말법(vaginal smear)에 의하여도 위 검사를 실시할 수 있는바, 즉 여성의 질, 경부, 자궁내강 및 난소에서 생긴 악성종양에서는 암세포가 떨어져 나오므로 후원개(vaginal pool) 또는 경부표면에서 위 떨어져 나온 암세포를 채취할 수 있는데, 이러한 질내 분비물을 흡입기(pipette)로 흡입하거나, 목제압자에 묻혀서 재물초자에 바르거나 조그마한 면봉을 사용하여 채취한 후 위 도말표본을 95% 알코올(alcohol)과 에테르(ether)가 같은 분량씩 섞인 고정액 또는 95% 알코올에 잠시 담가 고정시켜 이로써 자궁암 검사를 실시하는 방법도 있다.

법적 판단

- 자궁암 검사는 여성의 질구를 통하여 이루어지는 것이고 또한 당시의 상황이 원고가 자궁암 검사를 받아야만 하는 긴급한 상황은 아니었다는 것이니, 따라서 위 안내국 직원의 신체검사를 담당한 소외 2로서는 특별한 사정이 없는 한 직접 위 자궁암 검사에 참여하여 최소한 원고의 결혼 여부, 성관계의 유무 등을 문진하고 질구를 관찰한 다음 원고가 성경험이 없는 처녀로 판명되었을 경우 원고에게 자궁암 검사의 시행방법, 이로 인한 처녀막의 손상 가능성 등의 사항을 설명하여 자신의 의사에 따라 스스로 위 검사를 받을 것인가의 여부를 선택할 수 있도록 하고 나아가 당시 사업장에서의 신체검사라는 특수성을 감안하여 위 자궁암 검사자가 소외 2가 아닌 소외 1이었다 하더라도 그녀로서는 마땅히 앞서 본 검사상의 필요사항을 문진하고 이에 터잡아 원고의 처녀성 여부를 확인한 후 처녀막에 손상이 가지 않는 적절한 검사방법이 있는지의 여부를 모색하여 그러한 방법으로 위 검사를 시행하여야 할 주의의무가 있음에도 이를 게을리한 채 소외 2는 위 자궁암 검사에 참여하지도 않고 소외 1이 자신의 주도 하에 위 검사를 실시하게 된 과실이 있다 할 것이므로 피고로서는 소외 2, 1의 사용자로서 위 소외인들의 원고에 대한 설명의무 위반에 따른 승낙권의 침해와 이로 인한 의료상의 과오로 인하여 원고가 입게 된 손해를 배상할 책임이 있다.
- 또한 여러 사정을 참작하면 피고가 원고에게 지급하여야 할 위자료의 액수는 금 5,000,000원 정도로 정함이 상당하다고 할 것이다.

해설

의사의 설명의무와 환자의 자기결정권에 관한 판결이다. 하급심 판결이지만 의사가 설명해야 할 때 환자의 주관적인 상황을 얼마나 고려하여야 하는지를 알 수 있는 판결이다. 이 판결은 건강검진 과정에서 나이가 있는 여성 환자라고 하여도 결혼을 하지 않았다면, 처녀막 손상 여부에 대하여 설명하고 이를 선택하게 하여야 한다고 판결한 것으로 볼 수도 있고, 더 나아가 건강검진의 경우에 처녀막 손상을 하지 않도록 질내 검사를 하여야 하는 의사의 주의의무가 있다고 본 것이라고 할 수도 있다.

CHAPTER

2

처방 및 투약

1

약물을 투여할 때, 사전에 설명하지 않은 약물 부작용이 발생한 경우 이에 대한 의사의 책임은 어떻게 되는가?

대법원 2005.4.29. 선고 2004다64067 판결【손해배상(의)】[11]

원심 판단

원고 1(이하 '원고'라고만 한다)은 1999. 2. 24. ○○군 보건소에서 폐결핵 판정 및 결핵약 복용 처방을 받고 위 보건소 결핵실 담당 진료원인 오○○ 등으로부터 결핵환자에게 일반적으로 처방되는 아이나, 에탐부톨(EMB), 피라진아미드, 리팜피신의 4가지 약품을 한 달 단위로 교부받아 복용하기 시작한 사실, 원고가 복용한 에탐부톨은 결핵환자에게 일반적으로 처방되는 약품으로서 그 복용시에 드물게 시력감퇴가 발생할 수 있다는 것은 결핵관련 의료종사자들에게 널리 알려진 사실이고, 일반적인 약품정보 등에도 설명되고 있으며, 보건복지부 발행의 1998년도 '결핵관리사업편람'에서는 에탐부톨의 부작용인 급격한 시

11) [공2005.6.1.(227),819]

력감퇴가 나타나는 경우 그 복용을 곧 중단하도록 지도하게 되어 있으며, 보통의 경우 그 복용을 중단하면 시력이 서서히 회복되는 것으로 알려져 있는데, 원고는 1999. 2. 24.부터 1999. 6. 28.까지 위 보건소의 처방에 따라 처음 2개월은 23.5mg/kg, 그 후로는 15.7mg/kg을 복용한 사실, 원고는 1999. 6. 26. ○○읍 소재 박○○ 안과에 들러 약 3, 4일 전부터 시야가 흐리다는 이유로 상담하였다가 시신경염(의증)의 진단을 받았는데, 위 소외 1은 1999. 6. 28. 원고로부터 이를 전해 듣자 즉시 에탐부톨의 투여를 중지하고 나머지 약제만으로 결핵약을 조제하도록 조치한 사실, 원고는 에탐부톨의 복용 중지에도 불구하고 시력이 회복되지 않았을 뿐만 아니라 1999. 7. 27. 대전 소재 ○안과에서 '결핵약 복용에 의한 약물유발성 시신경 병증'의 진단을, 1999. 11. 25. 서울 ○○대학교 부속병원에서 '양안시신경 위축'의 진단을, 2000. 5. 10. 서울 ○○시립 병원에서 '에탐부톨을 투여 중인 상태에서 발생한 시신경병증으로 독성 시신경병증이 가장 의심되는 질환'의 진단과 함께 '우안 0.05, 좌안 0.05, 시각장애 3급 1호'의 판정을 각 받은 사실, 원고는 1999. 9.경 위 보건소에서 폐결핵 완치판정을 받았으나, 원고의 시력은 위 보건소에서의 1999. 2. 24.자 최초 진료 당시에는 양안 각 1.0으로 측정되던 것이 2001. 9. 5. ○○○병원에서 측정한 결과는 우안 0.02, 좌안 0.01로 나빠지게 된 사실, 원고는 1999. 2. 24.자 위 보건소 진료 당시 위 소외 1로부터 결핵약의 복용방법, 주의사항(금주, 금연, 과도한 노동중지 등)과 함께 '이상증세가 있을 경우 보건소에 나와 상담, 검진을 받도록' 고지받았음에도 1999. 3. 18.경 간기능 재검사를 위해 위 보건소를 방문한 것 이외에는 1999. 4. 24. 및 5. 24.의 각 정기 검진예정일에도 보건소를 방문하지 않고 처를 시켜서 약만 수령해 가는가 하면 복용 도중에도 술을 자주 마시고 밤늦게까지 전등 불빛 아래에서 버섯재배작업을 하였던 것으로 알려진 사실 등을 인정한 다음, 위 인정 사실에 의하면 위 보건소 결핵담당 진료원인 소외 1 및 ○○○도 내의 보건소 등록 결핵환자들에 대한 진단 및 치료 등의 의료를 담당하는 공중보건의인 소외 2 등으로서는 결핵환자에 대한 보건소 의료진으로서의 주의의무를 다하였다고 봄이 상당하고, 한편 의사 등 의료종사자에게 요구되는 의료행위에 수반되는 부작용 등의 설명의무는 그것이 당해 의료행위로 인하여 예상되는 위험이 아니거나 당시의 의료수준에 비추어 예견할 수 없는 위험인 경우에까지 요구되는 것은 아니라 할 것인데, 위 소외 1 등은 결핵환자에 대한 보건소 의료진으로서 당시의 의료수준과 여건 하에서 요구되는 설명의무를 다하였다고 봄이 상당하다는 등의 이유를 들어 원고들의 청구를 모두 기각하였다.

대법원 판단

■ 의료취약지역인 농어촌 보건소 관내에서 결핵환자에 대한 투약 및 관리업무는 농어촌등보건의료를 위한 특별조치법 및 그 시행령에 기하여 의사가 아님에도 경미한 보건의료를 담당하도록 임명된 보건진료원이 보건복지부나 국립보건원 제정의 결핵관리지침 혹은 결핵관리사업편람 등 소정의 지침에 따라 환자에 대한 요양지도 및 관리와 관련 약품 투여 등의 의료업무를 담당하고 있는 사실, 위 결핵관리지침 등에는 결핵환자에게 투약하는 4가지 약품의 각종 부작용을 열거하면서 이를 그 대처방안에 따라 '투약의 즉시 중단', '투약중단 후 증상 완화시에 재투약', '계속 투약'으로 분류하고 있는데, 그 중 가장 사안이 중한 즉시 투약중단에 속하는 부작용 중 이 사건 에탐부톨과 관련된 것은 '급격한 시력감퇴'가 유일한 사실, 에탐부톨에 관한 약품설명서(을 제4호증) 및 관련 내과학 문헌(갑 제37호증)과 논문(갑 제26호증) 등에 따르면, 에탐부톨은 시신경염이

가장 심각한 부작용으로서 그 외의 부작용은 드물고, 위 시각독성의 증상은 치료시작 몇 달 후에 생기는 것이 보통이지만 급속히 시작하는 경우도 있는데, 발생률은 투약량과 기간에 비례하며, 원고의 경우와 유사한 25mg/kg을 투약한 환자의 5%에서 발생하고, 그 증상으로는 시력저하, 중심암점, 시야협착, 색신이상 등이 있으므로 시력의 저하나 변화 등이 느껴지면 언제든지 검사해야 하며, 시력손실과 연관된 시신경염은 투약을 중단하면 대개 서서히 회복되는 것으로 알려져 있지만 그렇지 않은 경우도 있고, 시각기능검사에서 이상을 발견하기 전에 증상이 먼저 나타나는 관계로 환자 본인이 가장 먼저 알 수 있으므로 환자에게 시력에 이상이 생기거나 색깔 인지에 장애가 발생할 경우 반드시 보고하도록 미리 교육시키게 되어 있는 사실, 원고가 이 사건 최초 진료 당시 위 보건소에서 시력측정을 받은 것도 에탐부톨의 부작용과 관련된 보건소의 내부지침에 따른 것으로서 위 보건소에서도 이 점에 관하여 분명히 인식하고 있었음을 반증하는 사실, 원고는 1999. 2. 24. 에탐부톨이 포함된 결핵약을 처음 복용할 당시 양안 모두 1.0이던 시력이 그 후 시력이상을 느껴 1999. 6. 26. 박○○ 안과에 들렀을 때는 우안 0.5, 좌안 0.6으로 약 1/2 수준으로 현저히 약화된 사실 등이 인정된다.

- 이 사건 에탐부톨의 복용 이후 원고에게 발생한 시력약화 및 시신경염과 같은 증상은 에탐부톨 복용에 따른 전형적이고 대표적인 부작용으로 의료계에 널리 알려진 사실일 뿐만 아니라 보건소의 보건의료업무에 관한 지침상으로도 결핵환자에 대한 투약 및 관리에 있어 유의하여야 할 항목의 하나로 명문화되어 있고, 그 부작용의 내용 및 발생 빈도에 비추어 이를 무시할 수 있을 만큼 경미하다거나 희소하다고 보기도 어려운 이상 원고에 대한 위 투약업무를 담당한

보건진료원인 위 소외 1 등으로서는 그 투약에 즈음하여 위와 같은 부작용의 발생 가능성 및 구체적 증상과 대처방안을 설명하여 줄 의료상의 주의의무가 존재한다고 보아야 할 것이고, 나아가 이러한 설명을 함에 있어서는 원고가 위 부작용의 증세를 자각하는 즉시 복용을 중단하고 보건소에 나와 상담하는 조치를 취할 수 있도록 구체적으로 이루어져야지 그와 달리 원심의 인정 사실처럼 막연히 “이상증세가 있으면 보건소에 나와 상담, 검진하라.”라고 이야기하거나 혹은 피고들의 항변처럼 위 약품에 첨부된 제약회사의 약품설명서에 그 부작용에 관한 일반적 주의사항이 기재되어 있다는 것만으로는 필요한 설명을 다하였다고 할 수 없고, 이는 원고가 그 시력이 1/2 정도로 약화된 시점에서 보건소가 아닌 일반 병원의 안과에 진료차 들렀다고 하는 사실이 바로 위와 같은 주의사항의 설명이 제대로 이루어지지 않았음을 반증한다고 보아야 할 것이다.

- 그럼에도 불구하고, 원심이 위와 같은 추상적인 주의사항의 고지 및 위 결핵약 복용과정에서 나타난 원고의 불성실한 태도와 보건소 진료업무의 특수성만을 강조하여 위 소외 1 등이 보건소 의료진으로서 주어진 주의의무를 다하였다고 속단한 채 더 나아가 위와 같은 주의의무 위반의 점과 원고에게 나타난 시력장애의 점 사이의 구체적인 인과관계 유무 규명 등을 위하여 필요한 심리를 하지 아니한 채 이 사건 청구를 배척한 조치는 부작용의 우려 있는 약품의 투약과정에 있어서 요구되는 의료상의 주의의무에 관한 법리를 오해한 위법이 있다 할 것이고, 상고이유 중 이 점을 지적하는 취지의 주장은 이유 있다 할 것이다.

비교 판례

대법원 1985.8.13. 선고 85다카372 판결【손해배상】[12)]

원심 판단

경기도읍에서 A 의원을 경영하는 피고는 1982. 4. 17 원고 甲을 만성 위염, 위하수, 신우신염 등으로 최종 진단하고 그날부터 그 치료제로 항생제인 카나마이신을 투여하기 시작한 사실, 위 카나마이신은 성인 환자를 기준으로 할 때 1회에 1그람(gm)씩 1일 1회 내지 2회 투여하게 되지만 이를 장기투여하거나 잇달아 쓰게 되면 제8 뇌신경의 장해로 이명, 현기가 나타나며 난청을 일으키고, 특히 신장환자에게 이 약을 사용함에 있어서는 1일 용량을 보다 더 줄이고, 투여하기에 앞서서 미리 그의 혈청 크레아티닌치를 측정하여 그 측정치(mg/100mg)에 9를 곱하여 여기서 얻은 숫자를 투여시간으로 하는 등 투여시간 간격을 늘려야 하고, 투여전과 투여기간중 정기적으로 청력검사를 실시하고 만일 이러한 신장환자에게서 크레아티닌, 또는 핍뇨증 등의 증상이 나타나면 즉시 투여를 중지하고 적절한 치료를 하여야 하며, 특히 위 카나마이신을 15그람 이상을 투여한 환자에 대하여는 제8 뇌신경 장해증상을 주의깊게 관찰하여야 하고 이러한 카나마이신의 용법이나 주의사항은 그 부작용의 위험성이나 발생빈도에 비추어 제약회사에서 위 약품을 제조판매할 때 위 약품과 같이 포장되는 설명서에도 그 경고사항으로서 자세히 나타나 있는 사실, 그런데 피고는 신우신염환자인 위 원고에게 카나마이신을 투여함에 있어서 미리 그의 혈청 크레아티닌치를 측정하고 청력검사를 실시하거나 환자인 원고에게 병세를 물어 제8 뇌신경장해의 부작용이 일어나는 것에 대비하여야 할 것인데 이러한 조

12) [공1985.10.1.(761),1239]

치를 취하지 아니한 채 1982.4.17부터 이를 매일 1그람씩 주사하여 같은해 5.3까지 사이에 도합 17그람을 투여한 사실, 위 주사투여도중인 4.20경부터 위 원고에게 제8 뇌신경장해의 전초증상으로 보이는 이명, 뇌음, 발열 등의 증상이 나타났으나 위 원고는 이와같은 증상을 간호원에게만 호소하였을 뿐 이는 앞서 진단된 위염, 신우신염 등의 병세로 인한 심신쇠약에서 오는 것으로 생각하고 의사인 피고에게는 이를 알리지 아니하였던 사실, 위 원고는 같은 해 4.28. 퇴원하였는데 퇴원 3일쯤 뒤인 같은해 5.1경부터는 제8 뇌신경장해로 인하여 양쪽의 청력을 완전 상실하게 되었고 위 퇴원 후에도 약 2개월간 계속 통원치료를 받았으나 그 경과가 좋아지지 아니한 사실, 위 원고가 위 피고의 의원에서 처음 진료를 받을 당시에는 정상적인 청력을 가지고 있었는데 현재에 있어서 양쪽 고막은 정상이고 귀의 엑스선 촬영소견상으로 보아 귀병을 앓은 병력이 없는 것으로 나타남에도 불구하고 순음 및 어음 청력검사와 뇌간유발 반응검사상 양측이 전농(全聾)으로 나타나 양측 청력이 완전 상실되고 이명증이 있는데 위 원고와 같은 정상고막과 정상 중이(中耳) 상태하에서 내이병변(內耳病變)만으로 심한 감각신경성 난청이 올 수 있는 경우는 위에서 본바와 같이 카나마이신 등 이독성 약물복용으로 발생하는 경우 외에는 세균성 내이염(뇌막염후양측 내이에 세균감염), 바이라스성 내이염(홍역, 볼거리, 인플루엔자), 외상성난청(측두골외상, 골절) 등이 있는 사실 등을 인정한 다음, 원고 甲이 위에서 본 바와 같이 제8 뇌신경장해로 인하여 양측 청력의 완전상실을 가져온 것은 위 원고에 대한 엑스선 촬영상 난청을 유발할만한 귀병을 앓은 병력이나 고막의 손상이 발견되지 아니하는 점, 위 원고가 피고경영 의원에 입원하기 전에는 청력장애가 없었는데 피고의원에 입원하여 계속하여 카나마이신을 투여를 받고 퇴원한 즉후경부터 청력장애가 생긴 점, 위 원고가 카나마이신의 투여에 의하여 청력장애의 부작용을 일으킬 위험이 높은 신장장해 환자인 점등에 비추어 볼때 세균성 내이염이나 바이라스성 내이염 또는 외상성 난청 등의 원인에 기한 것이라고는 보이지 아니하고 이외에 돌발적인 난청의 원인이 있었다고 볼 아무런 사정도 엿보이지 아니하므로 위 원고의 청력상실은 의사인 피고가 신우신염환자인 위 원고에게 위 카나마이신을 장기 투여함에 있어 그 부작용에 대비하여 투여전 또는 투여기간 중에 요구되는 위에서 본 주의의무를 다하지 아니한 과실로 일어난 카나마이신의 부작용인 제8뇌신경장해증상이라고 판시하였다.

대법원 판단

- 위 원심거시의 증거중 원심이 원고 1의 청력상실의 원인이 카나마이신 투여에 인한 것이라 판단한 자료라고 보이는 증거를 기록에 의하여 살펴보면 갑 제3호증(용성황산 카나마이신)은 카나마이 신에 관한 설명서로 제1심증인 박○○의 증언에 따르면 ○○제약주식회사 제품인 약갑 속에 들어 있는 것이며 그 기재에 의하면 카나마이신의 성분, 함량, 약리작용, 특징, 효능, 효과, 용법, 용량, 사용상 주의 등이 기재되어 있어 원심의 사실인정이 전혀 이 설명서에 기하여 이루어진 것으로 보이나 이는 카나마이신의 일반적 설명일 뿐 그것만으로 원고 1의 청력상실을 카나마이신 투여에 인한 것으로 직접 단정할 수는 없다고 할 것이며 ○○대학교병원장의 신체감정촉탁의 감정결과는 원고 1의 신체감정결과로서 신체감정결과외에 이 감정서 회신에는 "카나마이신을 포함하여 요즈음 사용되는 항생제의 많은 수가 난청을 초래할 수 있다 즉 스트렙토마이신, 내오마이신, 제타마이신, 바이오마이신, 크로랑페니콜, 카나마이신, 반코마이신, 포리믹신 등이 있다 카나마이신은 총용량을 40그람 이상을 초과하지 말라고 함"이라는 항생제의 부작용에 관한 일

반적 기술이 있고 같은 추가감정촉탁에 대한 감정결과는 원고 1의 경우 정상고막소견과 정상 중이 상태하에서 내이병변만으로서 심한 감각신경성 난청이 올 수 있는 경우는 여러 가지가 있으므로 카나마이신으로 발생하였을 가능성이 있으나 이를 단정하기를 학술적으로 어려운 상태로 원고 1과 같이 후천적인 고도의 양축성감각신경성 난청을 일으키는 원인으로는 세균성 내이염(뇌막염후 양측 내이에 세균감염), 바이러스성 내이염(홍역, 벌거리, 인플루엔자) 이독성 약물(카나마이신, 네오마이신, 젠타마이신, 스트렙토마이신 등 수십종), 외상성 난청(측두골외상 골절), 혈관장애(돌발적인 난청)등의 여러 원인이 있고 원고 1은 고막소견이나 귀의 X-선 촬영 소견상 귓병을 앓은 병력은 없는 것으로 사료된다는 것으로 이 역시 원고 1의 청력상실의 원인을 규명하기에는 미흡하다고 하지 않을 수 없고 달리 이를 증명할 만한 자료가 없다.

- 원고 1의 청력상실이 카나마이신 투여에 기인한다고 하여 피고의 불법행위 책임을 인정하려면 위 감정과 같은 손해배상 청구사건의 일반적 신체감정에 추상적 청력상실원인에 관한 첨기에서 더 나아가 원고의 신체조건과 기왕증(을 제3호증의 4 내지 13 및 을 제4호증의 1,2의 각 기재와 제1심증인 박○○의 증언에 의하면 이 사건 전에도 원고 1에는 청력장애가 있었던 것으로 보여진다) 이 사건 치료당시의 원고 1의 신체조건과 당시의 병세 및 이에 대한 적절한 치료방법 및 항생제를 투여할 필요가 있을 때 그 항생제의 종류와 적정한 투여방법 및 투여량(원심은 17일간 1일 1그람, 합계 17그람을 투여하였다고 확정하였으나 원고가 이를 증명하기 위하여 제출한 갑 제2호증의 기재에 의하더라도 원고 1에 투여하지 않은 것이 포함되어 있어 17일간 매일 1그람씩 합계 17그람을 투여한 것이라는 원심인정은 경우에 따라서는 판결결과에 중대한 영향을 미칠 수

있는 채증법칙을 위반하여 증거없이 사실을 그릇 인정한 위법을 저지른 것이다) 나아가서는 이와 같은 치료의 부작용으로서 제8 뇌신경마비로 인한 영구난청증세를 초래할 수 있는지 그 인과관계와 원고 1의 구체적인 경우를 심리판단하였어야 할 것이며 카나마이신의 일반적 설명서와 불법행위로 인한 신체장애에 대한 손해배상 청구사건에 있어서의 피해자의 현증노동력상실 정도를 밝히는 일반적 신체감정에 난청을 일으키는 일반적 원인과 항생제 투여로 인한 난청에 관한 일반적 기술 등에 원고 1은 이 사건 이전에는 그 청력에 아무 이상도 없었다는 증인 등의 확인서 또는 그 증언 등을 보태어 카나마이신의 투여 이외에 다른 청력장애를 일으킬 만한 원인이 없었다는 사실만으로 원고 1이 피고의 적절하지 못한 카나마이신 투여로 제8 뇌신경마비로 인한 영구난청이 되었다고 판시한 조치에는 심리미진과 채증법칙을 위반하여 사실을 그릇 인정하고 그 이유를 갖추지 못한 위법이 있다고 할 것이며 이와 같은 원심의 법령위반은 소송촉진 등에 관한 특례법 소정의 파기사유가 된다고 할 것이어서 이를 탓하는 허가에 의한 상고는 그 이유가 있다고 하겠다.

해설

결핵약으로 사용되는 에탐부톨에 의한 시력 상실 사건에서 대법원은 원심을 파기하고 부작용을 설명하지 않은 것에 대하여 의사의 과실을 인정하였고, 비교 판례에서는 카나마이신에 의한 청력 상실 사건에서 대법원은 원심을 파기하고 의사(의료진)의 과실을 인정하지 않았다. 판결이유에서는 심리미진과 채증법칙 위반의 이유를 들고 있기 때문에, 정확한 기준을 파악하기 어렵다. 다만 눈에 띄는 것은 항생제 용량을 기재함에 있어서 원심의 사실 인정에 착오가 있었고, 환자가 약물을 투여 받기 전에 청력에 특별한 이상이 없었다는 사실이 증명되지 않은 점이 지적되고 있다. 이러한 지적이 모두 교정된다면, 카나마이신 약물 부작용으로 인한 청력 상실 사례로 이름 의사(의료진)의 과실로 인정할 수도 있을 것이다. 환자에게 약물을 투어하기 전에 용법, 용량 및 복용 후 발생할 수 있는 부작용에 대한 설명을 일컬어 요양 · 지도의무라고 한다. 이러한 요양 지도의무를 게을리 한 경우에는 의료상의 주의의무 위반이 된다.

참고 판례

Ruth J. Whitfield et al v. Daniel Construction Company et al, 226 S.C. 37(1954)[13)]

제임스 위트필드(James C. Whitfield)는 피고 회사 데니얼 건축회사에 1951년 8월 9일 건축 노동자로 고용된 자이다. 원고는 작업을 하던 도중에 사고로 머리가 찢어졌고, 회사가 의뢰한 병원에서 상처 부위를 몇 바늘 봉합하는 처치를 받았다. 상처는 잘 치료되었고, 처치를 마친 의사는 넴부탈(Nembutal)을 6과 1/2개 처방하면서, '통증이 있으면 복용하시오'라고 하였다. 약을 받은 원고는 작업 현장으로 복귀하기 위하여 차를 운전하였다. 일반적으로 그의 작업은 오후 5시 반에 마치게 된다. 원고는 차를 몰고 가는 도중에 일차적으로 고속도로를 벗어나 들판을 200 야드 정도 달리기도 하여, 차량에 손상을 입히기도 하였고, 최종적으로는 고속도로 교량의 가드레일을 들이받고 사망하였다. 그는 졸리기 시작하여 커다란 교통사고를 냈다. 환자는 교통사고의 원인이 약물로 인한 것이라고 주장하였다. 제임스의 가족은 건축 회사 등을 상대로 손해배상 청구를 하였는데, 법원은 이에 대하여 의사는 투약시 알려진 부작용에 대하여 약을 복용할 자에게 설명할 의무가 있다고 보고, 약을 처방한 의사를 고용한 건축회사에 손해배상책임이 있다고 판결하였다.

13) 83 S.E.2d 460.

東京高裁 1981년 4월 23일 판결, 昭和53年 (ネ)第2460號 · 第2461號 損害賠償請求抗訴事件[14)]

사실 관계

원고 X는 폐결핵 치료 때문에 1965년 5월부터 다음해 10월까지 어떤 대학병원에서 스트렙토마이신, 파스 및 하이드라지드, 3가지를 병용하여 투여 받았다. 그러나 같은 병원에서 치료하던 중에 스트렙토마이신의 부작용으로 보이는 증상은 없었다. 이어서 X는 1966년 12월부터 Y의사가 경영하는 의원에 다니기 시작하여, 1967년 10월부터 11월까지 스트렙토마이신, 파스, 하이드라지드를 투여(몇 번은 스트렙토마이신만 투여) 받았고, 1968년 8월까지는 스트렙토마이신 단독 투여를 받았다. 그 사이에 1967년 11월 말에는 얼굴에 습진이 있었고, 12월 말에는 왼쪽 안면신경염이 생겼다. 신경염의 구체적인 상태는 볼이 땡기는 증상과 입 주변이 약간 마비되는 증상, 눈 주변이 실룩실룩한 증상이었다. 1968년 4월에는 왼쪽 볼에 종창감이 생겼고, 5월에는 오른쪽 얼굴에도 왼쪽과 마찬가지 증상이 생기게 되었다. 8월 7일에는 귀에 이상이 생겼는데 X가 스트렙토마이신 투여를 중지하길 원했으나 Y의사는 계속 투여하였다. 8월 28일에는 삼차신경통 증상이 나타나 Y의사는 스트렙토마이신 투여를 중지하였다. 9월 말에 이비인후관에서 진찰을 받았는데 스트렙토마이신 부작용인지도 모르겠다 하여 X는 Y의사에게 부작용에 대한 치료를 받았다. 그러나 그후 심한 이명(耳鳴, tinnitus), 난청, 자율신경실조증과 같은 증상이 나타나 1970년 4월에는 귀가 전혀 들리지 않았다. 1970년 9월에 대학병원 이비인후과에서 스트렙토마이신 난청으로 진단되었다.

14) 別册 ジュリスト, 醫療過誤判例百選, 唄 孝一, 宇都木 伸, 平林 勝政. 有斐閣. 1989. 6. No.102. 164면.

그후 1971년 9월에 X와 X의 남편, 자식 둘은 Y의사, 국가 및 Y의사가 사용한 스트렙토마이신을 제조한 4개 제약회사를 상대로, 동경지방재판소에 손해배상청구소송을 제기하였다. 그런데 원고들과 Y의사 사이에는 재판소의 권고에 따라 화해가 성립하여 Y의사가 2,000만엔을 지불하고 다른 원고들은 소를 취하하였다(1978년 9월 26일 每日新聞 朝刊).

1978년 9월 25일에 1심 판결에서는 피고 제약회사 넷 가운데 한 회사는 그 회사가 제조한 스트렙토마이신을 원고 X가 투여받았다는 증거가 없다고 하여 청구를 기각하였고, 나머지 세 회사에 대해서는 책임을 인정하여 877만엔을 지불할 것을 명하였다. 제약회사들의 책임 근거는 피고 제약회사의 의사에 대한 경고의무위반이었다. 즉, 스트렙토마이신의 첨부 문서에 입술 부위가 마비되거나 벌레가 기어다니는 느낌에 대해 기재하지 않았기 때문에 Y의사가 청신경장애의 발현에 대한 경계를 게을리 한 것으로 관련있다고 추측한 것이다. 그러나 국가에 대해서는 X의 네 가지 주장에 대하여 모두 배척하여 청구를 기각하였다. 이 사건은 제약회사 셋이 이에 불복하여 제기한 항소심이고, 첨부문서에 상기 사항을 기재할 의무의 유무, 그 해태, 주의의무위반과 피해 사이의 인과관계 여부에 변론이 집중되었다. 항소심 판결에서는 원판결을 지지하여 항소인들의 항소를 기각하였다.

판시

제약회사의 책임에 대해서는, "항소인들이 이 사건 스트렙토마이신에 효능서나 용기 또는 겉포장에 스트렙토마이신의 부작용으로 입술 부위의 마비, 벌레가 기어다니는 느낌을 기재하지 않은 점과 제8뇌신경(청신경) 장애가 일과성 부작용이 아니라고 명시하지 않은 점(오히려 일과성 부작용인 것처럼 이해되도록 표시한 점)은 적어도 과실에 기초하여, 약사법의 의무에 위반하고 이 사건 스트렙토마이신을 사용할 의사에 대한 경고를 게을리 한 것이다"고 기술하였다.

이어서 항소인들의 위와 같은 행위와 X의 피해 사이에 인과관계에 대해서는, 의사가 의약품을 사용할 때에 첨부문서의 영향력을 과소평가 한다고는 볼 수 없다고 하면서, 다음과 같이 기술하였다. 즉, "Y의사가 X에게 스트렙토마이신을 투여할 때에 난청의 발현에 그다지 강한 경계심을 갖지 않았음은 알 수 있지만, Y의사는 의약품의 약효나 부작용에 관하여 교과서에 있는 일반적인 지식뿐 아니라 당연히 효능서에 기재된 것도 참조하여 판단하였음을 인정할 수 있으므로, Y의사가 난청의 발현에 대해 위와 같이 경계심을 갖지 않은 태도는 앞에서 인정한 항소인들의 스트렙토마이신 효능서에 난청에 대해서도 일과성 부작용에 불과한 것처럼 이해되도록 기재된 것에도 원인이 있음을 부정할 수 없다. (중략) 또 Y의사 심문 결과에 따르면 Y의사가 X의 얼굴에 생긴 증상과 스트렙토마이신 사이에 관련이 있다고 의심하지 않은 것은 스트렙토마이신 효능서에 입술 부위에 마비 증상이나 벌레가 기어다니는 느낌과 같은 부작용을 기재하지 않음도 그 이유가 된다는 점을 인정한다. Y의사가 스트렙토마이신 투여 도중에 항소인에게 스트렙토마이신의 적응을 확인하는 조치를 하지 않은 것은 위 기재가 없음이 영향을 주었을 것이라는 점도 부정하기 어렵다 할 것이다"고 하여, 항소인의 행위와 X에게 생긴 스트렙토마이신 부작용인 후유증 발현 사이에 상당한 인과관계가 있다고 하였다.

2

보건진료소에서 스트렙토마이신을 맞은 결핵 환자가 과민성 쇼크로 인하여 건물 바로 밖에서 사망한 채 발견된 경우에, 보건진료원은 주사 후 환자를 예의 주시하여 관찰하지 않은 과실이 있는 것인지?

대법원 1990.1.23. 선고 87다카2305 판결 【손해배상(기)】[15)]

원심 판결 이유에 의하면, 원심은 거시증거에 의하여 피고 ○○군 산하의 제1면 보건진료소장 겸 보건진료원인 소외 1이 1984.5.17. 09:30경 위 보건진료소에서 망 소외 2로부터 망 소외 2가 전날 제1면 사무소에서 결핵환자로 등록하고 받아온 스트렙토마이신 1그램짜리 1개를 주사하여 달라는 부탁을 받고 이를 망 소외 2의 좌측엉덩이에 주사하였는데, 망 소외 2는 위 주사를 맞고 약 20분 후에 위 진료소 밖으로 나갔다가 그날 13:00경 위 진료소 뒤 하수도 옆 공터에서 하반신이 벗겨진 사체로 발견된 사실, 소외 1은 망 소외 2가 주사를 맞은 후에 안전조치를 취하게 하거나 사후 관찰을 하지 아니한 사실, 망 소외 2에 대한 사체부검결과 망 소외 2는 약물에 대한 에너필래틱쇼크(anaphylatic shock 과민반응 중 제1형)로 인한 성인성 호흡곤란증후군(adult respiratory distress syndrome)과 신장 손상으로 급사한 것으로 밝혀진 사실, 스트렙토마이신은 우리나라의 국가 결핵관리 체계에서 표준조치로 처방에 포함되어 있으나 쇼크사의 위험성 때문에 일반 병원에서는 사용하지 아니하고 가격이 싸기 때문에 영세민에게 지급되고 있는 사실, 스트렙토마이신에 의한 과민성 쇼크사는 백만 주사당 1회, 환자수로는 68,000명에 1명(0.0015%)정도로 발생하며 사전 피부반응시험 등으로 과민성여부를 미리 알아 낼 수 없는 사실, 스트렙토마이신에 의한 과

---

15) [공1990.3.15(868),509]

민성쇼크는 즉시 형 과민반응으로서 대개 수분 내지 1시간 내에 증상이 나타나게 되는데 그 과민성쇼크의 치료는 일반적으로 기도확보, 심장 맛사지 및 혈압조절을 하고 에피네프린(epinephrine)의 시주, 수액공급 및 필요에 따라 부신피질홀몬제의 투여 등의 응급조치를 하여야 하는 사실을 인정하고, 위에서 인정한 사실 관계에 의하면 스트렙토마이신은 그로 인한 쇼크사는 매우 드물기는 하지만 이 사건 당시의 의학수준에 비추어 객관적인 견지에서 쇼크사에 대한 인식이 가능했다할 것이므로 소외 1로서는 만일에 일어날지 모르는 쇼크에 대비하여 쇼크시에 사용할 에피네프린 등을 준비하는 등 응급처치수단을 강구한 후 주사하여야 하고 특히 주사 후에 쇼크가 발생할 수 있는 시간인 수분 내지 1시간 동안 망 소외 2를 안정시키고 그 용태를 관찰하여 쇼크가 나타날 경우에는 위에서 본 기도확보, 약물투여 등의 응급조치를 취할 주의의무가 있다고 할 것임에도 불구하고 소외 1은 앞에서 살펴 본 쇼크방지를 위한 사전의 준비조치 없이 스트렙토마이신을 망 소외 2에게 주사하고 주사 후의 안정조치와 용태관찰 등을 게을리하여 망 소외 2를 사망에 이르게 방치한 과실이 있다 할 것이며, 스트렙토마이신이 국가결핵관리 체계에서 표준조치로 처방에 포함되어 있다거나 쇼크가 매우 드물다는 것만으로는 이를 주사하는 자에게 앞서 일정한 바와 같은 주의의무가 없다고 볼 수 없고 그에 따라 피고 ○○군은 그 소속 공무원인 소외 1이 그 직무를 집행함에 당하여 한 위 불법행위로 인하여 망 소외 2를 사망케 함으로써 원고들이 입은 손해를 배상할 의무가 있다.

3

주사실에서 간호사가 페니실린 주사를 하였고, 이후 과민성 쇼크로 환자가 사망한 경우, 페니실린 주사를 처방한 의사의 과실이 있다고 보아야 하는 것인가?

대법원 1984.6.12. 선고 82도3199 판결 【업무상과실치사】[16)]

① 피고인은 ○○대학교 의과대학을 졸업하고 1969년 의사면허와 1978년 내과전문의 자격을 취득한 후 1980.1.경부터 제 1 병원 내과과장으로 있으면서 기관지 폐렴환자 등의 치료를 위하여 "페니시린" 이나 "엠피시린" 주사액을 시주하여 왔는데 그 시주로 인한 그 주사액의 과민성 쇽크사를 일으킨 전력이 없고, ② 1981.5.18.14:40경 환자 김○○(남자 34세)의 병증을 기관지 폐렴으로 진단하고 그에게 그 병증의 정도가 심하니 병원에 입원하여 치료받을 것을 권유하였으나 위 김○○배가 개인사정을 내세워 통원 치료할 것을 요구하므로 그 치료 조치로서는 "페니시린" 주사액을 시주함을 알리는 한편 그 병원의 주사실로 위 "페니시린" 주사액을 위 과민성 쇽크반응 검사후 음성인 경우에 한하여 시주토록 처방전을 보내어 그 주사실에서 담당 간호원 김○○가 위 반응검사 후 피고인에게 단순히 양성반응이 나왔다고 보고하므로 다시 "엠피시린" 주사액을 위와 같이 반응검사후 음성인 경우에 한하여 그 주사액 500미리그람(1일 최대허용량 12그람)을 증류수 5씨씨에 타서 시주하라는 처방을 하는 한편 위 김○○의 동행자인 소외 김○○의 위 김○○는 전에도 "페니시린" 주사액의 과민성 쇽크증세를 일으킨 일이 있다는 이야기에 대하여 그렇기 때문에 위 반응검사를 거쳐 시주케 하는 것이라고 말하면서 그 반응검사를 받고 위 "엠피시린" 주

16) [집32(3)형,699;공1984.8.15.(734) 1320])

사를 맞도록하였고, ③ "엠피시린" 주사액은 임상의학계에 있어서 "페니시린" 주사액이 그 시주로 인한 과민성 쇼크사의 가능성이 어느 정도 있어서 "페니시린계"의 치료효과를 유지하면서 위 쇽크사의 가능성을 없애기 위하여 "페니시린계"에 "아미노산"을 첨가하여 만든 살균성 항생제로 통용되는 것으로서 그 가격이 저렴하고 기관지 폐렴 등에는 살균성 항생제가 특효약이어서 서울대학교부속병원 등의 각 병원에서도 기관지 폐렴환자 등에 대하여는 "페니시린계" 주사액의 시주가 가장 적절한 치료방법으로 인정되어 통상적으로 위 환자 등에게 "페니시린" 주사액의 양성반응이 나타나더라도 다시 "엠피시린" 주사액의 반응검사를 하여 음성인 경우에는 "엠피시린" 주사액을 시주하여 왔고 그렇게 "엠피시린" 주사액을 시주하여 우리나라에서는 아직까지 "엠피시린" 주사액의 시주로 인한 쇼크사의 전례가 없었고 다만 위 "엠피시린" 주사액의 과민성 쇼크사의 가능성에 관하여는 아직 이렇다 할 정설이 없으며, ④ 제 1 병원은 각 전문치료과목을 취급하는 종합병원으로서 그곳을 찾아오는 환자들이 많기 때문에 평소 각 전문의는 그의 전문과목 해당 환자의 진단 및 처방만을 하고 그 처방에 따른 각종 주사액의 과민성 반응검사 및 그 시주는 위 전문의의 진료실과는 별도로 마련된 주사실에서 그곳 전속간호원에 의하여 수행되어 오고 있다는 등 사실을 확정하고 이러한 모든 사정을 종합하여 보면, 피고인이 내과전문의로서 기관지 폐렴환자로 진단된 위 김○○에 대하여 그 요법으로서 일반적으로 통용되고 있는 이 사건 "엠피시린" 주사액을 위와 같이 피부반응검사를 거쳐 음성인 경우에 한하여 그 주사액을 시주케 한 조치를 취하였음에 내과 전문의로서의 과실이 있다고 보기 어렵다.

해설

항생제 투여와 과민성 쇼크에 대한 대법원 판결의 태도는 어느 정도 정리가 된 것 같다. 결핵 치료를 위한 스트렙토마이신의 경우에는 사전 피부 검사를 하여도 과민 반응을 예측하는 것이 어렵기 때문에, 주사 이후 일정 시간 환자를 관찰하여 과민성 쇼크가 발생할지 주의하여 관찰하여야 하고, 과민성 쇼크가 일어난다면 이에 대하여 적절하게 대처하는 것이 필요하다. 페니실린 계통의 항생제는 사전에 피부 검사를 하여 과민반응을 나타내는 환자를 미리 찾아 낼 수 있는 방법이 있는 약물이다. 이러한 경우 의사의 주의의무위반을 판정하는 기준은 사고 방지를 위해서 문진으로 환자에게 과민반응의 증상이 있었는가를 물어보았는가 하는 것과 사전에 약물에 대한 반응 검사를 하였는가 하는 점이다. 물론 페니실린 계통의 항생제에서 사전 반응에 음성으로 나타난 환자가 실제 투여 과정에서 과민반응을 보이는 경우가 있는데, 이 경우는 과민 반응 이후 적절한 구급 조치를 취하였는가 하는 점이 주의의무위반을 판단하는 기준이 된다.

첫 번째 판결에 관련하여 스트렙토마이신 과민성 쇼크 사건에서 보건진료원이 무의촌 지역에서 주사를 한 경우에도, 주사 후 과민성 쇼크 발생을 주의 관찰하도록 의무 지우는 것에 대하여 대법원 판결에서 부인한 바도 있지만(대법원 86다카1469), 해당 사건이 고등법원에 파기 환송되어 재상고된 본 사건(대법원 87다카2305)에서 보건진료원이라 하더라도, 주의 관찰 의무를 가진다고 판시하고 있다. 두 번째 판결 관련하여 페니실린 주사를 전문의의 진료실과는 별도로 마련된 주사실에서 그 곳 전속간호원에 의하여 수행되었고, 과민반응 검사를 시행한 이후에 주사한 사건이므로, 물리적으로 이를 관찰하기 어렵다는 점도 고려하여 의사에게 이에 대한 주의 관찰 의무를 지우지 않았다는 점은 기억할 만하다.

참고 판례

대법원 1997.5.9. 선고 97다1815 판결【손해배상(의)】[17]

원심은 거시 증거를 종합하여 판시 각 사실을 인정한 다음, 위 인정 사실에 의하면, 소외 망 류○○는 피고들이 진료하고 있는 ○○크리닉 의원에 처음 내원하여 진료를 받을 때 이미 화농성 폐렴 증세를 보이고 있었으나 그 증상이 뚜렷하지 아니하여 위 의원 원장인 피고 1은 이를 위염과 신경증으로 진단하여 그에 대한 처방을 하였고, 그 후 위 병원 처방에도 불구하고 증상의 개선이 없고 상복부 통증이라는 새로운 증상까지 나타나 다시 위 병원에 찾아오게 되었던 것이므로 위 망인을 다시 진료하게 된 위 의원에 근무하는 의사인 피고 2로서는 처음의 진단과는 다른 질환일 가능성에 대한 의심을 갖고 혈액검사, X선 촬영 등 좀 더 정밀한 진단을 하여야 함은 물론, 인턴과정을 마친 일반의사로서 경험이 부족하므로 내과전문의 등의 협조를 얻는 등으로 망인의 정확한 병명을 밝히기 위한 조치를 취하여야 할 것이며, 마약성 진통제인 펜타조신은 환자에 따라 차이가 있기는 하나 과민성이 있는 환자에게는 부작용으로 인한 쇼크나 호흡억제를 일으킬 수 있으므로 그러한 환자에게는 투여하지 말아야 하고, 투여할 경우에도 사후 세심한 주의와 관찰이 필요함에도 불구하고 만연히 앞서 피고 1이 진단하였던 결과에 따라 별다른 검진도 없이 위염이 악화되어 위경련이 발생한 것으로 보고 폐렴 환자였던 위 망인에게 쇼크나 호흡억제를 일으킬 수 있는 마약성 진통제 펜타조신을 투여하였고, 위 망인에게 펜타조신을 투여한 후에도 안정하도록 하여 부작용이 없는지를 확인하지도 아니한 채 귀가시키는 바람에 위 망인이 펜타조신 투여로 인한 아나피락시스 쇼크(anaphylatic shock, 과민성 쇼크)를 일으켜 사망하였다고 할 것이

17) [공1997.6.15.(36),1731]

므로(피고들은 위 망인의 사망원인이 펜타조신 투여로 인한 과민성 쇼크가 아니라고 주장하나, 펜타조신을 투여한 후 불과 5분여 정도밖에 경과하지 않은 상태에서 쇼크가 발생하였고, 그 사이에 다른 쇼크 발생 원인이 될만한 사정이 개재되지 않았으므로 펜타조신 투여로 인하여 쇼크가 발생한 것으로 추정된다.), 피고 2는 과실 있는 불법행위자로서, 피고 1은 피고 2의 사용자로서 연대하여 이 건 사고로 말미암아 원고들이 입은 손해를 배상할 책임이 있다고 판단하였는바, 기록과 관계 증거에 비추어 보면 원심의 위 사실인정 및 판단은 옳고 거기에 소론이 주장하는 채증법칙 위반으로 인한 사실오인의 위법이나 심리미진의 위법이 없고, 의료과오로 인한 책임에 관한 법리오해의 위법이 있다고 할 수 없다.

4

대학병원에서 처방 입력이 잘못되어, 환자에게 치명적인 약물이 투여되었다. 인턴, 레지던트, 간호사 등 관련 의료진은 어느 범위까지 책임을 져야 하는가?

사실 관계[18)]

2000년 3월 7일 ○○종합병원에서 정형외과와 성형외과 협진으로 환자 A씨의 하복부에서 종양와 양쪽 서혜부의 임파절 및 복근층 일부를 제거한 다음에 그 부위에 허벅지 살을 떼어 붙이는 수술을 하였다. 수술후 회복 과정에서 정형외과 전공의를 주치의로 하고, 수일간은 성형외과 의료진도 공동으로 투약 처방을 하도록 하였다. 한편 수술 당시 마취를 하였던 마취과 의사는 수술 당일에 A씨에게 투여하였던 근이완제인 베큐로니움 브로마이드(Vecuronium Bromide, 이하 '베큐로니움'이라 한다) 1병을 빠트린 채 컴퓨터에 처방전이 입력되었다는 사실을 그날 늦게 알게 되었다. 수술 후 1일 째인 동월 8일, 마취과 의사는 전날 사용한 처방 약물을 추가 처방하여 컴퓨터에 수술 1일 째 처방을 하였다. 수술 후 2일째 동월 9일 레지던트 인 주치의(피고인) B는 인턴 C에게 9일 처방(수술 2일째)은 8일 처방(수술 1일째)을 반복하여 전산 입력할 것을 지시하였다. 인턴 C는 처방을 반복 입력하는 과정에서 마취과 의사가 8일 입력한 베큐로니움이 일반적인 수술 후 1일째 처방에 해당하지 않는다는 사실과 그 약물의 위험성을 간과하고, 정형외과 주치의의 지시에 따라 동일한 처방을 입력하였다. 병동에서 환자의 회복을 담당하던 간호사 D는 병실에서 환자 A씨에게 처방에 의하여 병동으로 올라온 베큐로니움을 병동에서 정맥주사하였고, 이로 인하여 환

18) 정규원. 간호사의 과실(분업적 간화 행위의 형사 책임을 중심으로). 법학논총 2014:31(2);220–221면

자는 호흡근 마비로 인하여 호흡이 멈추면서 뇌에 손상을 입어 의식 불명에 빠지게 되었고, 2001년 11월 25일 암의 호흡기 전이 등에 의한 합병증으로 사망하였다.

대법원 2007.2.22. 선고 2005도9229 판결【업무상과실치상】[19)]

의사 관련

의사는 전문적 지식과 기능을 가지고 환자의 전적인 신뢰하에서 환자의 생명과 건강을 보호하는 것을 업으로 하는 자로서 그 의료행위를 시술하는 기회에 환자에게 위해가 미치는 것을 방지하기 위하여 최선의 조치를 취할 의무를 지고 있으므로, 의사가 다른 의사와 의료행위를 분담하는 경우에도 자신이 환자에 대하여 주된 의사의 지위에 있거나 다른 의사를 사실상 지휘 감독하는 지위에 있다면, 그 의료행위의 영역이 자신의 전공과목이 아니라 다른 의사의 전공과목에 전적으로 속하거나 다른 의사에게 전적으로 위임된 것이 아닌 이상, 의사는 자신이 주로 담당하는 환자에 대하여 다른 의사가 하는 의료행위의 내용이 적절한 것인지의 여부를 확인하고 감독하여야 할 업무상 주의의무가 있고, 만약 의사가 이와 같은 업무상 주의의무를 소홀히 하여 환자에게 위해가 발생하였다면, 의사는 그에 대한 과실 책임을 면할 수 없다.

원심이 채용한 증거들을 기록과 위 법리에 비추어 살펴보면, 원심이, 피고인이 피해자의 주치의 겸 이 사건 병원 정형외과의 전공의로서, 같은 과의 수련의인 공소외 1이 피고인의 담당 환자인 피해자에 대하여 한 처방이 적절한 것인지의 여부를 확인하고 감독하여야 할 업무상 주의의무가 있음에도 불구하고(이는 공소외 1이 성형외과 영역과 관련한 처방에 대하여 이 사건 병원 성형외과 전공의인 공소

19) [미간행]

외 2의 지시를 받았다고 하여 달리 볼 것이 아니다), 위 의무를 소홀히 한 나머지, 피해자가 공소외 1의 잘못된 처방으로 인하여 이 사건 상해를 입게 되었다는 이유로, 피고인에 대한 판시 업무상과실치상죄의 범죄사실을 유죄로 인정한 것은 정당하고, 거기에 상고이유의 주장과 같은 채증법칙 위배로 인한 사실오인, 형법상 업무상과실치상죄에 관한 법리오해 등의 위법이 없다.

대법원 2009.12.24. 선고 2005도8980 판결【업무상과실치상】[20)]

간호사 관련

원심이 인정한 사실 관계와 기록에 의하면, ○○대학병원의 정형외과 수련의 공소외 1이 정형외과 전공의인 공소외 2의 지시를 받아 종양제거 및 피부이식수술을 받고 회복 중에 있던 피해자에 대한 처방을 함에 있어 근이완제인 베큐로니움 브로마이드(Vecuronium Bromide, 이하 '베큐로니움'이라 한다)를 투약하도록 처방한 사실, 그런데 위 베큐로니움은 전신근육을 이완시켜 수술을 쉽게 하는 작용을 가진 마취보조제로서 수술 후 회복과정에 있는 환자에게는 사용되지 않는 약제일 뿐 아니라 호흡근을 마비시키는 작용을 하기 때문에 환자에 대한 인공호흡 준비를 갖추지 않은 상태에서는 사용할 수 없고 인공호흡 준비 없이 투약할 경우 피해자에게 치명적인 결과를 초래하는 약품인 사실, 위 베큐로니움은 그 이틀 전에 있었던 피해자의 수술에 사용되었던 약품으로서, 수술시에 투약된 실제 사용량과 수술 당일 전산 입력된 사용량(착오로 실제 사용량보다 적게 입력되었다)의 차이를 메우기 위한 편법으로 마취과 의사가 약제과와의 협의 아래 실제 투약함이 없이 수술 다음날의 처방 약품에 형식적으로만 포함시켜 둔 것인데, 전공의 공소외 2가 수술 이틀 후의 처방을

20) [미간행]

함에 있어 이와 같은 사정을 알지 못하고 단순히 전날과 동일한 내용으로 처방할 것을 공소외 1에게 지시하고, 이에 따라 공소외 1은 전산장치를 이용하여 전자처방을 내리는 과정에서 전날의 처방에 포함되어 있던 베큐로니움을 후속 처방에 그대로 이기함으로써 잘못 처방이 된 사실, 간호사인 피고인은 위 약제를 인수한 후 그 약효나 부작용을 전혀 알지 못하였었음에도 불구하고 그에 관해 아무 확인도 하지 아니한 채 정맥주사의 방법으로 피해자에게 이를 투약함으로써 그 즉시 피해자가 의식불명의 상태에 빠지는 상해를 입게 된 사실을 알 수 있다.

위에서 본 사실 관계를 위 법리에 비추어 볼 때, 피고인이 경력이 오래된 간호사라 하더라도 단지 잘 모르는 약제가 처방되었다는 등의 사유만으로 그 처방의 적정성을 의심하여 의사에게 이를 확인하여야 할 주의의무까지 있다고 보기는 어렵다 할 것이지만, 환자에 대한 투약 과정 및 그 이후의 경과를 관찰 · 보고하고 환자의 요양에 필요한 간호를 수행함을 그 직무로 하고 있는 종합병원의 간호사로서는 그 직무 수행을 위하여 처방 약제의 투약 전에 미리 그 기본적인 약효나 부작용 및 주사 투약에 따르는 주의사항 등을 확인 · 숙지하여야 할 의무가 있다 할 것인바, 이 사건 처방의 경위와 위 베큐로니움의 특수한 용도 및 그 오용의 치명적 결과 등을 감안할 때, 만일 베큐로니움이라는 약제가 수술 후 회복과정에 있는 환자에게는 사용할 수 없는 성질이며 특히 인공호흡의 준비 없이 투여되어서는 아니 된다는 등의 약효와 주의사항 및 그 오용의 치명적 결과를 미리 확인하였다면 위 처방이 너무나 엉뚱한 약제를 투약하라는 내용이어서 필시 착오 또는 실수에 기인한 것이라고 의심할 만한 사정이 있음을 쉽게 인식할 수 있었다 할 것이고, 그러한 사정이 있다면 간호사에게는 그 처방을 기계적으로 실행하기에 앞서 당해 처방의 경위와 내용을 관련자에게 재확인함으로써 그 실행으로 인한 위험을 방지할 주의의무가 있다고 봄이 상당하다.

그렇다면 이 사건에서 피고인이 위 베큐로니움의 약효 등을 확인하지 않음으로 인해 그 투약의 위험성을 인식하지 못함으로써 처방내용을 재확인할 기회를 놓친 채 그대로 이를 주사 투약한 점에서 위 주의의무를 위반한 과실이 인정된다 하겠고, 이를 투약함으로써 그 약효 내지 부작용으로 인하여 피해자에게 상해가 발생한 이상 그와 같은 결과는 피고인의 주의의무 위반과 상당인과관계가 있다고 할 것이며, 피해자의 상해 발생에 피고인 외에도 다른 사람들의 과실이 주로 작용하였다는 사정이 있다 하여 피고인의 책임을 면제할 사유가 된다고 할 수는 없다.

따라서, 원심판결이 피고인이 알지 못하는 약제가 처방된 사정만으로 그 약제가 실수로 처방된 것인지 의심하여 의사에게 확인할 주의의무가 있다는 점을 과실 판단의 주된 사유로 설시한 점은 부적절한 것으로 보이지만, 피고인이 업무상 주의의무를 게을리한 결과 베큐로니움이 투약되어 피해자가 상해에 이르렀다고 본 원심의 결론은 정당하다 할 것이다.

해설

본 사건에서 인턴과 레지던트는 함께 기소되어 2심에서 각각 금고 1년과 집행유예 2년을 받았고, 인턴은 상고를 포기하였고, 레지던트는 상고하였으나, 위 판결에 의하여 원심이 확정되었다. 또한 병동에서 주사를 시행한 간호사의 경우도 업무상과실치사죄의 형사책임이 인정되었다.

CHAPTER 3

주사

1

간호사에게 주사를 하도록 지시하였는데, 간호사가 약물의 용법을 잘못 알고 주사하여 환자가 사망한 경우, 의사가 책임을 져야 하는가?

대법원 1981.6.23. 선고 81다413 판결【손해배상】[21)]

사실 관계[18)]

사망당시 1년 3개월 가량된 남아인 망 소외 1이 1975. 4. 20. 21:40경 이질 및 중증탈수증으로 피고 소속 ○○도립병원에 입원하여 소아과 수련의 과정에 있는 의사 소외 2 및 위 병원 임시간호인으로 있던 소외 3으로부터 치료를 받다가 그날 사망한 사실 및 원고와 선정자들이 위 망인의 가족들인 사실은 당사자 간에 다툼이 없다.

법적 판단

염화카리(Kcl)를 혈관 주사함에 있어서 통상 혈관 주사는 근육주사에 비하여 인체에 부작용을 일으킬 위험성이 많고 특히 염화카리 주사는

21) [공1981.8.15.(662),14100]

그 주사액의 농도가 초과되거나 일정한 시간에 주입되어야 할 주사액의 일정량이 조금만 초과하여도 심장정지를 일으켜 환자의 생명에 위험을 초래할 우려가 있으므로 위와 같은 시술을 함에 있어서는 먼저 주사하기 전에 환자의 혈액 검사를 하여 보충되어야 염화카리의 양이 어느 정도인가를 측정한 다음 물 1000씨씨(C.C)당 염화카리 40밀리이큐빌런트를 초과하여 혼합치 않도록 할 뿐만 아니라 매 시간당 염화카리 15밀리이큐빌런트를 초과하여 주입하여서는 아니된다는 일반적인 기준을 지켜야 할 것이며 나아가 주사속도를 일정하게 유지하기 위하여 사람의 손으로 직접 주입하는 것보다 점적 형식의 주사방법을 택하여야 할 것이고 만약 혈액 검사없이 임상에 의하여 염화카리를 주사하는 경우에는 환자의 체내에 이미 염화카리가 보충된 상태에 있는지의 여부도 알 수 없는 데다 환자의 체질에 따라서 부작용이 수반되는 경우도 일반적으로 예상할 수 있으므로 의사가 직접 주사하거나 입회함으로써 만약의 부작용에 대하여 신속하게 대응 조치하여야 하고, 간호원으로 하여금 주사케 하는 경우에는 위와 같은 높은 위험성에 비추어 동인에게 각별히 위와 같은 수칙을 주지시킴으로써 주사의 부작용으로 일어날지 모르는 생명의 위험을 방지할 업무상의 주의 의무가 있음에도 불구하고 위 차○○는 간호원인 소외 원○○에게 단지 포도당 10씨씨에 염화카리 0.5밀리이큐빌런트를 혼합하여 5분 이상 천천히 혈관 주사하라는 처방 지시서만 기재해 주어 주사하게 하고, 한편 위 원○○는 간호원으로서 위와같은 위험한 혈관 주사를 함에 있어서 의사의 지시대로 주사액 주입 시간을 엄수하고 또한 주사진행중 환자에게 이상반응이 나타날 때에는 즉시 주사를 중단하고 의사의 지시를 받도록 함으로써 주사로 인해 환자에게 미칠지도 모를 생명의 위험을 사전에 방지할 업무상의 주의의무가 있음에도 불구하고 이를 게을리한 채 위 주사액을 위 망인의 혈관에 직접 주입 형식으로 주사하였을 뿐만 아니라 약 2

씨씨를 주사할 때 돌연 위 망인에게 청색증 반응이 나타난 것을 발견하고도 계속하여 약 1분간에 걸쳐 위 주사액 전량을 주입함으로써 위 소외인으로 하여금 그 주사 부작용으로 인한 심장마비로 사망에 이르게 한 사실을 인정하고 있는바, 이에 이르는 증거의 취사 선택과 그 증거판단에 아무런 잘못을 발견할 수 없으므로 채증법칙 위반이나 사실오인과 인과관계에 관한 법리오해를 내세우는 소론 논지는 그 이유가 없다고 할 것이고, 한편 위 전단 기재와 같이 원심은 위 배○○의 사망원인을 염화카리 시주의 잘못으로 인한 심장마비로 확정한 바이니 그렇다면 동인이 상당기간 적절한 치료를 받지 못하였다는 등의 사정은 이 사건 배○○의 사인과 직접적인 관련이 부인된 것이라고 할 것이므로 이와 같은 피고의 주장을 배한 원심 조치는 정당하여 형평의 원칙에 반하여 과실상계의 법리를 오해하였다는 논지 또한 그 이유가 없다.

해설

주사약에 의한 사고는 경구 투여와 달리 환자의 신체에 대한 반응 속도가 빠르기 때문에 환자의 생명에 치명적인 결과를 가져오는 경우가 많다. 주사약에 의한 사고는 의사가 약의 용량, 용법을 지키지 않아서 발생하는 경우와 용량, 용법과 관계없이 과민반응에 의하여 발생하는 경우가 있다. 용량, 용법을 지키지 않아서 발생한 의료사고에서 간호사가 주사한 경우에는 의사가 주사 과정을 적절하게 지도 · 감독하였는지를 따지게 된다. 일반적으로 용량, 용법을 지키지 않은 의료사고의 경우는 부작용 발생의 원인이 되는 특이 체질과 같은 환자측에 특별한 사정이 없는 한, 의사의 지시 감독상의 과실이 인정될 수 있다. 본 사건에서 의사의 지시는 "포도당 10씨씨에 염화카리 0.5밀리이큐빌런트를 혼합하여 5분 이상 천천히 혈관 주사하라"는 것이다. 이 처방에 대하여 법원은 "주사하기 전에 환자의 혈액 검사를 하여 보충되어야 할 염화카리의 양이 어느 정도인가를 측정한 다음 물 1000씨씨(C.C)당 염화카리 40밀리이큐빌런트를 초과하여 혼합치 않도록 할 뿐만 아니라 매 시간당 염화카리 15밀리이큐빌런트를 초과하여 주입하여서는 아니된다는 일반적인 기준을 지켜야 할 것이며 나아가 주사속도를 일정하게 유지하기 위하여 사람의 손으로 직접 주입하는 것보다 점적 형식의 주사방법을 택하여야 할 것이고…"라고 하고 있다. 간호사가 직접 환자에게 정맥 주사를 하다가 심장마비가 발생하였기 때문에, 법원은 일반적으로는 큰 문제가 있는 것으로 보기는 어려운 처방이지만, 이에 대하여 문제를 제기하면서 "혈액 검사 없이 임상에 의하여 염화카리를 주사하는 경우에는 환자의 체내에 이미 염화카리가 보충된 상태에 있는지의 여부도 알 수 없는 데다 환자의 체질에 따라서 부작용이 수반되는 경우도 일반적으로 예상할 수 있으므로 의사가 직접 주사하거나 입회함으로써 만약의 부작용에 대하여 신속하게 대응 조치하여야 하고, 간호원으로 하여금 주사케 하는 경우에는 위와 같은 높은 위험성에 비추어 동인에게 각별히 위와 같은 수칙을 주지시킴으로써 주사의 부작용으로 일어날지 모르는 생명의 위험을 방지할 업무상의 주의 의무가 있다."고 하고 있다.

2

의사가 간호사에게 주사를 지시하였는데, 간호사가 간호학과 3학년 학생에게 실습을 시켰고, 이로 인하여 환자가 사망한 경우에, 의사는 이 사고에 대한 책임을 져야 하는가?

대법원 2003.8.19. 선고 2001도3667 판결【업무상과실치사】[22)]

이 사건 피해자(여, 70세)가 1999. 12. 3. 뇌출혈 증세로 ○○병원에 입원하여 뇌실외배액술 등의 수술을 받은 다음 중환자실에서 치료를 받다가 같은 달 9. 일반병실로 옮겨졌는데, 피해자의 몸에는 수술 직후부터 대퇴부 정맥에 주사침을 통하여 수액을 공급하기 위한 튜브가 연결되어 있었고 머리에는 뇌실 삼출액(삼출액)을 배출하기 위한 튜브(뇌실외배액관)가 연결되어 있었던 사실, 위 병원 신경외과 전공의인 피고인은 수술 직후 피해자의 주치의로 선정되었고 위 병원 간호사들은 피고인의 처방 및 지시에 따라 계속하여 대퇴부 정맥에 연결된 튜브를 통하여 항생제, 소염진통제 등의 주사액을 투여하였지만 별다른 부작용이 없었던 사실, 피고인은 1999. 12. 10. 종전 처방과 마찬가지로 피해자에게 항생제, 소염진통제 등을 정맥에 투여할 것을 당직간호사에게 지시하였는데, 위 병원의 책임간호사인 원심 공동피고인 1(경력 7년)은 신경외과 간호실습을 하고 있던 원심 공동피고인 2(간호학과 3학년)를 병실에 대동하고 가서 그에게 주사기를 주면서 피해자의 정맥에 주사하라고 지시하고 자신은 그 병실의 다른 환자에게 주사를 하는 사이에 원심 공동피고인 2가 뇌실외배액관을 대퇴부 정맥에 연결된 튜브로 착각하여 그 곳에 주사액을 주입하는 것을 뒤늦게 발견하고 즉시 이를 제지한 다음 직접 나머지 주사액을 대퇴부 정맥에 연결된 튜브에

22) [공2003.9.15.(186),1905]

주입하였지만 피해자는 뇌압상승에 의한 호흡중추마비로 같은 날 사망한 사실 등을 인정한 다음, 피고인의 처방과 지시에 따라 수술 직후부터 계속하여 항생제, 진통소염제 등의 주사액이 간호사들에 의하여 피해자의 대퇴부 정맥에 연결된 튜브를 통하여 투여되어 왔으므로 사고 당일 주사행위 자체에 특별한 위험성이 있었다고 볼 수 없고 피고인이 입회하지 않더라도 간호사가 주사의 부위 및 방법에 관하여 착오를 일으킬 만한 사정도 없었던 점, 신체에 직접 주사하여 주사액을 주입하는 것이 아니라 대퇴부정맥에 연결된 튜브를 통하여 주사액을 주입하는 행위는 투약행위에 가깝다는 점, 원심 공동피고인 1의 경력과 그가 취한 행동에 비추어 볼 때 피해자에 대한 주사의 부위 및 방법에 관하여 정확히 이해하고 있었고 그의 자질에 문제가 없었던 것으로 보이는 점, 피해자는 주사로 인한 부작용 발생 여부에 대한 검사가 끝난 상태이고 수술 뒤 상태가 다소 호전되었을 뿐만 아니라 이 사건 사고 전까지 주사로 인한 부작용이 발생하지 아니하였던 점, 피고인으로서는 자신의 지시를 받은 간호사가 자신의 기대와는 달리 간호실습생에게 단독으로 주사하게 하리라는 사정을 예견할 수도 없었다는 점 등을 종합하여 보면, 피고인으로 하여금 그 스스로 직접 주사를 하거나 또는 직접 주사하지 않더라도 현장에 입회하여 간호사의 주사행위를 직접 감독할 업무상 주의의무가 있다고 보기 어렵다는 이유로, 위와 같은 업무상 주의의무가 있음을 전제로 한 이 사건 업무상과실치사의 공소사실에 대하여 무죄를 선고하였다. 앞에서 본 법리와 기록에 비추어 살펴보면, 원심의 사실인정과 판단은 정당하고 거기에 상고이유로 주장하는 바와 같은 의사의 업무상 주의의무에 관한 법리를 오해한 잘못이 있다고 할 수 없다. 그리고 상고이유에서 인용한 판례들은 이 사건과 사안을 달리하여 이 사건에 원용하기에 적절하지 아니하다. 그러므로 상고를 기각하기로 하여 관여 대법관의 일치된 의견으로 주문과 같이 판결한다.

해설

의사의 감독 의무를 중하게 판단하였던 앞선 판례에 비하여, 이번 판결은 경우에 따라서 의사의 감독 의무가 경감될 수 있다고 보았다. 정리하면, 이번 판결 요지는 "간호사가 '진료의 보조'를 함에 있어서는 모든 행위 하나하나마다 항상 의사가 현장에 입회하여 일일이 지도 · 감독하여야 한다고 할 수는 없고, 경우에 따라서는 의사가 진료의 보조행위 현장에 입회할 필요 없이 일반적인 지도 · 감독을 하는 것으로 족한 경우도 있을 수 있다 할 것인데, 여기에 해당하는 보조행위인지 여부는 보조행위의 유형에 따라 일률적으로 결정할 수는 없고 구체적인 경우에 있어서 그 행위의 객관적인 특성상 위험이 따르거나 부작용 혹은 후유증이 있을 수 있는지, 당시의 환자 상태가 어떠한지, 간호사의 자질과 숙련도는 어느 정도인지 등의 여러 사정을 참작하여 개별적으로 결정하여야 한다. 그러므로 간호사가 의사의 처방에 의한 정맥주사(Side Injection 방식)를 의사의 입회 없이 간호실습생(간호학과 대학생)에게 실시하도록 하여 발생한 의료사고에 대하여는 의사의 과실을 인정할 수 없다."라고 하고 있다.

참고 판례

대구지방법원 1992.9.18 91가합13995 판결

위 인정사실에 의하면 이 사건 사고는 피고법인의 피용자인 위 간호사 4인 중 누군가가 위 항생제들을 위 원고의 엉덩이 근육에 주사하면서, 주사바늘이 좌골비골신경을 찌르지 아니하도록 주사의 부위와 각도 등을 잘 선택하여 안전하게 주사하여야 함에도 이를 게을리한 사무집행 중의 과실로 인하여 발생한 것이라 할 것이므로, 피고법인은 위 간호사의 사용자로서 이 사건 사고로 인하여 위 원고 및 그와 위에서 본 바와 같은 가족관계에 있는 나머지 원고들이 입은 손해를 배상할 책임이 있다 할 것이다.

대구지방법원 1992.4.1 90가합22985 판결

이 사건 사고는 항암제를 주사하는 위 을이 항암제주사전에 대상 환자인 원고 갑이 자궁암으로 계속 치료중 위 동○○병원에서 항암제 주사를 이미 2회 투여받은 사실이 있어 그로 인하여 혈관이 통상환자들보다 연약하고 가늘어 파열되기 쉽고 잘 움직인다는 점을 충분히 예측할 수 있었음에도 불구하고 인턴과정에 입학한지 얼마되지 아니하여(1989. 2경 입학) 미숙한 탓으로 환자의 혈관 상태 등을 사전에 면밀히 조사하고, 그 자리에 전문의를 동석케하거나, 항암제를 주사함에 있어서도 혈관의 상태나 환자의 반응을 수시로 점검하면서 적어도 30여분간 서서히 주사기 피스톤을 밀어넣는 등 함으로써 혈관밖으로 주사액이 누출되지 않도록 주의하여야 함에도 이를 게을리한 채 아무런 사전조치도 취하지 않고 만연히 주사한 과실로 인하여 발생하였다고 할 것이다.

CHAPTER 4
수혈

1

11세 환자의 부모가 종교적인 이유로 딸의 수혈을 거부하고 있다. 수혈을 하지 못해서 결국 환자가 사망하였다면, 의사는 어떠한 법적 책임을 지는가?

대법원 1980.9.24. 선고 79도1387 판결【유기치사 · 의료법위반(예비적 · 업무방해)】[23)]

사실 관계

생모인 피고인 1이 전격성간염에 걸려 장내출혈의 증세까지 생긴 만 11세 남짓한 그 딸을 병원으로 데리고 다니면서 치료를 받게 함에 있어 의사들이 당시의 의료기술상 최선의 치료방법이라고 하면서 권유하는 수혈을 자신이 믿는 종교인 여호와의 증인의 교리에 어긋난다는 이유로 시종일관 완강히 거부하는 언동을 하여 딸로 하여금 의학상의 적정한 치료를 받지 못하도록 하여 결국 장내출혈 때문에 실혈사하게 하였다.

23) [공1980,13244]

법적 판단

- 질병으로 인하여 이와 같이 보호를 요하는 딸을 병원에 입원시켜 놓고 의사가 그 당시 국내의 의료기술상 최선의 치료방법이라는 수혈을 하려 하여도 이를 완강하게 거부하고 방해하였다면 이는 결과적으로 요부조자를 위험한 장소에 두고 떠난 것이나 다름이 없다고 할 것이어서 그 행위의 성질로 보면 논지가 지적하는 치거에 해당된다.
- 의사가 권하는 최선의 치료방법인 수혈이라도 하지 않으면 그 환자가 사망할 것이라는 위험이 예견 가능한 경우에 아무리 생모라고 할지라도 자신의 종교적 신념이나 후유증 발생의 염려만을 이유로 환자에 대하여 의사가 하고자 하는 위의 수혈을 거부하여 결과적으로 그 환자로 하여금 의학상 필요한 치료도 제대로 받지 못한 채 사망에 이르게 할 수 있는 정당한 권리가 있다고는 할 수 없는 것이며 그때에 사리를 변식할 지능이 없다고 보아야 마땅할 11세 남짓의 환자 본인이 가사 그 생모와 마찬가지로 위의 수혈을 거부한 일이 있다고 하여도 이것이 피고인의 위와 같은 수혈거부 행위가 위법한 것이라고 판단하는데 어떠한 영향을 미칠만한 사유가 된다고 볼 수는 없으므로 피고인의 행위가 유기치사죄에 해당한다.
- 의료법 제66조 2호의 "…진료를 방해할 목적으로 의료기관을 점거한 자"란 동법 제 3 조의 규정내용과 처벌규정을 둔 입법취지에 비추어 볼때 통상 진료실이나 병실을 사실상 지배하여 의료인의 진료를 방해할 수 있는 정도의 물리적 지배를 하는 자를 의미한다고 할 것이나 반드시 의료기관을 완전히 점거한 자만을 지칭하는 것은 아니고 진료를 방해할 목적으로 진료실이나 병실에서 유형, 무형의 실력행사와 그 외의 방법으로 진료행위를 할려고 하는 의료인의 의료행위를 방해했다면 그와 같은 경우도 위 조항의 "…의료기관을

점거한 자"에 해당된다고 해석해야 할 것이다. 이러한 관점에서 볼 때 원심이 그 거시의 증거를 종합하여 병실에서 환자에게 수혈을 할려고 하는 의사 김○○의 앞을 가로막고 고함을 지르면서 소란을 피우고 항의하여 결국 위 의사가 수혈을 못하게 한 피고인 2의 소위를 의료법 제66조 2호에 해당된다고 하여 유죄로 처단하였음은 정당하다.

해설

종교를 이유로 환자측이 수혈을 거부하는 경우를 임상에서 종종 만나게 된다. 원칙적으로 환자가 성인이고 정상적인 판단능력이 있으며, 수혈을 하지 않았을 경우에 발생할 수 있는 최악의 결과에 대하여 숙려를 한 다음에, 명백한 의사로 수혈거부 의사를 표시한 경우라면 의사는 환자의 의사를 존중하여야 한다. 그러나 이 판례에서 환자는 11세의 미성년자로서 성인과 같은 정상적인 판단 능력을 가졌다고 보기 어렵기 때문에, 환자가 수혈을 거부하는 것은 부모의 영향을 받은 것으로서 의사가 존중할 만한 의사라고 보기 어렵다고 하였고, 여호와의 증인임을 이유로 수혈을 거부하여 미성년자인 환자가 사망한 경우, 환자보호자에게 유기치사죄를 인정하였다. 환자의 생명을 구하기 위한 수혈을 하지 못해서 환자가 사망한 것이므로, 의사의 법적 책임은 어떠한지도 중요한 문제이다. 위 판결에서 환자의 아버지는 병실에서 수혈을 하려는 의사의 앞을 가로막고 고함을 지르면서 소란을 피우고 항의하는 행위를 하여 의사가 수혈을 못하게 하였기 때문에 의료법상의 진료방해죄로 처벌을 받게 되고, 수혈을 시행하지 못한 의사들에 대한 형사 책임은 논하지 않게 되는데, 이를 뒤집어 보면 부모의 수혈 거부 정도가 의료법상의 진료방해죄에 이르지 않으면, 의사가 수혈을 하지 않아서 미성년자인 환자가 사망하는 경우에 의사에게 법적 책임을 물을 수도 있다는 것이 된다.

2

정상적인 판단 능력을 가진 성인이 사전에 수혈을 거부하겠다는 의사를 표현한 경우에, 담당 의사는 수술 도중에 수혈을 해서는 안되는 것인가?

대법원 2014.6.26. 선고 2009도14407 판결【업무상과실치사】[24)]

사실 관계

망 공소외 1(1945년생으로 이 사건 당시 62세이다. 이하 '망인'이라 한다)은 1975년경 우측 고관절 부위에 결핵성 관절염을 앓아 골반과 대퇴골의 유합 수술을 받았는데, 골반과 대퇴골의 유합된 부위에서 통증 등이 있자, 우측 고관절을 인공고관절로 바꾸는 수술을 받기를 원하였다.

망인은 다른 사람의 혈액을 수혈(이하 이를 '타가수혈'이라 한다) 받지 않는 방식(이하 이를 '무수혈 방식'이라 한다)으로 시술되는 수술을 받고자 2007. 12. 초순경 ○○대학교병원에 와서 위 병원 소속 정형외과 의사인 피고인에게 문의하였는데, 피고인은 전반적인 검사와 혈액종양내과의 답변을 확인한 후 망인에 대하여 무수혈 방식에 의해 수술이 가능하다고 판단하였고, 망인에게 무수혈 방식의 수술이 가능하지만 수술 상황에 따라서는 수혈을 하지 아니하면 출혈로 인하여 사망에 이를 위험성이 있음을 설명하였다.

망인은 '여호와의 증인' 신도로 다른 사람의 피를 받지 않아야 한다는 교리를 생명보다 소중히 하는 신념을 가지고 있었고, 이는 망인이 속한 종교단체에서 역사적으로 인정되어 온 교리이다.

망인은 자신의 종교적 신념에 따라 어떠한 상황에서도 수혈을 하지

24) [공2014하,1504]

말 것을 피고인에게 요구하였고, 2007. 12. 17. 위 병원에, “치료에 있어 전혈수혈이나 성분수혈을 전적으로 금해 주실 것을 본 각서를 통해 알려드립니다. … 담당 의료진은 치료 도중 전혈이나 혈액성분의 수혈이 필요하다고 느낄지 모르지만, 그렇더라도 수혈을 원치 않는다는 본인의 의지는 확고하며, 설사 환자가 무의식이 되더라도 이 방침은 변하지 않습니다. 본인은 여호와의 증인 신분으로, 관련된 문제를 심사숙고한 후 본 의료적/종교적 각서를 작성합니다. 본인의 이러한 방침을 따름으로 인하여 야기되는 모든 피해에 대하여 본인은 병(의)원 및 담당 의료진에게 민 · 형사상의 어떠한 책임도 묻지 않겠습니다.”라고 기재된 책임면제각서를 제출함으로써, 타가수혈을 거부하겠다는 명확한 의사를 표시하였다.

○○대학교병원 마취통증의학과 의사인 공소외 2는, 수술 전날인 2007. 12. 19. 망인과 망인의 딸을 만나 수술 도중 대량출혈이 발생할 가능성이 있고 그러한 경우 타가수혈을 하지 않으면 장기손상 및 부전에 의한 사망가능성이 매우 높다는 설명을 하였고, 2007. 12. 20. 수술 시작 직전에 다시 망인에게 타가수혈을 거부하는 의사가 유효한지 확인하였으나, 망인은 여전히 타가수혈을 강력하게 거부하였다. 피고인은 망인의 요구에 따라 무수혈 방식으로 수술하던 도중 과다출혈로 인하여 범발성 응고장애가 발생하여 지혈이 되지 않고 타가수혈이 필요한 상황이 발생하자, 정형외과 전문의 공소외 3으로 하여금 수술실 밖으로 나가 망인의 가족들에게 망인의 상태를 설명한 후 타가수혈을 할 것인지 여부를 묻도록 하였는데, 망인의 남편은 ‘여호와의 증인’ 신도였으므로 타가수혈을 거부한 반면 망인의 자녀들은 타가수혈을 강력히 원하는 등 가족들 사이에 의견이 나뉘어 확실한 대답을 얻지 못하였다.

이에 피고인은 타가수혈 여부를 결정하지 못하고 의료진을 통해

'여호와의 증인' 교섭위원회에 이 사건과 관련된 자문을 급하게 요청하였으나 별다른 답신을 받지 못하였다. 그러는 중에도 망인의 출혈이 계속되어 피고인은 수술을 중단한 후 망인을 중환자실로 옮겼다. 그 후 망인의 남편도 타가수혈에 동의함으로써 가족들 전부가 타가수혈을 원하였으나, 당시는 폐울혈 및 범발성 응고장애가 발생하고 있는 상태라 타가수혈이 증상을 악화시킬 가능성이 있어 병원 측에서는 망인에게 타가수혈을 시행하지 아니하였고, 망인은 결국 다량 실혈로 인한 폐부종으로 사망하였다.

원심

원심은 위 인정 사실들과 아울러 이 사건 기록에 의하면, ① 망인은 '여호와의 증인' 신도로서 타인의 피를 받는 행위를 종교적인 신념에 따라 명백하게 거부하고 있었고, ② 망인은 오래전 받은 골반과 대퇴골의 유합수술로 인한 후유증으로 상당한 통증을 느끼고 있었으며 일상생활에도 상당한 지장을 겪고 있었기에 인공고관절 치환술을 받기를 원하고 있었으며, ③ ○○대학교병원에서 수술을 받기 전 다른 3개의 병원에서 진료를 받았는데, 그 과정에서도 수술 도중 상당한 출혈이 발생할 수 있어 무수혈 방식의 수술은 위험하다는 사실을 고지받았고, ④ ○○대학교병원에서 무수혈수술이 가능하다는 얘기를 전해 듣고 위 병원에 찾아갔는데, 피고인으로부터 진료를 받는 과정 및 수술을 준비하는 과정에서도 수술도중 출혈 발생 가능성 및 그로 인한 위험성 등에 대해 충분한 설명과 고지를 받았으며, ⑤ 망인의 딸은 망인이 무수혈 방식의 수술을 받는 것을 반대하여 망인을 설득하기도 하였던 것으로 보이나, 망인은 결국 자신의 종교적인 신념에 따라 무수혈 방식의 수술을 결정하였고(망인의 딸이 수술 전 의료진에게 위급한 상황이 발생하면 타가수혈을 해달라고 요청하였더라도 이미 망인의 의사가 명확하였고,

자기결정권의 취지와 그 일신전속적인 성격을 고려할 때 망인의 의사가 번복된다고 보기 어렵다), ⑥ 이 사건 수술과정에서 심각한 출혈이 발생한 것을 제외하고는 피고인이 예상하지 못한 상황이 발생하였다거나 망인이 미리 고려하지 못한 상황이 발생하였다고 보기는 어려우며, ⑦ 어떤 의미에서는 심각한 출혈 자체와 그로 인한 사망의 결과도 망인이 이 사건 수술과정에서 발생할 수 있는 최악의 상황으로 가정하고 있었고, 이를 종교적인 이유에서 전부 감내할 의사를 가지고 있었다고 볼 수 있는 사정들이 인정되므로, 이에 비추어 보면 피고인이 망인의 치료방법 선택에 따라 수술과정에서 타가수혈을 하지 않은 행위는 위법성이 없다고 판단하고, 이 사건 업무상과실치사 공소사실이 범죄의 증명이 없거나 범죄로 되지 않는 경우에 해당한다는 제1심판결을 그대로 유지하였다.

대법원

앞서 본 것과 같이 자기결정권의 행사가 유효하다고 하더라도 특별한 사정이 있는 예외적인 경우에 한하여 생명과 대등한 가치를 가지는 것으로 평가될 수 있으므로, 원심의 판단 이유 중에서, 환자의 자기결정권 행사가 의사의 일반적인 의무, 즉 국가의 생명권 보호의무에 기초를 두고 있는 환자의 생명을 구할 의무 등과 직접 충돌하는 상황이 발생할 경우에는 원칙적으로 자기결정권의 행사를 의사의 의무보다 우위에 두어야 한다는 취지로 설시한 부분은 적절하다고 할 수 없다.

그러나 위에서 본 원심판단의 논거는 대체로 앞에서 살펴본 수혈거부에 대한 환자의 자기결정권 행사에 따른 의사의 진료의무에 관한 법리에 상응하는 것으로 수긍할 수 있고, 또한 원심이 인정한 피고인의 무수혈 방식의 수술 및 그 위험성에 관한 수술 전의 설명 내용, 망인의 나이, 가족관계, 망인이 이 사건 수술에 이르게 된 경위, 망인이 타가수혈 거부라는 자기결정권을 행사하게 된 배경, 수혈 거부에 대한 망인의 확고한 종교적 신념, 책임면제각서를 통한 망인의 진지한 의사결정, 수술 도중 타가수혈이 필요한 상황에서의 가족 등의 의사 재확인 등에 관한 사정들을 종합적으로 고려하여 보면, 이 사건에서는 망인의 생명과 자기결정권을 비교형량하기 어려운 특별한 사정이 있으므로, 타가수혈하지 아니한 사정만을 가지고 피고인이 의사로서 진료상의 주의의무를 다하지 아니하였다고 할 수 없다. 따라서 피고인이 자신의 직업적 양심에 따라 망인의 자기결정권을 존중하여 망인에게 타가수혈하지 아니하고 이 사건 인공고관절 수술을 시행한 행위에 대하여 업무상과실치사에 관한 범죄의 증명이 없는 경우에 해당한다는 제1심판결을 그대로 유지한 원심의 결론은 수긍할 수 있다. 이와 달리 위와 같은 원심의 판단에 환자의 자기결정권에 관한 법리를 오해하여 판결에 영향을 미친 위법이 있다는 상고이유의 주장은 받아들이지 아니한다.

해설

판결 요지에 의하면, "환자의 명시적인 수혈 거부 의사가 존재하여 수혈하지 아니함을 전제로 환자의 승낙(동의)을 받아 수술하였는데 수술과정에서 수혈을 하지 않으면 생명에 위험이 발생할 수 있는 응급상태에 이른 경우에, 환자의 생명을 보존하기 위해 불가피한 수혈 방법의 선택을 고려함이 원칙이라 할 수 있지만, 한편으로 환자의 생명 보호에 못지않게 환자의 자기결정권을 존중하여야 할 의무가 대등한 가치를 가지는 것으로 평가되는 때에는 이를 고려하여 진료행위를 하여야 한다. 어느 경우에 수혈을 거부하는 환자의 자기결정권이 생명과 대등한 가치가 있다고 평가될 것인지는 환자의 나이, 지적 능력, 가족관계, 수혈 거부라는 자기결정권을 행사하게 된 배경과 경위 및 목적, 수혈

거부 의사가 일시적인 것인지 아니면 상당한 기간 동안 지속되어 온 확고한 종교적 또는 양심적 신념에 기초한 것인지, 환자가 수혈을 거부하는 것이 실질적으로 자살을 목적으로 하는 것으로 평가될 수 있는지 및 수혈을 거부하는 것이 다른 제3자의 이익을 침해할 여지는 없는 것인지 등 제반 사정을 종합적으로 고려하여 판단하여야 한다. 다만 환자의 생명과 자기결정권을 비교형량하기 어려운 특별한 사정이 있다고 인정되는 경우에 의사가 자신의 직업적 양심에 따라 환자의 양립할 수 없는 두 개의 가치 중 어느 하나를 존중하는 방향으로 행위하였다면, 이러한 행위는 처벌할 수 없다. 그렇지만 이러한 판단을 위해서는 환자가 거부하는 치료방법, 즉 수혈 및 이를 대체할 수 있는 치료방법의 가능성과 안정성 등에 관한 의사의 설명의무 이행과 이에 따른 환자의 자기결정권 행사에 어떠한 하자도 개입되지 않아야 한다는 점이 전제되어야 한다. 즉 환자는 치료행위 과정에서의 수혈의 필요성 내지 수혈을 하지 아니할 경우에 야기될 수 있는 생명 등에 대한 위험성, 수혈을 대체할 수 있는 의료 방법의 효용성 및 한계 등에 관하여 의사로부터 충분한 설명을 듣고, 이러한 의사의 설명을 이해한 후 진지한 의사결정을 하여야 하고, 그 설명 및 자기결정권 행사 과정에서 예상한 범위 내의 상황이 발생되어야 하며, 또한 의사는 실제로 발생된 상황 아래에서 환자가 수혈 거부를 철회할 의사가 없는지 재확인하여야 한다. 특히 의사는 수술과정 등에서 발생되는 출혈로 인하여 환자의 생명이 위험에 빠지지 않도록 하기 위하여 환자에게 수혈하는 것이 통상적인 진료방법이고 또한 수혈을 통하여 출혈로 인한 사망의 위험을 상당한 정도로 낮출 수 있음에도 환자의 의사결정에 따라 수혈을 포기하고 이를 대체할 수 있는 수술 방법을 택하는 것인데, 그 대체 수술 방법이 수혈을 완전히 대체할 수 있을 정도의 출혈 방지 효과를 가지지 못한다면 그만큼 수술과정에서 환자가 과다출혈로 인한 사망에 이를 위험이 증가할 수 있으므로, 그럼에도 불구하고 수술을 할 필요성이 있는지에 관하여 통상적인 경우보다 더욱 세심하게 주의를 기울임으로써, 과연 수술을 하는 것이 환자를 위한 최선의 진료방법인지 신중히 판단할 주의의무가 있다. 그리고 수술을 하는 경우라 하더라도 수혈 대체 의료 방법과 함께 당시의 의료 수준에 따라 출혈로 인한 위험을 최대한 줄일 수 있는 사전준비나 시술방법을 시행함으로써 위와 같은 위험 발생 가능성을 줄이도록 노력하여야 하며, 또한 수술 과정에서 예상과 달리 다량의 출혈이 발생될 수 있는 사정이 드러남으로써 위와 같은 위험 발생 가능성이 현실화되었다면 과연 위험을 무릅쓰고 수술을 계속하는 것이 환자를 위한 최선의 진료방법인지 다시 판단하여야 한다. 환자가 수혈 대체 의료 방법을 선택하였다고 하더라도 이는 생명에 대한 위험이 현실화되지 아니할 것이라는 전제 내지 기대 아래에서의 결정일 가능성이 크므로, 위험 발생 가능성이 현실화된 상태에서 위험을 무릅쓰고 수술을 계속하는 것이 환자의 자기결정권에 기초한 진료라고 쉽게 단정하여서는 아니 된다."라고 하고 있다. 본 판결은 환자의 자기결정권을 이유로 환자의 생명과 신체의 보전을 위하여 필요한 수혈을 하지 않기 위해서는 환자의 의사를 확인하고 또 확인하는 신중함을 가져야 한다는 의미이다. 경솔하게 환자의 자기결정권이라는 이유를 쉽게 대는 경우에는 적법한 것으로 인정받지 못할 수 있다는 의미도 포함하고 있다.

3

병동에서 ABO 혈액형을 오인하여 수혈하였고, 이로 인하여 환자가 사망한 경우에 직접 혈액을 연결한 간호사 외에 의사도 사망에 대한 형사법적 책임을 져야 하는가?

대법원 1998.2.27. 선고 97도2812 판결【업무상과실치사】[25)]

사실 관계

안○○(남, 57세)은 간경화, 식도정맥류 출혈 등으로 1996. 5. 25. ○○대학교 병원에 입원하여 치료를 받는 중이었다. 1996. 5. 25. 12:40경부터 신선냉장 혈장을 주사하여, 13:40경 두 번째 신선냉장혈액으로 교체를 한 상태였다. 같은 날 14:00경 인턴 김○○은 병동에 있는 환자 최○○에게 수혈할 농축적혈구 1봉지를 수혈하려고 하였으나, 최○○가 화장실에서 관장 등의 시술을 받고 있어 이를 뒤로 미루고 회진에 대비하여 환자들의 X선 필름을 찾으러 X선실에 다녀온 후 환자들을 소독하고 있었다. 같은 병동 간호사 최○○은 인턴 김○○이 보이지 않자, 단독으로 수혈 봉지를 교체하였는데, 14:40경 혈액봉지의 라벨을 확인하지 아니하고, 간호 처치대 위에 놓여있던 최○○에게 수혈할 혈액봉지를 안○○에게 수혈하여, 혈액형이 B형인 피해자 안○○에게 A형 농축적혈구 약 60mL를 수혈하였다. 안○○은 세 번째 혈액봉지를 교체한 후 그 혈액이 거의 전부 수혈되었을 때 쯤 혈변을 보고 혈압이 떨어지는 증세를 보였고, 이에 대한 원인을 확인한 결과 다른 혈액형의 환자인 최○○에게 수혈할 혈액봉지를 피해자 안○○에게 수혈할 농축적혈구 봉지로 오인하여 이를 피해자에게 수혈한 사실을 알게

25) [공1998.4.1.(55),965]

되었다. 피해자는 같은 달 26일 11:42경 급성 용혈성 수혈부작용 등으로 사망하게 되었다.

법적 판단

- 의사는 전문적 지식과 기능을 가지고 환자의 전적인 신뢰하에서 환자의 생명과 건강을 보호하는 것을 업으로 하는 자로서, 그 의료행위를 시술하는 기회에 환자에게 위해가 미치는 것을 방지하기 위하여 최선의 조치를 취할 의무를 지고 있고, 간호사로 하여금 의료행위에 관여하게 하는 경우에도 그 의료행위는 의사의 책임하에 이루어지는 것이고 간호사는 그 보조자에 불과하므로, 의사는 당해 의료행위가 환자에게 위해가 미칠 위험이 있는 이상 간호사가 과오를 범하지 않도록 충분히 지도 · 감독을 하여 사고의 발생을 미연에 방지하여야 할 주의의무가 있고, 이를 소홀히 한 채 만연히 간호사를 신뢰하여 간호사에게 당해 의료행위를 일임함으로써 간호사의 과오로 환자에게 위해가 발생하였다면 의사는 그에 대한 과실책임을 면할 수 없다.
- 이 사건에서와 같이 피고인인 인턴 김○○은 피해자 안○○과 최○○ 두 명의 환자에 대한 수혈을 동시에 담당한 관계로 그들에게 수혈할 혈액봉지를 같은 장소에 구분 없이 준비해 둔 경우라면, 피고인으로서는 혈액봉지가 바뀔 위험을 방지하기 위하여 직접 피해자의 혈액봉지를 교체하거나, 간호사에게 혈액봉지의 교체를 맡기는 경우에도 그와 같은 사정을 주지시켜 교체하는 혈액봉지를 반드시 확인하게 하고, 스스로 사후 점검을 하여 혈액봉지가 바뀜으로 인하여 피해자에게 위해가 발생하지 않도록 필요한 조치를 취하여야 할 주의의무가 있고, 피고인이 피해자와 최○○의 혈액봉지를 구분 없이 함께 놓아두고서도 위와 같은 조치를 취하지 아니한 채 만

연히 간호사에게 혈액봉지의 교체를 맡긴 후 현장을 떠나 간호사가 추가로 2개의 혈액봉지를 교체하여 마지막 혈액봉지의 혈액이 피해자에게 상당량 수혈될 때까지 돌아오지 아니함으로써, 간호사가 혈액봉지가 피해자의 것인지 여부를 확인하지 아니하고 피고인도 피해자의 혈액봉지가 잘못 교체된 것을 조기에 발견하지 못한 것이라면, 피고인에게 그에 대한 과실이 있다고 하지 않을 수 없다.

- 피고인이 근무하는 병원에서는 인턴의 수가 부족하여 수혈의 경우 두 번째 이후의 혈액봉지는 인턴 대신 간호사가 교체하는 관행이 있었다고 하더라도, 위와 같이 혈액봉지가 바뀔 위험이 있는 상황에서 피고인이 그에 대한 아무런 조치도 취함이 없이 간호사에게 혈액봉지의 교체를 일임한 것은 관행에 따른 것이라는 이유만으로 정당화될 수는 없다.

해설

환자에 대한 수혈은 원칙적으로 의사가 직접 시술하여야 한다. 원심에 의하면 비록 해당 병원은 인턴 부족으로 업무 부담이 과중하여 1995. 3.경 병원 부서장 회의에서 간호사들이 인턴을 도와주기로 하는 결의를 하여, 첫 번째 혈액봉지의 수혈은 의사가 직접 실시하되 수혈 중인 환자에 대하여 혈액봉지를 교체하는 등의 일은 간호사들이 대신해 주는 관행이 생겼고, 비록 그 관행이 의료시술의 원칙에 어긋나는 점이 있다 하더라도 수련과정에 있는 인턴에 불과한 피고인으로서는 인턴의 수를 늘려 그 관행의 시정을 요구할 수 있는 사실상의 지위에 있었다고 볼 수 없으므로, 피고인의 지시 · 감독이 없는 상태에서 간호사가 임의로 혈액봉지를 교체한 행위에 대하여 피고인이 교육 · 감독의무를 해태하였다고 볼 수 없다고 보아 인턴 김○○에게 무죄를 선고하였으나, 대법원은 구체적인 상황에 비추어 혈액봉지가 바뀔 위험이 있는 상황에서 그에 대한 아무런 조치도 취함이 없이 간호사에게 혈액봉지의 교체를 일임한 것은 관행에 따른 것이라는 이유만으로 정당화되지 않는다고 하였다.

참고 판례

대법원 1964.6.2. 선고 63다804 판결【손해배상등】[26)]

판결요지

1. 의사가 환자에게 일반적으로 널리 사용되는 투약 또는 치료방법을 사용할 때와는 달라서 흔히 부작용을 일으키는 수가 있는 수혈을 함에 있어서는 혈액형의 일치 여부는 물론 수혈용 혈액의 완전성 여부를 인정하고 수혈 도중에 있어서도 처음에는 의사가 직접 입회하여 극소량으로부터 서서히 사용하는 등 세심한 주의를 하여 환자의 반응을 감시하여 부작용이 있는가 여부를 인정하는 등 조치를 하고 불의의 위험에 대한 임기응변의 조치를 취할 준비를 갖추는 등의 업무상의 주의의무가 있다.
2. 의사는 고도의 전문지식을 요하는 직업이므로 의사의 진료에 관하여 담당의사의 판단이 상당한 중요성을 가지는 결과 개개의 진료 내용이 상당한 독립성을 가지는 것도 부인할 수 없으나 진료치료의 실지면에 있어서 사용자가 피용자인 의사에 대하여 일반적 감독을 못할 바도 아니라 할 것이다.

이유

1. 피고가 경영하는 병원에서 망 김○○에게 수혈함에 있어 세균이

26) [집12(1)민,135]

들어있고 부패한 혈액을 약 20내지 30그람 수혈한 결과 부작용을 이르켜 이로 인하여 동녀가 사망하기에 이르렀다고 인정 못할 수 있다.

2. 의사가 환자에게 일반적으로 널리 사용되는 투약 또는 치료방법을 사용할 때와는 달라서 흔히 부작용을 일으키는 수가 있는 수혈을 함에 있어서는 혈액형의 일치 여부는 물론 수혈의 완성여부를 확인하고 수혈도중에 있어서도 처음에는 의사가 직접입회 하여 극소량으로 부터 서서히 사용하는 등 세심한 주의를 하여 환자의 반응를 감시하여 부작용이 있는가 여부를 확인하는 등 조치를 하고 불의의 위험에 대한 임기응변의 조치를 취할 준비를 갖추는 등 업무상의 주의의무가 있다고 할 것인바 원심이 증거에 의하여 피고 경영병원에 고용된 의사 소외 1은 망 소외 2에게 수혈을 함에 있어 수혈할 혈액의 안전성 여부를 자신은 물론 조수 간호원 등으로 하여금 조사 시키지도 않고 세균이 혼합되어 부패한 혈액을 완전품으로 믿고 수혈케 함에 있어 자기는 현장에 입회하지도 않고 조수와 간호원에게 일임하고 수혈을 시작한 직후 소외 2가 고통을 호소함에도 불구하고 계속하다가 소외 2가 고통에 못이겨 고함을 지르자 약 20내지 30그람이 주입되었을 때에 비로소 의사 소외 1이 달려와서 수혈을 중지한 사실을 인정하고 있다. 과연 그렇다면 위 소외 1에 대하여 의료행위를 하는 자로서 요청되는 상당한 주의를 다하지 못한 과실이 있다고 인정할 수 있다 할 것이다.

3. 의사는 고도의 전문지식을 요하는 직업이므로 의사의 진료에 관하여 담당의사의 판단이 상당한 중요성을 가지는 결과 개개의 진료내용이 상당한 독립성을 가지는 것도 부인할 수 없으나 진찰치료의 실시면에 있어서 사용자가 일반적 감독을 못할 바도 아니라 할 것이며 본 건에 있어 사용자인 피고는 종업원에게 개괄적 주의지시

만을 하고 도미 부재중에 있었으므로 종업원에 대한 일반적 감독의무를 다하였다고는 할 수 없을 것이므로 피고가 사용자로서의 사무감독에 상당한 주의를 다하였다 또는 상당한 주의를 하여도 손해가 발생할 경우에 해당한다는 등의 논지는 독자적 견해이며 채택할 수 없다.

부산지법 1990.12.5. 선고 89가합23073 판결: 항소【손해배상(의)】[27)]

판결요지

혈액을 채혈한 대한적십자사가 장차 수혈에 사용될 혈액에 대하여는 세균감염을 피하기 위하여 채혈 후 즉시 이를 밀봉하여 각 병원에 공급하고 위 혈액을 공급받은 병원 역시 2차적인 세균감염의 위험 때문에 혈액의 개봉 즉시 간단한 혈액형 검사 및 교차 반응검사만을 실시한 후 곧바로 환자에게 수혈할 수밖에 없다면 수혈의사가 수혈 전에 그 혈액이 오염된 혈액인지 여부를 검사하지 아니하였다 하여 거기에 어떠한 과실이 있었다 할 수 없다.

이유

1. 망 소외 1은 소외 ○○건설주식회사 광양항 준설공사현장의 해상작업장내 준설선 운전기사로 근무하던 자인데, 1989.1.4.경 위 작업장에서 준설선을 이동하기 위하여 앵카재투묘작업을 하다가 파도로 인해 준설선이 흔들리는 바람에 중심을 잃고 수면으로 떨어지면서 당시 앵카의 와이어에 연결되어 있다가 함께 떨어지던 브이(부표)에 부딪혀 좌측늑골 골절, 좌수 2, 3, 4지의 개방성 골절,

27) [하집1990(3),84]

좌족 비골 골절상 등을 입게 된 사실, 그러자 위 망인은 그 즉시 인근에 있는 ○○○○병원에 입원하여 응급치료를 받은 후 같은 달 6.경 피고 재단법인 ○○교 ○○교구유지재단 소속의 ○○○병원으로 옮겨 계속하여 치료를 받았는데, 위 망인을 담당한 위 병원소속 정형외과 의사 소외 5는 위 망인의 좌측중지는 절단수술이 필요하나 동인의 혈액검사 소견상 빈혈증세가 나타나므로 수술하기 전에 수혈이 필요하다고 판단하였고, 이에 위 병원소속 임상병리기사 소외 6이 같은 달 7. 피고 대한적십자사 산하 부산적십자 혈액원이 채혈하여 그 날 공급한 혈액에 대해 교차반응검사 및 혈액형검사를 실시한 후 아무런 이상이 없다는 판정이 나오자 수혈담당의사인 소외 7, 소외 8이 각기 22:10경과 23:20경 두 차례에 걸쳐 위 혈액을 위 망인에게 수혈하였으며, 소외 7, 소외 8 등은 같은 달 14. 21:42경에도 위 부산적십자 혈액원으로부터 그날 공급받은 혈액을 위와 같은 절차를 거쳐 한 번 더 수혈하였던 사실, 한편 담당의사 소외 5는 위 망인에 대하여 좌측 장하지 석고고정, 창상치료 및 항생제, 근육이완제, 소염제 등의 정맥주사 등의 치료를 병행하다가 전후 3차례에 걸친 수혈이 이루어지고 난 뒤인 같은 달 19.에 이르러 전신마취하에 위 망인의 좌측 중지절단술을 시행하였는데 수술 후 환부는 만족스러운 경과를 보이며 호전되어 갔으나 약 1개월 뒤인 같은 해 2.18.경에 이르자 위 망인은 밥맛이 없고 힘도 없으며 속이 메스껍다는 증상을 호소하였고 황달증세까지 보이게 되어 같은 달 21. 경 소변검사 및 혈액생화학검사를 통하여 간기능검사를 시행해본 결과 위 망인의 에스지오티(SGOT)/에스지피티(SGPT)가 정상수치보다 현저히 높게 나타나자 위 망인의 간기능이 악화되었다고 보고 위 병원 내과에 그 진료를 의뢰한 사실, 이에 내과소속 의사 소외 3은 위 망인의 간염에 대한 항원항체검사를 다시 실시해 본 결과 위 망인의 질환이 간염이기는 하나 위 망인에게서 비(B)형 간염의 항체가 추출되고, 한편 에이(A)형 간염은 10세 미만의 소아에서나 나타나는 질환이란 점에 비추어 위 망인의 질환을 에이(A)형도, 비이(B)형도 아닌 넌에이 넌비이(NON-A NON-B)형 간염으로 추정하고 이에 대한 치료를 실시하였으나 위 망인의 증상은 호전되지 아니하고 점점 악화되어가다가 마침내는 간, 신부전증의 합병증까지 생기더니만 같은 해 3.27.에는 이로 인하여 결국 사망하여 버린 사실, 그런데, 위 망인은 위 ○○○병원에 입원할 당시만 하더라도 간기능검사에서 전혀 이상이 발견되지 아니하였고, 한편 내과의사 소외 3이 위 망인이 감염되었다고 추정한 넌에이 넌비이(NON-A NON-B)형 간염의 주요전파경로로는 오염된 혈액의 수혈, 오염된 혈액에 접촉, 성관계, 가족내 감염, 직업상 감염 등이 거론되지만 그중 가장 주된 감염경로는 오염된 혈액의 수혈로 인한 것이며, 위와 같은 간염 바이러스의 잠복기간은 문헌상 15일 내지 150일로서 평균 50일 정도되는 사실 등을 각 인정할 수 있고 반증이 없으며 한편 기록에 의하면 위 망인이 수혈을 받은 것 이외에는 달리 넌에이 넌비이(NON-A NON-B)형 간염균에 감염될 만한 원인이 있었다고도 보이지 아니한다.

사실 관계가 위와 같다면 위 망인의 사망원인이 된 질병은 넌에이 넌비이(NON-A NON-B)형 간염으로서 이는 위 망인에게 수혈된 혈액이 채혈 당시에 이미 위와 같은 간염균에 오염되어 있었는데 부산 적십자 혈액원이 이를 모르고 채혈하여서는 위 ○○○병원에 공급하고, 위 ○○○병원은 이를 위 망인에게 수혈하였기 때문에 생긴 질병이라고 추인된다.

2. 손해배상책임의 성립여부

가. 피고 대한적십자사의 책임에 대하여

앞서 인정한 바에 의하면 망 소외 1은 간염균에 오염된 혈액을 수혈받는 바람에 간염에 걸려 사망하였고, 한편 위 오염된 혈액은 피고 대한적십자사 부산 적십자혈액원이 채혈하여 이를 위 ○○○병원에 공급하였다는 것이므로 위 혈액원으로서는 공급한 혈액이 간염균에 오염되어 있었다는 사실 자체만으로도 혈액의 채취, 공급과정에 과실이 있었던 것으로 일응 추정된다 할 것인바, 그렇다면 피고 대한적십자사는 특단의 사정이 없는 한 사용자책임의 법리에 따라 위 소외 망인이 오염된 혈액을 수혈받아 이 때문에 사망함으로써 원고들이 입은 손해를 배상하여 줄 책임이 있다 할 것이다.

이에 피고 대한적십자사는 현재의 의료수준으로는 위 망인이 감염된 넌에이 넌비이 간염균의 존부를 미리 판단할 수 있는 검사방법은 없고, 오직 간접적인 검사방법으로 간기능검사를 시행하여 에스지오티(SGOT), 에스지피티(SGPT)의 측정치가 정상치를 초과하는 경우에 넌에이 넌비이(NON-A NON-B)형 간염이 있을 것으로 추정할 수 있을 뿐인데, 이 사건에서 문제된 혈액은 채혈 당시 위와 같은 측정치가 정상치를 전혀 초과한 바 없으므로 위 혈액이 위와 같은 간염균에 오염되어 있었다 하여 혈액의 채혈과정에 과실이 있다 할 수는 없다고 주장하므로 살피건대, 증인 소외 4의 증언에 의하면 대한적십자사 부산혈액원이 이 사건에서 문제된 혈액을 채혈함에 있어 위 주장과 같은 검사를 하였고, 그 결과 위와 같은 측정치가 정상치를 초과한 것이 없었던 사실은 인정이 되나, 위 증인의 증언에 의하더라도 이는 넌에이 넌비이(NON-A NON-B)형 간염에 대한 직접적인 검사방법이 아니라는 것이므로 그 정도의 검사를 거쳤다는 것만으로는 앞서 본 과실추정을 깨뜨리기에 부족할 뿐만 아니라 위 갑 제4호증의 기재내용에 의하면 우리나라에서도 위와 같은 간염의 항체양성자는 이미 상당한 숫자에 이르고 있고, 도 그 전파위험성이 매우 높다는 것도 잘 알려져 있으며, 정확도가 높고 직접적인 검사방법으로 알.아이.에이.(R. I. A.)검사법 등도 있다는 것이니만치 그와 같은 방법으로 검사를 해 보았다는 주장과 입증이 없는 이 사건에 있어서는 위 피고의 주장은 이 점에서도 받아들일 수가 없다.

나. 피고 ○○교○○교구유지재단의 책임에 대하여

원고들은 위 피고소속 ○○○병원 의사들이 위 소외 망인에게 수혈을 함에 있어서 미리 수혈하는 혈액의 오염여부를 검사하는 등의 방법으로 오염된 혈액이 수혈되지 않도록 하여야 할 뿐만 아니라 위 망인에게 간염이 발생한 이후에는 의사로서 환자의 상태를 숙지하고 적절한 조치를 제때에 취하여 사망사고를 미리 막아야 할 터인데 위와 같은 주의의무를 다하지 못하여 위 망인이 사망하게 되었으므로 위 피고는 그로 인한 손해를 원고들에게 배상하여 줄 책임이 있다고 주장하므로 살피건대, 위 ○○○병원 의사들이 위 망인에게 수혈을 함에 있어 교차반응검사와 혈액형검사만을 하였을 뿐 그 혈액의 오염여부를 검사한 바 없었던 사실은 위에서 본 바와 같으나 앞서든 여러 증거들에 의하면 적십자사가 혈액을 채혈한 경우에는 세균감염을 피하기 위해 장차 수혈에 사용될 혈액은 그 즉시 밀봉하여(검사용 혈액은 따로 분리하여 이것으로 간염, 매독 등의 검사를 한다) 이를 밀봉된 채로 각 병원에 공급하고, 공급받은 병원 역시 이차적인 세균감염의 위험 때문에 오염여부에 관한 검사없이 밀봉된 것을 개봉하는 즉시 간단한 혈액형검사 및 교차반응검사 만을 실시한 후 곧바로 환자에게 수혈할 수 밖에 없는 사실을 인정할 수 있고 반증이 없으므로 위 ○○○병원 소속 수혈의사가 위 망인에게 수혈된 혈액이 오염된 혈액인지 여부를 검사하지 않았다 하여 이를 잘못이라 할 수 없고, 나아가 위 망인에게 간염이 발생한 이후에 담당의사들에게 어떤 내용의 주의의무 위반이 있었는지에 관하여 아무런 주장, 입증도 없는바, 그렇다면 위 ○○○병원 의사들에게 어떤 과실이 있음을 전제로 하여 나온 원고들의 위 피고에 대한 청구는 이유없다 할 것이다.

CHAPTER

5 간호

1

수술 후 회복 중인 환자에 대한 관찰과 활력징후의 측정은 간호행위인가, 의사의 지시에 따라야 하는 진료 보조행위인가?

대법원 2010.10.28. 선고 2008도8606 판결【업무상과실치사】[28)]

사실 관계

피해자는 2005. 11. 2. 췌장종양절제술(PPPD)을 받고 회복실에서 약 1시간 40분 정도 있다가 20:15경 일반병실로 옮겨졌다. 피해자의 진료를 담당한 일반외과 전공의 공소외인은 수술 전에 미리 활력징후 관련 지시(오더)를 컴퓨터에 입력해 놓았는데, 여기에는 'V/S q 15min till stable, then q 1hr(× 4) → q 4hr'(활력징후가 안정될 때까지 15분 간격으로 측정하고, 안정되면 1시간 간격으로 4회 측정하며, 그 후 4시간 간격으로 측정) 아래에 'V/S check q 1hr'(활력징후를 한 시간 간격으로 측정)이 추가적으로 기재되어 있고, 만약 수축기 혈압이 90mmHg 이하이거나 160mmHg 이상인 경우 및 이완기 혈압이 60mmHg 이하

28) [공2010하,2200]

이거나 100mmHg 이상인 경우에는 의사에게 알려 달라는 내용이 기재되어 있으며, 공소외인은 이 사건 수사과정에서 위 지시 중 화살표 이전 부분(활력징후가 안정될 때까지 15분 간격으로 측정하고, 안정되면 1시간 간격으로 4회 측정)은 일반병실과 중환자실 모두 동일하게 적용되고, 화살표 이후 부분 중 4시간 간격 측정은 일반병실에서, 그 아래 기재된 1시간 간격 측정은 중환자실에서 적용된다는 취지로 진술하였다. 그 날 23:00까지 일반병실에서 피해자의 간호를 담당하는 간호사인 피고인 1 역시 컴퓨터를 통하여 위와 같은 지시를 확인한 후 일반병실 입원 즉시 및 그로부터 1시간 후인 21:30경 2회에 걸쳐 활력징후를 측정하였으나, 22:30경 이후에는 활력징후를 측정하지 않았던 사실, 23:00부터 일반병실에서 피해자의 간호를 담당하는 간호사인 피고인 2는 21:00경 미리 출근하여 컴퓨터를 통하여 의사 지시 및 그 수행 여부를 확인한 다음 자신의 근무시각인 23:00경 피해자의 병실에 들어가 상태를 관찰하였으나 활력징후는 측정하지 않은 사실, 피고인 1은 보호자들의 요청에 의하여 23:10경 피해자를 관찰하였는데, 그 당시 피해자는 호흡곤란 증상을 보여 보호자들이 피해자에게 심호흡을 시키고 있었으나, 피고인 1은 특별한 이상이 없다는 취지로 말하고 돌아갔다. 피해자의 의식수준이 떨어지면서 잠을 자려는 태도를 보이자 보호자들은 다시 피고인 1을 찾아와 재워도 되느냐고 물어보았는데 피고인 1은 괜찮다는 취지로 답변하고 퇴근하였고, 23:40경 피해자 가족들은 피해자가 숨을 쉬지 않는 것을 발견하고 피고인 2 등 간호사들에게 알리게 된다. 의료진은 피해자에게 심폐소생술을 시행하는 한편, 출혈로 인한 쇼크로 판단하고 지혈을 위한 개복수술을 시행하였는데, 동맥 출혈은 없었으나 장간막 등에서 전반적으로 피가 스미어 나오는 양상으로 출혈이 있었고, 출혈량은 복강 내에 약 3L, 기관지 삽관부위에 약 1L 정도였으며, 피해자는 02:49경 출혈로 인하여 사망하였다.

관련 의학 지식

출혈의 초기단계에서는 맥박수 증가 등 활력징후의 이상이 먼저 나타나고, 출혈이 어느 정도 진행된 이후에야 다른 증상이 나타나기 때문에 출혈 여부를 미리 알고 대처하기 위하여 수술 직후에는 활력징후를 자주 측정하여야 한다. 이 사건 췌장 종양 제거수술의 주요 부작용은 출혈이고, 피해자는 췌장 종양 제거수술 직후까지 출혈성 경향이 없었고, 출혈이 진행되어 비가역적인 상태에 이르면 치료에도 불구하고 출혈 경향이 유지되기도 한다.

법적 판단

활력징후가 안정된 후 1시간 간격으로 4회 측정하라는 의사의 지시는 일반병실에서도 적용되는 것으로서 일반병실 간호사인 피고인들에게 명시적으로 전달되었고, 출혈의 초기단계에서는 활력징후 변화 이외에 임상증상이 잘 나타나지 않기 때문에 환자의 임상증상 관찰로써 활력징후 측정을 대체할 수는 없는 점에 비추어 보면 위 지시가 잘못된 내용이라고 볼 수 없으며, 피고인들이 1시간 간격으로 활력징후를 측정하였더라면 출혈을 조기에 발견하여 수혈, 수술 등 치료를 받고 사망하지 않았을 가능성이 충분하다고 보인다.

이와 관련하여 피고인들이 근무하는 ○○대학교병원에서 활용하는 외과 간호사를 위한 지침서에 췌장암 수술 후 활력징후는 4시간 간격으로 측정한다고 되어 있더라도, 위 내용은 수술 후 활력징후가 어느 정도 안정된 다음 측정하는 간격에 대한 것이지, 안정되는 과정에서 측정하는 간격에 대한 것은 아니며, 이 사건에서 ○○대학교병원 간호부장 역시 위 업무지침서가 의사의 지시보다 앞설 수는 없다는 견해를 피력하고 있으므로, 췌장암 수술을 받고 일반병실에 입원한 환자의 경우 활력징후가 완전히 안정되기 전에도 항상 4시간 간격으로 활력징후를 측정하는 것이 임상관행이라고 볼 수 없을 뿐만 아니라 임상의학의 실천에 의한 의료수준이라고 볼 수도 없다.

따라서 피고인 1은 일반병실에 올라온 피해자에 대하여 1시간 간격으로 4회에 걸쳐 활력징후를 측정할 의무가 있음에도, 3회차 활력징후 측정시각인 22:30경 이후 활력징후를 측정하지 아니한 업무상과실이 있다고 보아야 한다. 그리고 피고인 2 역시 자신의 근무교대시각이 되었으면 의사의 지시내용 중 수행되지 않은 것이 어떤 것이 있는지 살펴 1시간 간격 활력징후 측정 등 시급한 내용이 수행되지 않은 경우 위 지시를 먼저 수행할 의무가 있음에도, 23:00경 피해자를 관찰하고도 활력징후를 측정하지 않았고, 그 후에도 만연히 다른 업무를 보면서 4회차 측정시각인 23:30경까지도 활력징후를 측정하지 아니한 업무상과실이 있다고 보아야 한다.

해설

의료법에 의하면 간호사는 간호 또는 진료의 보조 등에 종사한다고 규정하고 있다. 즉 간호사는 의사의 지시를 받아서 환자에 대한 투약, 치료 등을 보조하는 행위와 환자 요양 등의 독립된 간호업무를 한다. 진료 보조 영역에서도 간호사는 의사의 지시에 따라 환자의 상태 변화를 일차적으로 관찰하고, 담당의사에게 중요한 사실을 알려주어야 하기 때문에, 의사의 지시를 정확하게 준수하였는지가 중요한 쟁점이 된다. 반면 간호 분야라면 의사의 지시 감독이 고려되지 않을 것이다. 이 사건에서 수술 후 환자 회복에 관한 문제는 간호사가 특별한 사정이 없는 한 의사의 지시에 따라야 하는 진료 보조 영역으로 보았다. 담당의사가 췌장 종양 제거수술 직후의 환자에 대하여 1시간 간격으로 4회 활력징후를 측정하라고 지시를 하였는데, 일반병실에 근무하는 간호사 갑이 중환자실이 아닌 일반병실에서는 그러할 필요가 없다고 생각하여 2회만 측정한 채 3회차 이후 활력징후를 측정하지 않았고, 갑과 근무교대한 간호사 을 역시 자신의 근무시간 내 4회차 측정시각까지 활력징후를 측정하지 아니하였으며, 위 환자는 그 시각으로부터 약 10분 후 심폐정지상태에 빠졌다가 이후 약 3시간이 지나 과다출혈로 사망하였다. 법원은 1시간 간격으로 활력징후를 측정하였더라면 출혈을 조기에 발견하여 수혈, 수술 등 치료를 받고 환자가 사망하지 않았을 가능성이 충분하다고 보일 뿐 아니라, 갑과 을은 의사의 위 지시를 수행할 의무가 있음에도 3회차 측정시각 이후 4회차 측정시각까지 활력징후를 측정하지 아니한 업무상과실이 있다고 보았다.

참고 판례

대법원 2007.9.20. 선고 2006도294 판결【의료법위반 · 업무상과실치사】[29)]

원심은 이 사건 병원의 야간 당직의사로서 근무하던 피고인 1과 야간 당직간호사로 근무하던 피고인 2가 공모공동하여, 2002. 1. 5. 01:00경 이 사건 병원 중환자실에서, 함께 야간당직 근무를 하면서 급성 장염 및 심근경색 등의 증상으로 입원 중인 피해자 공소외 1(남, 68세)의 상태를 관찰하고 각 증상에 따른 처치를 함에 있어, 당시 피해자는 지속적으로 심장박동이 약해지고, 심한 두통, 호흡곤란 및 전신마비 등의 위급한 증상을 나타내고 있었으므로, 이러한 경우 피고인 2로서는 즉시 피고인 1에게 그 사실을 알리고, 각 그 증상에 따른 필요한 처치를 하게 하여야 할 업무상 주의의무가 있고, 피고인 1은 사전에 피해자에 대한 경과기록지를 충분히 검토, 확인한 다음 수시로 피고인 2를 통하거나 직접 피해자의 증상을 확인하여 필요한 처치를 하여야 할 업무상 주의의무가 있음에도, 피고인 2는 피고인 1의 지시 없이 임의로 진

29) [미간행]

통제인 소페낙과 신경안정제인 디아제팜을 피해자에게 투여하였을 뿐 같은 날 04:10경까지 피고인 1에게 피해자의 증상을 알리지 않았고, 피고인 1이 피해자의 상태를 확인한 후인 같은 날 04:20경부터 07:00경까지 피해자의 몸에 반점이 생기고 검은색 변을 보며 심장박동수가 지속적으로 떨어지는 사실을 피고인 1에게 알리지 않음으로써 동인으로 하여금 필요한 처치를 하지 못하게 한 과실로, 피고인 1은 위와 같이 피해자의 상태가 위독하였음에도 즉시 담당 주치의인 이 사건 병원의 내과과장 공소외 2에게 연락을 취하여 동인으로 하여금 필요한 처치를 하게 하거나, 수시로 피해자의 증상을 살핀 후 위 병원에서는 심근경색 환자에 대한 적정한 응급의료를 행할 수 없는 점을 고려하여 지체 없이 응급의료가 가능한 다른 의료기관으로 피해자를 이송하는 등의 조치를 취하지 아니한 과실로, 같은 날 07:10경 피해자로 하여금 심근경색에 의한 급성부정맥으로 사망에 이르게 하였다는 이 사건 공소사실에 대하여, 이 사건 병원의 야간당직 운영체계상 당직의사인 피고인 1은 응급실에서 응급환자를 위주로 진료를 하는 한편, 당직간호사인 피고인 2는 중환자실 또는 일반병실에 입원한 환자들의 상태, 활력징후(혈압, 맥박, 호흡, 체온 등)를 세심하게 관찰하고 이상이 있을 경우 피고인 1에게 보고하여 피고인 1이 중환자실 또는 일반병실의 환자도 진료하기로 되어 있던 사실 및 피해자의 입원 이후의 경과에 대하여 판시 각 사실을 인정한 후 관련 의학이론 등을 종합하여, 피고인 2는 피해자가 심근경색을 의심할 수 있는 증상을 계속 보이고 있었고 피해자 가족으로부터도 의사를 불러달라는 요청을 수차 받았는데도 위 공소사실 기재와 같이 피고인 1에게 제대로 알리지 않음으로써 즉시 필요한 조치를 취하지 못하게 한 업무상 과실이 인정되고, 자신이 적절한 조치를 취하지 아니할 경우 위와 같은 결과가 발생할 수 있으리라는 점도 예견할 수 있었으며, 적절한 시기에 피고인 1에게 피해자의 상태를 보고하였다면 위 결과발생을 방지할 수 있었다고 보이므로, 피고인 2의 위와 같은 업무상 주의의무 위반행위와 피해자의 사망 사이에 인과관계가 인정된다고 판단한 반면, 피고인 1에 대하여는 위와 같은 사정들에 비추어 피고인 1이 취한 일련의 조치들 및 행동이 통상의 능력을 갖춘 의사로서 심근경색 또는 패혈증의 결과발생을 예견하고 이를 회피할 수 있었음에도 그러한 주의의무를 게을리하였다고 단정하기 어렵다고 판단한 다음, 위 공소사실에 대하여 피고인 2에 대하여는 유죄, 피고인 1에 대하여는 무죄를 각 선고한 제1심의 결론을 그대로 유지하였다.

기록에 비추어 살펴보면, 원심의 사실인정에 상고이유의 주장과 같은 채증법칙 위반으로 인한 사실오인 등의 위법이 없고, 그 인정사실을 기초로 한 원심의 위 판단 역시 앞서 본 법리에 부합하는 것으로서 정당하며, 그 판단에 상고이유에서 주장하는 바와 같은 의료사고에 있어서의 업무상 주의의무, 결과의 예견가능성 및 회피가능성, 인과관계에 관한 법리를 오해한 위법이 없다. 피고인 2와 검사의 각 이 부분 상고이유는 모두 받아들일 수 없다.

기본적 의료행위

CHAPTER

6

응급 상황

1

물에 빠진 응급 환자를 전원하는 도중에 산소통 산소가 떨어져서 사망한 경우, 이송 중 환자에게 앰부 배깅을 하던 인턴에게 산소 잔량을 확인하지 않은 과실이 있다고 할 수 있는가?

대법원 2011.9.8. 선고 2009도13959 판결【업무상과실치사】[30)]

원심

○○시 소재 병원에서 인턴으로 근무하던 피고인이 위 병원 응급실로 이송된 익수환자인 피해자를 위 병원 응급의학과장 원심 공동피고인의 지시에 따라 구급차에 태워 ○○시 소재 의료원으로 이송함에 있어, 구급차에 비치된 산소통의 산소 잔량을 체크하지 않은 과실로 이송 도중 약 18분간 산소 공급이 중단된 결과 피해자로 하여금 폐부종 등으로 사망에 이르게 하였다는 이 사건 공소사실에 대하여, 다음과 같이 피고인에게 업무상 과실이 인정된다는 이유로 유죄를 선고한 제1심판결을 그대로 유지하였다. 즉, 위급환자인 피해자를 구급차로 이송하는

30) [공2011하,2164]

과정에 원심 공동피고인의 지시에 따라 의사로 동승하게 된 피고인으로서는, 피해자가 산소 공급이 절대적으로 필요한 익수 환자였으므로 이송 도중 환자에게 산소 주입이 원활히 되고 있는지, 산소통에 산소 잔량이 있는지 여부를 체크하고, 산소가 떨어질 염려가 있는 경우 인근 병원이나 119 구급대에 연락하여 산소통을 교체하는 등 환자에게 주입되는 산소가 떨어지지 않고 지속적으로 환자에게 투여되도록 하여 환자를 안전하게 이송하여야 할 업무상 주의의무가 있음에도, 피해자가 산소부족으로 몸부림을 치고 동승한 피해자의 모가 산소가 떨어졌다고 이야기할 때까지 산소통의 산소량이 얼마나 있는지에 관하여 관심을 기울이지 아니함으로써 피해자에게 주입되는 산소통의 산소가 소진되어 산소 공급이 중단되게 한 것은 피고인의 업무상 과실로 인정된다는 것이다.

대법원

원심이 유지한 제1심이 채택한 증거들 및 기록에 의하면, 인턴은 의사면허를 받은 사람으로서 일정한 수련병원에 전속되어 임상 각 과목의 실기를 수련하는 사람인데 인턴인 피고인이 구급차에 탑승하면서 담당의사인 응급의학과장 원심 공동피고인으로부터 지시받은 것은 앰부배깅(ambu bagging)과 진정제 투여가 전부로서 그 지시를 충실히 이행하였고, 그 밖에 이송 도중 산소통의 산소잔량을 확인하라는 지시는 받은 바가 없는 점, 산소통에 부착된 압력 게이지 및 산소 유량계에 나타난 수치를 통하여 산소잔량 및 산소투입 가능 시간을 예측하는 것이 용이하지 아니할 뿐만 아니라 의과대학 교육 및 인턴 과정에서도 이에 대한 교육은 실시하지 않는 점, 산소통은 환자의 이송 및 그 과정에 필요한 응급의료행위를 위하여 구급차에 상시적으로 비치 · 사용되는 물품인 점, 피고인은 산소부족 사태를 알게 된 즉시 심폐소생술을 시행하는 한편 가장 가까운 병원으로 구급차를 운행하도록 하였는데, 이러한 사후 조치에 부적절하거나 무슨 과실이 있다고 볼 만한 사정은 없는 점 등을 알 수 있다. 이러한 사정을 앞서 본 법리에 비추어 보면, 담당의사인 원심 공동피고인의 지시에 따라 이송 도중 피해자에 대한 앰부배깅과 진정제 투여의 업무를 부여받은 인턴인 피고인에게 일반적으로 구급차 탑승 전 또는 이송 도중에 구급차에 비치되어 있는 산소통의 산소잔량을 확인할 주의의무가 있다고 보기는 어렵고, 다만 피고인이 구급차 내에서 피해자에 대한 앰부 배깅 도중 산소 공급에 이상이 있음을 발견하고서도 구급차에 동승한 의료인에게 기대되는 적절한 조치를 취하지 아니하였다면 업무상 과실이 있다고 할 것이나, 피고인이 산소부족 상태를 안 후에 취한 조치에 어떠한 업무상 주의의무 위반이 있었다고 볼 수 없음은 앞서 본 바와 같다. 그럼에도 원심이, 인턴인 피고인에게 구급차에 비치되어 있는 산소통의 산소잔량을 확인할 주의의무가 있음을 전제로 피고인에 대한 공소사실을 유죄로 인정한 것은, 응급의료행위에 있어 인턴의 주의의무의 범위에 관한 법리를 오해하였거나 그에 관한 심리를 다하지 아니함으로써 판결에 영향을 미친 위법이 있고, 이를 지적하는 상고이유는 이유 있다.

해설

판결 요지에 의하면 "의료사고에서 의료종사자의 과실을 인정하기 위해서는 의료종사자가 결과발생을 예견할 수 있고 또 회피할 수 있었는데도 이를 예견하거나 회피하지 못한 과실이 인정되어야 하고, 그러한 과실 유무를 판단할 때에는 같은 업무와 직무에 종사하는 보통인의 주의 정도를 표준으로 하여야 하며, 이에는 사고 당시의 일반적인 의학 수준과 의료 환경 및 조건, 의료행위의 특수성 등이 그려되어야 한다. 병원 인턴인 피고인이, 응급실로 이송되어 온 익수환자 갑을, 담당

의사 을의 지시에 따라 구급차에 태워 다른 병원으로 이송하던 중 산소통의 산소잔량을 체크하지 않은 과실로 산소 공급이 중단된 결과 갑을 폐부종 등으로 사망에 이르게 하였다는 내용으로 기소된 사안에서, 을에게서 이송 도중 갑에 대한 앰부 배깅(ambu bagging)과 진정제 투여 업무만을 지시받은 피고인에게 일반적으로 구급차 탑승 전 또는 이송 도중 구급차에 비치되어 있는 산소통의 산소잔량을 확인할 주의의무가 있다고 보기는 어렵고, 다만 피고인이 갑에 대한 앰부 배깅 도중 산소 공급 이상을 발견하고도 구급차에 동승한 의료인에게 기대되는 적절한 조치를 취하지 아니하였다면 업무상 과실이 있다고 할 것이나, 피고인이 산소부족 상태를 안 후 취한 조치에 어떠한 업무상 주의의무 위반이 있었다고 볼 수 없는데도, 피고인에게 산소잔량을 확인할 주의의무가 있음을 전제로 업무상과실치사죄를 인정한 원심판단에 응급의료행위에서 인턴의 주의의무 범위에 관한 법리오해 또는 심리미진의 위법이 있다."고 하였다.

2

응급실에서 자살 시도자에 대한 위세척 도중에 환자의 상완골두 골절이 일어난 경우, 의사는 골절에 대하여 법적 책임을 져야 하는가?

대구지법 2009.11.25. 선고 2008가단46958 판결: 항소【손해배상(의)】[31]

사실 관계

원고 1은 2008. 1. 23. 10:00경 직장 문제와 애정 문제로 고민하다 자신의 차 안에서 수면제(Doxylamine) 150알을 먹고 자살을 기도하였다. 원고 1의 친구 소외 1은 자살을 기도하고 고통을 호소하는 원고 1을 발견하고 같은 날 12:22경 피고 재단이 운영하는 대구 동구(이하 생략) 소재 ○○병원(이하 '피고 병원'이라고 한다) 응급실에 데리고 갔다. 성명불상의 의사 7명은 곧바로 원고 1을 침대에 눕히고 소외 1로부터 원고 1이 자살을 위하여 위와 같이 수면제를 과다하게 복용했다는 이야기를 들은 후 위세척을 하기 위하여 위장관 튜브삽입을 시도하였으나, 원고 1이 침대에서 심하게 몸부림을 치자 튜브삽입을 하지 못하였고, 위 의사들이 원고 1의 팔, 어깨 등 상체를 붙잡고 소외 1은 위 원고의 다리를 붙잡았다. 위 의사들은 원고 1에게 억제대를 설치한 후 진정제를 2회 투여한 후 같은 날 13:10경 겨우 위세척을 마치고 억제대를 제거하였는데, 당시 원고 1은 과다한 수면제 복용으로 호흡곤란, 횡문근, 흉해근, 간부전, 경련으로 목숨이 위독한 상태였으므로, 신속한 위세척 조치가 필요하였다. 원고 1은 2008. 1. 24. 00:00경 및 05:00경 우측 어깨에 통증을 호소하여 엑스선을 촬영한 결과 우측 상완골두 골절상을 입은 것으로 밝혀졌다.

31) [각공2010상,70]

원고들의 주장

원고 1은 수면제를 복용하고 의식을 잃고 쓰러져 피고 병원에 입원하였는데, 성명불상의 의사들이 원고 1이 경련을 일으키자 어깨를 심하게 누르면서 제압하여 우측 어깨에 상완골두 골절상을 입었다. 피고 병원의 의사들은 원고 1이 약물로 인해 경련을 일으킬 것을 예상하고 환자를 고정시키는 조치를 이행하여 위세척 과정에서 환자가 부상을 입지 않도록 할 주의의무가 있는데 원고 1을 침대에 고정시키지 않고 그의 어깨에 무리한 힘을 가하여 우측 상완골두 골절상을 입게하였으므로, 피고는 위 의사들의 사용자로서 원고 1 및 원고 1의 가족인 원고 2, 원고 3, 원고 4에게 그로 인한 손해배상책임을 부담한다.

법적 판단

자칫 사망에 이를 수 있는 응급환자의 경우에는 의사의 의료행위의 중지 내지 주저함이 곧 환자의 사망을 가져올 가능성이 있으므로, 환자의 생명이 위중하여 의사가 환자의 생명을 보호할 의무가 우선시되는 긴급한 상황에서 진료 방법이 합리적인 범위 내에 있었고, 환자가 진료과정에서 입은 손실이 진료가 없었을 때 입었을 중한 손해에 비하여 현저하게 가볍다고 인정된다면, 응급환자의 생명을 구하는 치료 과정에서 환자의 신체를 완벽하게 보존할 주의의무는 다소 경감될 수 있고, 의사가 환자에게 상해를 입힌 진료행위에 의료과실이 있다고 평가할 수 없다. 위 기초사실에 인정되는 다음과 같은 사정, 즉 ① 피고 병원의 의사들은 원고 1을 치료하는 과정에서 억제대를 사용하고 진정제를 투여한 점, ② 원고 1이 수면제 150알을 먹고 자살을 기도한 과정에서 그에게 호흡곤란, 횡문근, 흉해근, 간부전, 경련이 발생하여 목숨이 위독한 상태였는바, 신속한 위세척 조치가 필요했던 점, ③ 위세척 조치가 미흡했으면 원고 1의 생명이 위태로운 상황에서 피고 병원 의사들이 위세척 조치를 제대로 함으로써 원고 1의 생명을 구한 점, ④ 원고 1이 입은 상해는 우측 견관절 운동 제한을 가져오는 우측 상완골두 골절상인 점 등에 비추어 보면, ㉮ 피고 병원의 의사들이 억제대를 사용하고 진정제를 투여하여 원고 1의 생명을 구한 것은 현 응급의료수준에서 적절한 조치로 평가될 수 있고, ㉯ 시간이 조금만 지체되어도 원고 1의 생명이 위태로운 상황에서 위 의사들이 환자의 생명을 보호할 의무는 우선시되고 긴급하였으며, ㉰ 원고 1이 입은 우측 상완골두 골절상은 환자 본인이 적절한 조치를 받지 않았다면 입었을 사망이라는 상태보다 가벼운 손해임이 명백하고, ㉱ 응급 상황에서 피고 의사들의 과실로 원고 1의 어깨가 상해를 입었다 하여도 피고 병원 의사들의 환자에 대한 신체보존 주의의무는 다소 경감되고 그러한 상해가 사회상규상 비난받을 정도에 이르지 않는다고 할 수 있어, 피고 병원의 의사들이 원고 1에게 행한 위세척 조치는 위법성이 결여되어 적절하였고 의료과실이라 볼 수 없다. 더군다나, 피고 병원 의사의 진료행위로 반드시 원고 1이 우측 상완골두 골절상을 입었다고 볼 수 없고, 원고 1이 위세척 과정에서 경련을 일으키고 몸을 부딪히며 저항을 하면서 입었을 가능성도 배제할 수 없으므로, 원고 1의 위 부상과 피고 병원의 위세척 조치 사이에 인과관계가 있다고 보이지는 않는다. 따라서 원고들의 주장은 이유 없다.

해설

판결 요지에 의하면, "자칫 사망에 이를 수 있는 응급환자의 경우에는 의사의 의료행위의 중지 내지 주저함이 곧 환자의 사망을 가져올 가능성이 있으므로, 환자의 생명이 위중하여 의사가 환자의 생명을 보호할 의무가 우선시되는 긴급한 상황에서 진료 방법이 합리적인 범위 내에 있었고, 환자가 진료 과정에서 입은 손실이 진료가 없었을 때 입었을 중한 손해에 비하여 현저하게 가볍다고 인정된다면, 응급환자의 생명을 구하는 치료 과정에서 환자의 신체를 완벽하게 보존할 주의의무는 다소 경감될 수 있고, 의사가 환자에게 상해를 입힌 진료행위에 의료과실이 있다고 평가할 수 없다. 자살하기 위하여 다량의 수면제를 복용한 환자의 생명을 구하기 위하여 의사가 위세척 조치를 하던 중 환자 어깨에 골절상이 생긴 사안에서, 환자의 생명이 위태로운 응급상황에서는 의사의 과실로 환자가 상해를 입었다 하더라도 의사의 환자에 대한 신체보존 주의의무가 다소 경감되고 그러한 상해가 사회 상규상 비난받을 정도에 이르지 않는다고 할 수 있는 점 등에 비추어 의사의 진료행위에 의료과실이 없다"고 하고 있다.

참고 판례

대법원 1980.9.24. 79도1387[32)]

의료법 제66조 제2호 소정의 "의료기관을 점거한 자"라 함은 진료실이나 병실을 사실상 지배하여 의료인의 진료를 방해할 수 있는 정도의 물리적 지배를 하는 자뿐만 아니라 진료를 방해할 목적으로 진료실이나 병실에서 유·무형의 실력행사 등의 방법으로 의료인의 의료행위를 방해하는 경우도 포함된다. 이러한 관점에서 볼 때 원심이 그 거시의 증거를 종합하여 병실에서 환자에게 수혈을 할려고 하는 의사 김○태의 앞을 가로막고 고함을 지르면서 소란을 피우고 항의하여 결국 위 의사가 수혈을 못하게 한 피고인의 소위를 의료법 제66조 2호에 해당된다.

32) [공1980.11.15.(644),13244]

전문 영역

CHAPTER 7

외과적 치료 관련

1 위종양 또는 위궤양으로 진단하고 개복수술을 하였는데, 개복수술이 필요없는 내과적 질환으로 확인된 경우에 의사의 책임은 무엇인가?

대법원 1980.03.25. 선고 79다2280 판결【손해배상】[33)]

원고의 질환에 대하여 문진과 청진 및 촉진을 하고 또 흉곽촬영, 소변, 혈액검사 등의 방법만으로서 진단하고 그 이외의 의학적, 병리학적 방법에 의한 정밀진단은 하지 아니한 채 원고의 질환을 위종양이나 위궤양으로 단정하여 개복수술을 한 결과 원고의 질환이 투약방법에 의하여 치료가 가능한 대장결핵성 임파선염으로 판명되어 조직검사에 필요한 부분을 떼어낸 후, 그대로 봉합수술을 한 것은 사실이나 대장결핵성 임파선염(복강내 결핵)은 그 증상 및 증후가 다양하여 복강경 검사나 방사선상 소견 등 여러가지 보조적 방법으로 확진하기가 곤란하여 이에 대한 오진율이 70 내지 95%에 달하며, 이의 확진방법으로서는 시험적 개복수술이 널리 행하여지고 있고, 또 그 시험적 개복수술은 그 시술이 비교적 간단 용이하며, 환자에게 미치는 영향도 경미한

33) [공1980.5.15.(632),12738]

사실 등을 인정할 수 있는바, 그렇다면 피고가 원고의 본건 질환에 대한 세밀한 조사를 하지 아니하고 청진촉진, 흉곽촬영 등의 진단방법만으로서 원고의 본건 질환이 위종양이나 위궤양으로 속단하여 개복수술을 한 것은 경솔한 처사라고 할 것이나 위와 같이 피고의 개복수술에 의하여 원고의 질환이 확진하기 어려운 대장결핵성 임파선염으로 판명된 이상 위 개복수술로 인하여 원고에게 어떠한 손해가 발생하였다고는 볼 수 없다하여 원고의 청구를 배척하였다.

해설

진단이 어려운 질병의 경우 각종 검사를 시행하여 진단을 내리는 것과 함께 외과적으로 시험적 개복술을 사용하여 진단을 내리는 방법이 있다. 이러한 시험적 개복술은 환자에게 침습성이 높은 의료행위이므로, 적응증을 정확히 판단하지 않으면 의료소송을 당할 가능성이 높다. 하지만 경우에 따라서는 오진으로 개복수술을 하였더라도 손해발생이 없다고 인정할 여지는 있다. 또한 경우에 따라서는 시험적 개복술을 하면 안되는 금기에 대한 주의도 필요하다. 소아의 알레르기성 자반증(allergic purpura)으로 인하여 장천공이 생겼는데, 이를 조기에 발견하지 못하여 복막염으로 사망한 사건에서 출혈성 질환인 경우에는 시험적 개복술을 함부로 할 수 없다는 점이 인정되었다.[34] 이 사건에서 장천공에서 나타나는 복강내의 공기(free gas)가 복부 X선 촬영상 나타난 시기가 문제되었으나 판결 요지에 의하면 초기에는 장천공을 확인할 수 없는 정도로 판단하였고, 장천공을 의심할 정도로 복강내 공기가 나타난 것은 이미 환자가 중한 상태에 빠진 이후라고 보아서, 복막염을 진단하지 못한 것은 과실이 없다고 보았다. 또한 알레르기 자반

34) 본 사건은 의사의 업무상과실치사죄도 무죄로 확정되었다(서울지법 71고단1798).

증에서 장천공이 발생하는 것은 매우 드물고, 출혈성 질환이므로 장천공의 확진 없이 시험적 개복술을 시행할 수도 없다고 하였다.

참고 판례

대법원 1976.3.9. 선고 76다67 제3부판결【손해배상】[35)]

알레르기성 자반병으로 진단된 환자가 복통을 호소하였으나 그 치료 담당의사가 엑스선 촬영결과나 혈액검사결과에 의하여도 뚜렷한 증상이 없어 위 병으로 인한 장천공임을 확인하지 못하고 복부 증세만을 관찰하다가 위 환자가 장천공 으로 인한 복막염으로 악화되어 수술이 불가능하게 됨으로써 사망하였다 하더라도, 위 자반병으로 인한 장천공은 극히 희소하여 위 증세는 처음에는 극히 미세한 천공에서 시작하여 상딩한 시간이 경과된 후에야 비로소 확실하게 진단될 수 있는 상태로 발전하는 관계로 도중에 그 병세를 발견하기가 어려울 뿐만 아니라 더욱이 위 병은 출혈성 질환인 이상 수술 시에 상당한 위험이 수반되어 확진없이는 의학상 수술을 할 수 없음을 비추어 위 의사에게 장천공임을 조기발견하여 적절한 조치를 취하지 아니한 과실이 있다 할 수 없다.

35) [미간행]

2

이전에 상복부 수술를 받아서 심한 장 유착이 있는 환자에게 복강경으로 담낭 절제술을 할 수 있는가?

대법원 2012.5.9. 선고 2010다57787 판결【손해배상(의)】[36]

사실 관계

약 20년 전에 위 · 공장문합술을 받은 병력이 있는 원고(1955년생 남자)는 담낭 용종이 발견되자 2007. 8. 8. ○○○○대학교 의과대학 부속 ○○병원(이하 '피고 병원'이라고 한다)에 담낭절제술을 받기 위하여 입원하였다. 피고 병원 일반외과 전문의인 소외인은 2007. 8. 9. 17:50경 원고에 대하여 복강경에 의한 담낭절제술을 시작하였는데, 수술 부위인 담낭 아래쪽으로 결장[colon, 대장의 일부]과 장막(omentum) 등이 심하게 유착된 것을 발견하였다. 그러나 소외인은 개복술로 전환하지 않고 복강경을 통하여 유착된 조직을 박리하였고, 18:30경 갑자기 출혈이 발생하고 출혈의 원인과 부위를 확인할 수 없어 지혈할 수 없게 되자 개복술로 전환하였다. 소외인은 개복 후 원고의 우측 신장 부근의 정맥 혈관이 찢어져 심한 출혈이 있는 것을 발견하였지만, 지혈이 되지 않자 우신장절제술(nephrectomy)을 시행한 다음 담낭을 절제하고 21:10경 수술을 마쳤다. 원고의 담낭용종은 위 수술 후에 시행한 조직검사 결과 단순한 만성담낭염으로 밝혀졌고, 원고는 현재 우측 신장이 소실된 상태에서 좌측 신장의 기능 또한 약 20~30% 가량 감소한 상태이다.

36) [공2012상,961]

관련 의학 지식

최근에는 수술기구의 발달 등으로 인하여 수술자의 경험과 합병증에 대응할 수 있는 능력에 따라 수술 대상이 될 수 있다는 견해가 많지만, 개복술로의 전환 및 합병증이 더 많이 발생한다는 이유로 복강경에 의한 담낭절제술 대상에서 제외하는 것이 안전하다는 견해도 유력하다. 복강경에 의한 담낭절제술 시행 중 담낭 주위의 심한 염증과 유착 때문에 장기 등의 정확한 해부학적 위치를 구분하기 어렵거나 출혈 등이 발생할 경우에는 개복술로 전환하여야 한다. 복강경에 의한 담낭절제술 중 후복막강의 중요한 혈관이 손상되는 것은 약 0.1% 정도에서 발생하는 흔하지 않지만 중요한 합병증이다. 경험이 적은 외과의사에서 후복막강 중요 혈관의 손상 비율이 높고, 경험이 많은 외과의사의 경우 거의 발생하지 않았다는 통계도 있는 등 수술의사의 경험, 지식이 후복막강 중요 혈관 손상 예방에 중요하다고 알려져 있다. 통상적으로 담낭은 복강 내에 있고 신장은 후복막강 내에 있으므로, 담낭과 우신장 정맥은 해부학적으로 구분될 뿐만 아니라 위치상으로도 거리를 두고 있으나, 복부 수술을 시행받은 전력이 있는 환자는 장기 위치의 변화 및 유착조직 등으로 인하여 해부학적으로 장기들을 구분하기 어려울 수도 있다.

법적 판단

피고 병원 의료진은 복강경에 의한 수술 초기에 원고의 유착이 심하다는 것을 발견하였는바, ① 만약 원고의 장기 및 조직의 유착상태가 해부학적 구조를 알기 어려울 정도로 심하였다면, 상대적으로 더 섬세한 조작이 가능한 개복술로 전환하였어야 함에도 복강경에 의한 수술을 계속한 과실로 인하여 신정맥 손상 및 신장 절제 상태에 이르게 하였다고 볼 수 있고, ② 반대로 만약 유착상태가 해부학적 구조를 알기 어려울 정도가 아니어서 복강경에 의한 수술이 가능한 상태였다면, 복강경에 의한 담낭절제술 과정에서 발생하는 후복막강의 중요한 혈관 손상은 수술 자체에 수반하는 객관적 요인보다는 수술의사의 숙련도 등 주관적 요인이 작용하는 측면이 크고, 복강경에 의한 담낭절제술 과정에서 신정맥 손상으로 신장이 절제된 사례에 관하여 보고된 바도 없으며, 원고가 신정맥을 손상하지 않고는 수술할 수 없는 정도였다는 자료도 없는 점 등을 고려하면, 원고의 신정맥 손상 및 신장 절제는 피고 병원 의료진이 복강경 수술기구를 과도하게 조작하는 등의 과실로 인하여 발생하였다고 추정하는 것이 타당하다.

해설

상복부 수술을 시행받은 과거력이 있는 환자의 경우에도 복강경을 이용한 담낭절제술에서 후복막강의 중요한 혈관이 손상되는 것은 일반적으로 0.1%에 불과하고, 수술 의사의 숙련도 등과 같은 의사측 요인이 이러한 사고 발생에 중요하다. 법원은 환자의 장기 및 조직의 유착상태가 해부학적 구조를 알기 어려울 정도로 심하였다면 상대적으로 더 섬세한 조작이 가능한 개복술로 전환해야 함에도 복강경에 의한 수술을 계속한 것이 과실로, 반대로 유착상태가 해부학적 구조를 알기 어려울 정도가 아니어서 복강경에 의한 수술이 가능한 상태였다면 의료진이 복강경 수술기구를 과도하게 조작하는 등 과실로, 을에게 신정맥 손상 및 신장 절제 상태가 발생하였다고 추정하는 것이 타당하다고 보았다. 이 사건에서와 같이 의사의 과실이 추정되는 경우에는 일반적인 소송과 달리 의사측은 환자가 일반적인 환자들과는 다른 특이성을 가지고 있었다는 점을 입증하지 않는 한 과실 추정을 벗어날 수 없다. 예컨대, 이 환자의 신정맥의 모양이나 구조가 해부학적으로 또는 조직학적으로 특이한 경우이기 때문에, 일반적인 주의로는 알아낼 수 없었던 특이체질이어서 수술 도중에 이를 알 수 없었다거나 출혈이 쉽게 되었다는 점 등을 입증하여야 한다.

3

장 파열, 비장 파열, 복강내 출혈로 응급 수술이 필요한 환자가 입원 상태에서 환자의 처가 다른 병원에서 수술을 받겠다고 한다면, 의사는 어떻게 조치를 하여야 하는가?

대법원 2000.09.08. 선고 99다48245 판결 【손해배상(기)】[37]

사실 관계

- 회사 단합대회에서 축구를 하던 A씨는 골대를 향하여 뛰어가면서 점프를 하여 축구골대의 전면 상단 가로대 부분을 손으로 잡았는데, 땅에 고정되어 있지 않았던 축구골대가 앞으로 넘어지면서 축구골대 전면 가로대 부분이 A씨의 상복부를 충격하여 복강내출혈상 등을 입었다. 사고 직후 동료 직원들은 A씨를 ○○병원으로 후송하여 외과의사 B씨로부터 치료를 받게 되는데, 당시 A씨의 의식은 정상적이었고, 복부통증을 호소하였고 복부에 좌상이 있었으며, 혈압은 130~90으로 활력징후는 정상적이었다.

- 엑스선촬영 결과 유리가스가 횡경막하 복강 내에 있는 소견이 나왔고, 의사는 장파열이 된 것 같아서 수술을 해야 하니 보호자에게 연락을 해 달라고 요청하고 간호사에게 수술준비를 하도록 지시하는 한편, 다른 장기의 동반 손상 여부 등 보다 자세한 상태를 확인하기 위해 같은 날 16:00경 복부 컴퓨터단층촬영을 실시하였으며, 이때는 A는 장파열 상태이므로 경구조영제가 아닌 혈관조영제를 사용하여 촬영하였다. 같은 날 16:30경 나온 복부 컴퓨터단층촬영 소견

37) [공2000.11.1.(117),2074])

에 의하면, A씨는 복강 내 공기와 소량의 복수가 있고, 비장에 가느다란 검은 선이 보여 비장손상의 가능성이 있으며, 복수 가운데 군데군데 고밀도 음영이 보여 복강내출혈 가능성이 있고, 장간막내에 혈종으로 생각되는 7×7×3cm 크기의 연부조직음영이 관찰되어, 외상에 의한 소장파열 및 장간막내 혈종의 가능성, 비장 손상의 가능성이 있는 상태였다. 집에서 연락은 받은 A씨 아내 C씨는 위에 언급한 사정을 듣고는 집과 가까운 병원에서 치료를 받을 수 있는지 여부를 알아봐 달라고 부탁하였다. A씨 동료는 이러한 뜻을 의사에게 전하였고, ○○병원 의사 B는 보호자가 원한다면 다른 병원으로 옮겨도 좋다고 하였다.

■ ○○병원 의사 B는 A씨에게 하트만 링거액(수액) 외에 혈액 1파인트(pint) 수혈지시를 하는 한편, 전원소견서에 혈압 130~70, 헤모글로빈(15.7), 혈색소(45.6) 정상, 흉부 엑스선상 유리공기가 보이며, 복부단층촬영에서 비장파열이 의심된다고 하면서 응급수술 예정이었으나 연고지 관계상 전원한다는 내용을 기재하여 ○○병원의 구급차로 A씨를 ○○○외과의원으로 이송하게 하였다. A씨는 ○○○외과의원으로 전원된다는 것을 알고 위 병원 간호조무사에게 통증을 호소하면서 여기서 수술을 받게 하지 어디로 데려가는 것이냐고 말하는 등 불만을 표시하였다. A씨를 태운 구급차에는 A씨 외에 구급차의 운전기사와 동료만이 승차한 후 같은 날 17:00경 위 병원을 출발하였는데 후송 도중인 18:00경 신갈인터체인지 부근에서 망인이 불편을 호소하는 등 의식이 있었으나 같은 날 18:10경 ○○○외과의원에 도착하여 확인한 때에는 이미 사망한 상태였으며, 사후 부검을 실시하지 아니하였고, 망인의 사인은 장파열 및 복강내출혈 등으로 인한 허혈성 쇼크로 추정되었다.

쟁점

A씨의 처 C는 장파열 수술이 가능한 병원을 수소문하여 ○○시에 있는 ○○외과의원에서 A씨에 대한 수술을 받기로 하고 ○○병원 의사 B에게 전원을 요구하였고, ○○병원 의사는 위와 같이 컴퓨터단층촬영 결과 A씨의 비장손상 의심이 있음에도 위 병원으로부터 자동차로 1시간 정도 걸리는 거리에 있는 ○○외과의원으로 이송하여도 이송 도중 망인의 상태가 크게 악화되지는 않을 것이라고 생각하고 전원을 하도록 하라고 하였다. 환자 보호자의 요구에 따라 전원을 승낙한 것에 대한 책임이 의사에게 있다고 할 수 있는 것인지?

법적 판단

- 망인 A는 장파열, 복강내출혈로 보였고 비장 손상의 가능성이 있었으며 이러한 경우 위급한 상황이므로 의사로서는 그 당시 의식이 있었던 망인이나 병원에 동행한 동료 또는 전화통화가 가능하였던 망인의 처 C에게 A의 상태가 조기에 수술을 하지 아니하면 생명이 위험한 상황이 될 수도 있음을 충분히 설명하여 그 동의를 얻어 즉시 응급개복술을 시행하고 수술개시가 지연되어 생명에 위험을 초래하는 일이 없도록 하여야 함에도 위와 같은 상황임을 충분히 설명하지 아니하여 이러한 사정을 알지 못한 위 원고가 집근처에서 수술받기를 희망하였다는 이유만으로 만연히 위 사고를 당한 지 2시간이 지난 같은 날 17:00경 A를 위 ○○병원으로부터 자동차로 1시간 정도 거리에 있는 ○○시 소재 의원으로 전원하도록 한 과실이 있다.
- A씨는 ○○병원 응급실에 도착할 때부터 이송할 무렵까지 의사소통이 가능할 정도로 의식이 있었는데, ○○병원 의사는 A씨의 전원

을 결정함에 있어서 A씨나 C씨에게 직접 그 당시 시급히 수술을 받아야 하는 응급상태에 있었음에 대하여 설명을 한 바는 없었다.

- 비장 단독손상시의 수술사망률은 1% 이하이며, 타장기의 치명적 손상시에만 사망률은 10~25%로 높아지고, 위와 같은 수술은 경험 있는 집도의 1인과 보조사 1인이 전신마취하에 실시할 수 있는 수술이다. 수술은 그 준비가 크게 필요한 수술이 아닌 점, 비장 단독손상시 수술사망률이 낮고, A의 엑스선검사 결과가 나온 16:00경 수술준비를 지시하였고, A의 사망시각은 같은 날 18:00경에서 18:10경 사이인 점 등에 비추어 장파열 및 복강내출혈로 인한 허혈성 쇼크로 사망한 것으로 추정되는 이 사건에 있어서 다른 사망원인이나 위 피고가 즉시 개복수술을 시행하였어도 사망하였을 것이라는 점에 대한 입증이 없는 이상 위 피고가 즉시 수술을 실시하지 아니한 채 만연히 위와 같이 망인을 다른 병원으로 이송하도록 한 과실로 수술이 지연되어 망인이 사망하였다고 추정함이 상당하다.

해설

이 사건에서 중요한 것은 환자 보호자의 요구에 의하여 전원을 승낙하였다고 하더라도 환자에게 악결과가 발생하였을 경우에 일정 부분 의사의 책임을 인정할 수 있다는 것이다. 이 사건에서 환자는 전원 결정 당시에 의식이 있어서 전원 여부에 대하여 판단을 할 수 있었던 것으로 보인다. 그렇다면, 환자에게 수술 여부를 결정하도록 의사가 이를 설명하고 의사결정을 도와 주는 과정이 중요한데, 이 사건의 사실 관계에서 보면, 이 병원에서 수술을 받지 않고 전원가는 것에 대하여 불만을 표시하는 등 환자가 전원 결정 과정에 적극적으로 참여되지 않은 사정이 있는 것으로 보인다. 또한 최선의 치료라는 측면에서 보면 처음

입원한 병원에서 치료를 해야 하는 것이 좋다는 의료진의 판단이 내려진 상태라면, 환자 측이 전원을 요구하는 경우라도 전원으로 인한 시간 지체로 인하여 환자의 생명과 신체에 나쁜 영향이 발생할 수 있다는 점을 반드시 설명하고 결정하도록 도와야 한다. 경우에 따라서는 전원을 승낙하지 않고 응급 수술을 시행하여야 할 경우도 있을 것이다. 단순하게 환자의 처가 전원을 요구하는 사정만으로 쉽게 전원을 허락하는 것은 의사가 환자에 대하여 가지는 보호의무를 다하지 않은 것으로 판단될 수 있다.

4

두개골 골절을 발견하지 못하여 뇌출혈에 대한 조치를 취하지 않고, 뇌부종 및 뇌좌상에 대한 치료만을 하였는데, 환자가 출혈로 인한 후유증으로 사망하였다. 수술을 취하였을 때, 구명율이 50%였다면 오진으로 인한 의사의 책임은 어떻게 되는가?

대법원 1989.7.11. 선고 88다카26246 판결【손해배상(기)】[38)]

원심판결 이유에 의하면, 원심은 일반외과 전문의인 피고가 1983. 9. 29. 자전거에 충격되어 넘어진 소외 망 장○○의 우측두부에 대한 상처를 진단함에 있어 뒷머리 부분의 외상 등으로 뇌부종 및 뇌출혈 등을 일응 의심하여 동공반응 등 신경외과적 진찰과 머리부분의 방사선촬영 등을 하고서도 그 방사선 사진상에 나타나 있는 우측두부의 약 15센티미터 가량의 선상골절을 발견하지 못하여 위 망인이 뇌실질내출혈상을 입었음을 예상하지 못하고 단순히 뇌부종과 뇌좌상 등의 증세가 있는 것으로 판단하여 피고 경영의 병원에 입원시켜 원판시와 같은 치료를 하던 중 위 망인이 다음날 11:30경 뇌실질내출혈로 인하여 사망한 사실을 인정한 후에 나아가 거시의 증거에 의하여 두부외상으로 뇌실질내출혈이 일어날 경우 이에 대한 치료방법으로는 우선 약물치료에 의하여 지혈 등을 시도하고, 이러한 약물치료를 하더라도 출혈이 계속될 때에는 두개골을 절단하여 출혈부위를 제거하는 등의 방법으로 뇌압을 감소시키는 개두수술을 시행하는 것뿐인데 위 망인의 경우와 같이 뇌기저부 출혈로 인한 뇌혈종이 생긴 경우에는 수술자체에 수반하는 고도의 위험성으로 말미암아 개두수술은 거의 시행되지 않고 있는 것이

38) [집37(2)민,214;공1989.9.1.(855),1228]

상례인 사실, 피고가 뇌부종, 뇌좌상 등을 전제로 위 망인에 대하여 시행한 원판시 투약 등의 약물치료는 뇌실질내출혈에 대한 약물치료로서도 동일하게 처방될 수 있는 방법인 사실, 일반적으로 뇌실질내출혈이 시작된 환자에 대하여 위와 같은 치료를 하지 아니할 경우 거의 사망에 이르게 되고 제때에 약물치료나 개두수술을 시행할 경우 그 환자가 사망하지 않거나 생명이 연장될 가능성은 뇌출혈의 정도 등 환자의 상태에 따라 상이하나 위 망인의 경우 이러한 가능성이 50% 정도에 불과한 사실을 인정한 다음 위 인정사실에 의하면 피고가 위 선상골절상이나 이에 따른 뇌실질내출혈 등을 발견 내지 예견하지 못하였다거나 제때에 완전한 시설을 갖춘 다른병원으로 전원조치를 취하지 아니한 행위와 위 망인의 사망과의 사이에는 인과관계가 있다고 볼 수 없다고 판시하고 있다. 그러나 원심이 채용한 감정인 한○○의 감정 및 원심의 사실조회의 각 결과에 의하면, 뇌를 손상한 환자는 신경외과 전문의에게 의뢰하여 치료하는 것이 바람직한데(뇌의 손상이 중할수록 위 전문의의 치료를 받는 것이 타당함) 이 건의 경우 일반외과 전문의인 피고가 방사선사진을 정확히 판독하여 최선의 응급조치를 취한 후 신경외과 전문의가 있는 병원으로 전원하여 적절한 치료를 받게 하였더라면 위 장○○이 사망하지 않거나 생명을 연장시킬 수 있었을 것이며 그 경우에 구명율은 50퍼센트의 가능성이 있었다는 취지이고, 여기에 위에서 본 원심이 확정한 사실, 즉 피고가 위 장○○을 진찰함에 있어서 방사선사진상에 나타나 있는 우측두부의 약 15센티미터 가량의 선상골절을 발견하지 못하고 뇌손상을 입은 중상의 환자를 단순히 뇌부종과 이에 따른 뇌좌상, 뇌진탕 등의 증세가 있는 것으로 오진하여 그에 관한 약물치료만을 한 점 등의 사실 관계를 종합하여 검토하여 보면 다른 특별한 사정이 없는 한 피고가 위 방사선사진상에 나타나 있는 선상골절상이나 이에 따른 뇌실질내출혈 등을 발견 내지 예견하지 못하여 망인을 제때에 신경외과 전문의가 있는 병원에 전원하여 확정적인 진단 및 수술을 받을 수 있는 필요한 조치를 취하지 아니한 사실과 위 장○○의 사망과의 사이에는 인과관계를 인정함이 상당하다 할 것이다.

해설

원심은 본 사건에 대하여 수술 자체의 위험성으로 인하여 개두술이 거의 행하여지지 않기 때문에, 일반적으로 초기 치료로서 투여한 약물치료가 비록 오진으로 인하였으나, 출혈이 발생한 경우와 동일하기 때문에, 수술을 시행할 경우에 생명을 구할 수 있는 구명율이 50%인 경우라면, 오진으로 인하여 다른 병원으로 전원하지 않은 것에 대하여 행위와 사망 간의 인과관계가 있다고 볼 수 없다고 하였으나, 대법원은 구명율이 50%라면 특별한 사정이 없는 한 의사의 오진과 환자의 사망과의 사이에는 인과관계를 인정할 수 있다고 보았다.

5 교통사고로 인한 간 손상 오진과 사망과의 인과관계가 없다고 본 사례

대법원 1987.9.8. 선고 86다카2095 판결【손해배상】[39)]

1. 원심은 생후 2년 9월 남짓된 여자아이인 양○○이 1982.5.12. 18:30경 오토바이에 부딪쳐 반 혼수상태가 된채 같은 날 19:25경 ○○시에 소재한 피고경영의 ○○병원 중환자실에 입원하였는 바, 외과의사 겸 병원원장인 피고가 그 진료를 맡아 치료행위를 하던 도중 이틀 뒤인 5.14. 13:30경 사망한 사실 및 사체부검결과 그 사인은 간 손상에 의한 복강내 출혈로 인한 쇼크사로 판명된 사실을 확정한 다음 양○○의 사망에 대하여 피고의 진료 및 치료상의 과실을 인정하면서 대체로 다음과 같은 이유를 들고 있다.

피고가 양○○을 진찰한 결과 간파열 내지 장기가 파열되어 출혈이 있음을 감지하고 간호원으로 하여금 수액 하트만 1,000씨씨와 비콤을 주사케 한 다음 환자의 상태를 관찰토록 지시하고 그 이튿날 10:00경 다시 혈액검사를 실시한 결과 혈액소치가 7.2로서 전날보다 더 떨어져 있고 여전히 얼굴이 창백하며 복부에 다량의 공기가 차 있는 것을 발견하고 복강내출혈이 지속되고 있음을 발견하였고 소변검사결과 적혈구가 20내지 30개 정도 발견되어 신장출혈의 가능성도 의심하고 혈액 400씨씨를 수혈하고 지혈제를 주사하였는바, 간파열 내지 간출혈과 동시에 신장출혈을 의심한 경우 신장파열이나 신장출혈만으로는 사망하는 경우가 드문 일이므로 그 증세는 일단 무시하고 간파열 내지 간출혈 기타 복강내출혈에 치중하여

39) [집35(3)민,25;공1987.11.1.(811),1554])

대응조치를 취하여야 하고 적절한 방법으로 간출혈을 확인한 경우에는 환자로 하여금 절대안정을 기하도록 하고 출혈이 계속되는지 멈추었는지 또는 계속되는 경우에도 서서히 진행되는지 급속히 진행되는지를 판단하여 응급수술 등 적절한 대응조치를 취하여야 함에도 불구하고 피고는 당시 진단 가능한 복강천자나 시험개복술을 시행치 아니하고 막연한 의심만 가지고 수혈과 지혈제 및 영양제의 주사로만 치료에 임하였다는 것, 양○○이 수혈 등으로 상태가 비교적 호전되어 가자 5.14 10:00경 피고는 신장계통의 손상을 진단하기 위하여 신장특수촬영을 하게 되었는 바, 위 환자는 간파열의 의심이 있어 절대안정을 요하므로 가능한 한 간에 영향을 주는 방법으로 신장촬영을 해서는 아니되고 어린 환자에게 압박벨트를 메지 않는 방법으로 촬영하거나 메는 경우에도 간에 영향을 주지 아니하는 방법으로 하여야 함에도 불구하고 환자의 간손상을 도외시한 채 배꼽 윗 부분(간 하단부위)까지 올라가게 압박벨트를 메고 조인다음 약 1시간에 걸쳐서 신장특수촬영을 하였고 그 엑스레이사진이 선명하지 아니하자 엑스레이 전문의사에게 보내어 같은 방법으로 약 30분간에 걸쳐 신장특수촬영을 하게 하여 촬영을 마치고 병원으로 돌아온 뒤 환자의 상태가 갑자기 악화되어 같은 날 13:30경 사망하였다는 것이다.

2. 먼저 피고가 환자에게 수혈을 하며 관망한 조치가 과연 잘못된 것인지를 검토해 보기로 한다. 제1심의 ○○대학병원장에 대한 사실조회 회보결과에 의하면 간출혈의 의심이 있는 경우 출혈이 계속되는지를 보고 계속되는 경우에도 진행하는 속도를 보아서 그에 대응한 치료를 하여야 하며 치료방법으로서는 출혈이 멈춘 경우에는 손실을 보충하고 안정치료를 할 것이며 출혈이 서서히 진행하는 경우에는 수혈을 하며 관망하고 급속히 진행하는 경우에는 응급수술을

하는 등의 방법이 있다고 하고 있다. 이 사건의 경우 피고가 환자에게 수액을 주사하고 수혈을 하며 관망한 조치를 잘못이라고 탓하기 위하여서는 양○○의 상태가 응급수술을 요할 정도로 출혈이 진행되었다든지 피고의 취한 조치가 간출혈의 의심이 있는 환자에게 하여서는 안될 치료방법이라는 등의 사실이 전제되지 않으면 안된다.

그런데 원심판단에 의하더라도 양○○의 출혈이 어떤 속도로 진행되었는지에 관하여 아무런 언급이 없다. 다시 말하자면 피고가 취한 치료방법이 잘못이라고 판단하기 위하여 필요한 전제사실의 확정이 없이 수혈과 지혈제 주사로만 대응한 것이 과실이라는 투로 설명하고 있다. 원심이 인정한 사실을 토대로 보면 피고는 양○○에 대하여 애당초부터 출혈의 의심이 있었기 때문에 출혈의 진행여부 진행속도 등을 관찰하기 시작하였고, 사망 전 날에는 혈색소치가 첫날보다 더 떨어지고 혈뇨가 있어 수혈을 하고 지혈제를 주사하였던 바, 상태가 다소 호전되었고 사망 당일 아침에도 전날과 비슷한 상태에서 혈색소치가 오히려 올라간 것으로 보아 환자의 출혈이 일단 진행을 멈춘 것 같은 감을 주었음이 엿보이는 바, 양○○의 출혈이 응급수술을 요할 정도로 급속히 진행되는 현상이 아니라면 앞서와 같은 피고의 대응처치는 의사로서 선택할 수 있는 한 방법이라 할 것이며 이를 잘못이라고 단정할 수 없는 것이다. 기록에 나타난 바와 같이 장기출혈의 정도를 확인할 수 있는 방법이 개복수술밖에 없는 환경인 피고경영의 병원과 그 지역에서 그 당시 환자의 경과가 수술을 할 수도 있고 관망할 수도 있는 상태였다면 수술을 하지 않고 관망하던 중 사망하게 되어 혹시 수술을 하였더라면 살릴 수 있었을지 모르겠다는 판단이 사후에 일어났다고 하더라도 그 때의 처치는 의사로서 선택할 수 있는 재량에 속하는 행위 혹은 보통의 의사로서 피하기 어려운 오진의 범위에 속하는 것이고 손해배상책임을 져야 할 과실행위는 아니라 할 것이다.

3. 다음 환자에 대한 사진촬영 부분에 관하여, 원심은 간출혈의 의심이 있는 환자에게 두 차례에 걸쳐 복부에 압박벨트를 메고 조이는 방법으로 신장특수촬영을 하여 간파열 내지 간출혈을 조장 내지 가중시켜 사망에 이르게 하였다고 하였으나 ○○대학병원장의 사실조회에 대한 회보에 의하더라도 사진촬영은 간출혈과 무관하다는 것이고 기록을 살펴보아도 신장특수촬영이 환자의 간출혈을 조장하였다는 증거를 찾아볼 수 없다. 따라서 원심은 증거 없이 사실을 인정한 위법을 범한 것이 된다.

해설

판결 요지에 의하면 "생후 2년 9개월된 어린아이가 교통사고를 당하여 반혼수상태가 된 채 ○○시 소재 병원에 입원하여 수혈과 지혈제 및 영양제의 주사 등의 치료를 받고 있었는데 그 당시 위 병원과 그 지역에서는 장기출혈의 정도를 확인할 수 있는 방법으로는 개복수술밖에 없었고 환자의 경과가 수술을 할 수도 있고 관망할 수도 있는 상태에서 의사가 수술을 하지 않고 관망하던 중 그 이튿날 환자가 간손상에 의한 복강내출혈로 인한 쇼크로 사망하게 되었다면 사후에 혹시 수술을 하였더라면 살릴 수 있었을지 모르겠다는 판단이 일어났다고 하더라도 그때의 처치는 의사로서 선택할 수 있는 재량에 속하는 행위 혹은 보통 의사로서 피하기 어려운 오진의 범위에 속하는 것이고 손해배상책임을 져야 할 과실행위라고는 할 수 없다."라고 하고 있다. 1980년대 내려진 판결로서 의사의 주의의무 위반을 인정하기 위한 증거를 엄격하게 요구하였던 것으로서, 원심에 대하여 이에 위반한 위법이 있다고 판단한 판결이다.

6

갑상선 수술로 인하여 성대 마비와 부갑상선 기능저하증이 발생하였다. 의사가 수술 전에 해당 부작용의 발생 가능성에 대하여 설명하지 않았다면, 의사의 손해배상의 범위는 어디까지인가?

인천지법 1986.10.30. 선고 85가합1100 판결: 항소【손해배상(의)】[40)]

사실 관계

피고 병원의 피용자인 의사 소외 2는 1983.9.23. 항문 출혈에 대한 치료를 받기 위하여 내원한 원고 A를 진찰한 결과 항문의 통증 및 출혈은 치열로 진단되어 그에 따른 치료를 하였으나, 원고가 다시 1979년 군복무시절에 오른쪽 갑상선절제수술을 받은 적이 있는데 최근 목 부분이 부어오르고 몸이 쉽게 피로하니 목부분을 보아달라고 하므로, 이에 대하여 진찰, 검사한 결과 오른쪽 갑상선이 이미 절제된 상태였고, 왼쪽 갑상선에 종양이 생겼는데 그 종양은 기능항진증이 아닌 선종으로서 촉진상 결절이 만져지는데다가 그 크기가 보통의 갑상선 종양보다 3배 이상 커서 그대로 두면 가까운 장래에 기도 등을 심하게 압박하고 앞으로 갑상선 암까지로 이행될 가능성이 있다고 보아 이를 절제하는 수술요법이 적절하다고 판단하고, 원고에게 수술을 하면 간단하게 치료될 수 있으니 수술을 받도록 하라고 권유하였다. 원고는 일단 귀가하였다가 같은 해 11.4. 피고 병원에 입원하여 그 다음날 소외 2의 집도로 왼쪽 갑상선절제수술을 받았는데, 왼쪽 목의 갑상선부위를 절개한 결과 왼쪽 갑상선 하엽에 발생한 결절성 종양이 흉골아래쪽으로 침입하여 거의 어른주먹만한 크기로 자라나 왼쪽에서 기도를 압박하는

40) [하집1986(4),211]

상태로 놓여져 있고 종양의 여러군데가 섬유화되거나 칼슘분의 침착으로 석회화 되어 있어 소외 2는 원고의 왼쪽 갑상선중 부갑상선 1개가 남아 있을 것으로 짐작된 부위 5그램 정도만을 남겨두고 거의 전부를 절제한 사실, 그런데 위 수술직후 원고에게 위 수술에 따른 합병증으로서 부갑상선기능저하증과 좌측성대마비증(후두신경마비증)이 발생하였다. 원고의 성대 마비는 수술시 반회후두신경이 손상됨으로써 좌측성대가 마비되고 그로 인하여 발성에 장애가 생겨 말을 하면 목쉰 소리가 나서 다른 사람이 그 말을 알아듣기 어려울 정도이며, 이러한 성대마비는 앞으로 후두성형수술을 받을 경우 상당한 정도는 개선될 수 있으나 현대의학으로도 그 완치는 불가능하다고 판정되었다.

의학 관련 지식

갑상선수술 후에 발생하는 부갑상선기능저하증은 일반적으로 수술시에 부갑상선이나 그 동맥이 손상을 받아 2차적으로 나타나는 괴사현상으로서 일시적인 경우와 영구적인 경우가 있으며, 그 주된 증상은 혈중의 칼슘농도가 급격히 내려감으로써 심한 경련이 일어나고 신체의 말단부위에 저림증이 오는 것인데 원고의 경우는 영구적인 기증저하증이어서 앞으로 일생 동안 혈중칼슘농도를 정상의 저역치(8.5~9.5mg%)로 유지하기 위하여 칼슘 및 비타민 디(D) 제제를 계속 투여하여야 하고, 또한 이러한 약물투여를 계속할 경우 다시 고칼슘혈증 등의 치명적인 합병증이 야기될 수도 있는 사실, 또 성대마비증은 수술시에 후두신경이 손상을 받아 생기는 것인데, 영구적인 부갑상선기능저하증 및 성대마비증은 갑상선절제수술시에 오는 전형적인 합병증으로서 갑상선에 대한 수술요법이 갖는 최대의 단점이기도 하다. 그 발생의 빈도는 영구적인 부갑상선기능저하증이 외국의 경우 0.9 내지 9퍼센트(평균 2 3%), 우리나라의 경우 1 내지 11.5%이고 후두신경손상은 외국의 경우 0.2 내지 4.8%로 의학계에 보고되어 있고, 갑상선절제수술을 두 번째 받는 경우에는 그 빈도가 그보다 훨씬 높아지는 것으로 알려져 있다.

법적 판단

수술의 집도의사는 수술환자에게 그 수술 전에 합병증이 생길 수도 있다는 데 대한 충분한 설명을 하여 환자로부터 그 합병증을 구릅쓰고서라도 수술을 받겠다는 확답을 들은 다음 수술을 하였어야 할 것임에도 불구하고 이미 우측 갑상선 절제수술을 받은 환자에게 다시 좌측 갑상선 절제수술을 하면서 그 수술에 따른 전형적인 합병증인 부갑상선기능저하증과 성대마비증에 대하여 설명하여 주지 아니함으로써 환자는 그 합병증을 전혀 예상하지 못하였을 뿐만 아니라, 수술 당시의 환자의 자각증상이나 집도의사의 초진소견 등으로 미루어 그 수술을 그 시점에서 시급히 하지 않으면 안 될 긴박한 사정이 있었다고는 보여지지 않는 경우 그 수술은 그에 따른 설명의무를 다하지 아니함과 동시에 환자의 승낙권을 침해한 위법한 수술이라 할 것이니, 피고는 위 이○화의 사용자로서 위 이○화의 위 수술로 인하여 원고가 입은 모든 손해를 배상할 책임이 있다 할 것이다.

해설

하급심 판례이지만, 설명의무 위반에 대하여 환자의 재산상 손해를 배상하는 판결로 중요한 의미가 있다. 배상의 범위에는 구체적으로 칼슘제와 비타민 구입비, 신장 결석이나 고칼슘혈증의 발생 위험성이 있기 때문에 이에 대한 추적 검진비, 합병증인 후두신경마비증에 대하여 이를 개선하기 위한 후구성형수술비, 위자료를 인정하였다.

7

반측성 안면경련치료를 위한 소뇌 혈관과 안면신경의 접합 부분을 분리하는 수술 후 환자의 좌측하지부전마비가 발생한 경우에, 환자의 전신적인 혈관 장애가 없었다면 의사는 과실은 추정될 수 있는지?

대법원 1983.11.22. 선고 83다카1350 판결【손해배상】[41)]

원심

원고 1이 1978.6.19 반측성안면경련증을 치료하기 위하여 당시의 피고병원 신경외과 과장인 소외 인의 집도로 좌측두부의 소뇌혈관과 안면신경의 접합부분을 분리하는 수술을 받았는데 수술 후 안면경련증세는 다소 호전되었으나 좌측하지의 부전마비증세가 병발한 사실을 확정하고 나아가 그 거시증거에 의하여 (가) 위 수술을 한 후 위와 같은 부전마비증세가 나타날 수 있는 원인으로는 위 수술을 하는 과정에서 소뇌혈관이나 뇌간에 손상을 가한 경우, 수술환자에게 동맥경화증과 같은 전신적인 혈관장애가 있는 경우 및 수술환자의 특이체질 등을 예상할 수 있는데 원고 1에게는 동맥경화증과 같은 전신적인 혈관장애가 없었던 사실, (나) 소뇌혈관이나 뇌간에 손상을 가하면 혈류에 장애를 일으켜 뇌수조직이 부분적으로 응고괴사되며 그 응고괴사로 경색된 뇌수조직은 뇌전산화 단층촬영을 하면 그 사진에 음영으로 나타나는데 1981.1.13 원고 1의 뇌를 전산화 단층촬영의 방법으로 촬영하였던 바, 그 사진상의 위 수술부위에 음영이 나타난 사실, (다) 반측성 안면경련증은 최근까지 원인불명의 불치병으로 알려져 왔었으며 약 10년 전 미국의 자네타 교수에 의하여 그 병인 및 치료법이 규명 개발되었는데,

41) [공1984.1.15.(720),103]

그에 의하면 뇌의 안면신경에 접합되어 있는 소뇌혈관을 분리하여 그 사이에 근육편 또는 아이바롱스폰지나 실리콘 스폰지와 같은 인공물질을 삽입하여 안면경련을 멈추게 하는 수술을 시행하여야 한다는 것인바, 위 경련증의 치료법으로는 위와 같은 수술방법이 유일한 치료방법이며, 위 자네타 교수의 임상결과에 의하면, 127명의 반측성 안면경련증 환자를 위와 같은 방법으로 수술하여 105명은 성공적이었고 9명은 약간의 경련증이 남았으며, 11명은 결과가 좋지 아니하였으나 이 사건과 같은 팔, 다리 부전마비의 부작용이 있었던 환자는 없었던 사실, (라) 소외인은 위 수술방법을 습득 시행한 이래 원고 1에 대한 이 사건 수술에 이르기까지 40명의 반측성 안면경련증 환자를 수술하였는데 이 사건과 같은 팔, 다리부전마비의 부작용이 발생한 것은 원고 1의 경우가 처음인 사실, (마) 일반적으로 뇌수술을 집도할 수 있는 정도의 의료상의 기술을 가진 신경외과의사라면 통상 세심한 주의를 기울이면 뇌수술 과정에서 소뇌혈관이나 뇌간을 손상함이 없이 그 수술을 시행할 수 있으며 소외인도 신경외과 의사로서 그와 같은 정도의 의료상의 기술을 가지고 있었던 사실을 인정한 다음, 위 인정사실에 의하면 소외인이 이 사건 수술을 함에 있어서 원고 1이 소뇌혈관이나 뇌간에 손상을 가한 사실이 추인된다고 판시하고 있다.

대법원 판단

- 원심판결의 위와 같은 판시는 결국 그 거시증거에 의하여 몇 가지 전제가 되는 사실을 인정하고 그 전제사실을 기초로 하여 이건 수술의 집도의사인 소외인이 수술을 함에 있어서 원고 1의 소뇌혈관이나 뇌간에 손상을 가한 사실(이하 원판시 추정사실이라 한다)이 추인된다는 것이므로 원심인정의 전제사실을 중심으로 하여 살펴보기로 한다.

■ 원심은 반측성안면경련증의 치료를 위한 뇌수술로 인하여 발생하는 후유증인 하지부전마비의 발생원인으로는 "소뇌혈관이나 뇌간의 손상", "환자의전신적인 혈관장애", "환자의 특이체질"의 세 가지를 예상할 수 있는데 원고 1에게는 전신적인 혈관장애가 없었던 사실(위 가항 기재사실)을 확정하고 이 사실을 원판시 추정사실을 추인하는 전제사실로 판시하고 있다.

그러나 원판시 후유증의 발생원인이 원심 설시대로 세 가지의 경우가 있을수 있는 것이라면 그중 한 가지의 원인관계가 없다 하여 바로 나머지 두 가지의 원인 중 어느 한 가지의 원인으로 인한 것이라고 추인될 수는 없을 것이므로 원고 1에게 그 원인의 하나인 전신적 혈관장애가 없었다는 사실만으로는 바로 그 후유증의 발생이 소뇌혈관이나 뇌간의 손상으로 인한 것이라고 추인될 수는 없을 것이고 그것이 원고 1의 특이체질로 인한 것이 아니라는 사실까지 밝혀졌을 때 비로소 그 추인의 전제사실이 될 여지가 있다 할 것이다. 그러므로 원심이 그 판시와 같은 원인관계의 유무를 가려 원판시 추정사실을 추인하는 전제사실로 삼으려면 먼저 '환자의 특이체질'이 구체적으로 어떠한 체질을 말하는지를 밝혀 원고 1의 체질이 그에 해당되는지의 여부를 심리판단했어야 할 것이다. 원심이 이에 이르지 아니하고 위와 같이 판시한 것은 이유불비와 심리미진의 위법이 있다 할 것이다.

■ 원심은 전제사실의 하나로 원고 1의 뇌를 전산화단층 촬영방법으로 촬영한 사진상 수술부위에 소뇌혈관이나 뇌간에 손상을 가하였을 때 나타나는 음영이 보인다는 사실(위 나항 기재사실)을 인정하고 있다. 그러나 원심이 위 판시사실을 인정하기 위하여 들고 있는 모든 증거를 기록과 대조하여 살펴보아도 그 판시사실을 인정할만한 자료를 발견할 수 없다. 기록에 의하여 살펴보면 원심채택의 증

거중 원판시 사실과 관련이 있는 증거로는 갑 제16호증의 기재내용과 원심증인 송진언의 증언이 있는바 위 갑 제16호증은 "외과적 골격손부 및 근처에 약간의 감소음영을 보여주고 있으며 이는 수술 후에 수반되는 부종 또는 섬유증식성인 변화를 암시해 주는 음영이라 생각된다."고 되어 있고 원심증인 송○○은 뇌의 전산화단층 촬영사진에 음영이 나타나는 일반적인 원인관계를 진술하다가 이 건과 관련되는 것으로는 "갑 제16호증의 기재를 보면 수술 부위에 뇌 컴퓨터단층 촬영사진에 음영이 나타난 것으로 표시가 되어 있다." 고만 진술하고 있어 이들 증거들은 원판시 사진상으로 보이는 음영이 소뇌혈관의 수술부위에서 나타난 것이라거나, 소뇌혈관이나 뇌간에 손상을 가한 것이 원인이 된 것이라는 원판시 사실을 인정할 자료가 될 수 없다 할 것이다.

원심이 그 판시증거에 의하여 위 판시사실을 인정한 것은 필경 증거에 의하지 아니하고 사실을 인정하였거나 증거에 대한 가치판단을 그릇하여 채증법칙을 어긴 잘못이 있다 할 것이다.

■ 원심은 전제사실로서 그 판시 자네타 교수의 임상결과에 의하면 127명의 반측성안면경련증 환자를 그 판시와 같은 방법으로 수술하였으나 이 사건과 같은 다리의 부전마비의 부작용이 있었던 환자는 한 사람도 없었던 사실(위 다항 기재사실)을 인정하고 있다. 그러나 원심이 들고 있는 모든 증거를 살펴보아도 자네타 교수의 임상결과 127명의 수술환자 가운데 이 사건과 같은 다리의 부전마비의 부작용이 있었던 환자가 한 사람도 없었다는 사실을 인정할 아무런 자료를 발견할 수 없고 오히려 위 127명의 환자 중 2명은 영구적인 하지부전마비가 발생하였음을 알 수 있다. 원심이 그 판시 증거에 의하여 위 판시 사실을 인정한 것 역시 증거에 의하지 아니하고 사실을 인정한 잘못이 있다 하지 않을 수 없다.

■ 그렇다면 원심이 원판시 추정사실을 추인하는 전제로 판시한 전제사실 중 세 가지 사실의 인정과정에 앞서 본 바와 같은 위법이 있다는 결과가 되고 한편 원심설시의 나머지 전제사실(위 라, 마항 기재사실)만으로는 원판시 추정사실이 추인될 수는 없다 할 것이므로 원심이 그 판시 전제사실을 전제로 하여 원판시 추정사실을 추인한다고 판시한 것은 결국 이유불비, 심리미진, 채증법칙 위배의 위법이 있다 할 것이고 이는 원판시 추정사실의 존재를 전제로 그것이 소외인의 불법행위를 구성하는 것이라 하여 그 사용자인 피고에게 그로 인한 손해배상 책임이 있다고 한 원심판결의 결과에 영향을 미쳤다고 할 것이니 이 점을 지적하는 논지는 이유있다.

해설

위 사건에서 원심은 본 건 수술의사가 반측성 안면경련증 수술방법을 습득 시술한 이래 피해자에게 이르기까지 수술한 40명의 반측성 안면경련증 환자 중 이 사건과 같이 팔, 다리의 부전마비의 부작용이 발생한 것은 피해자가 처음이라는 사실, 일반적으로 본건 수술의사 정도의 뇌수술을 집도할 수 있는 의료상 기술을 가진 신경외과 의사라면 통상 세심한 주의를 기울이면 뇌수술과정에서 소뇌 혈관이나 뇌간을 손상함이 없이 시술할 수 있다는 사실과 피해자에게 그 원인의 하나인 전신적 혈관장애가 없었다는 사실을 입증하고 이에 기하여 피해자의 하지부전마비의 후유증이 좌측경부의 소뇌혈관과 안면신경의 접합부분을 분리하는 뇌수술의사의 과실에 기인한 것으로 보았다. 이에 대하여 대법원은 반측성 안면경련의 치료를 위한 뇌수술로 인하여 발생하는 후유증인 하지 부전마비의 발생 원인으로는 "소뇌혈관이나 뇌간의 손상", "환자의 전신적인 혈관장애", "환자의 특이체질"의 세 가지를 예상할 수 있는데, 피해자에게 그 원인의 하나인 전신적 혈관장애가 없었다는 사실 외에 "환자의 특이체질"이 구체적으로 어떠한 체질을 말하는지 밝히고 피해자의 체질이 그에 해당하는지 여부를 심리하여야 하며, 이에 대한 판단 없이 원심이 피해자에게 전신적 혈관장애가 없었다는 사실만으로 바로 그 후유증의 발생이 집도의사가 수술함에 있어서 피해자의 소뇌혈관이나 뇌간에 손상을 가한 것으로 추정한 것은 잘못이라고 판시한 것이다.

8

백내장 수술에 따른 후유증에 대하여 의사는 어떠한 항목을 설명하여야 하는가?

대법원 1997. 7. 22. 선고 95다49608 판결【손해배상(의)】[42)]

사실 관계

- 원고 1은 1991. 10. 7. 피고 재단이 운영하는 병원안과에 내원하여 진찰을 받았는데, 진찰 결과 위 원고의 우측 눈은 백내장이 심하여 시력이 0.1이고 좌측 눈은 백내장은 없으나 시력이 0.15.로서 양쪽 눈이 모두 중등도 근시라고 진단을 받고, 우측 눈의 백내장 수술을 권유받아 같은 해 12. 11. 피고 병원에 입원하게 하였다. 피고 2는 같은 해 12. 12. 위 원고에 대한 백내장 수술(수정체 제거 및 인공수정체 삽입술)을 하였는바, 그 수술은 우측 눈에 대한 국소마취를 한 후 우측 눈을 개검기를 사용하여 상하로 벌린 다음 수술현미경을 보면서 눈동자의 12시 방향 흰 자위와 검은 자위가 접한 부분(각막 윤부)을 약 6mm 가량 절개하고 수정체 껍질을 제거한 후 초음파 팁을 넣어 혼탁된 백내장을 유화 흡인시키는 방법으로 진행되었는데, 이 과정에서 수정체의 후낭이 파열되어(백내장 초음파 유화 흡인술 중에 수정체 후낭이 파열되는 빈도는 3% 내지 22%이다) 전부초자체절제술을 시행한 후 인공수정체는 안구의 전방에 삽입하고 절개 부위를 접합하는 방법으로 시행하였다.
- 위 백내장 수술 후, 원고의 우측 눈의 시력은 퇴원일인 같은 달 18.에는 0.5, 외래 내원시인 같은 달 20.에는 0.7, 1992. 2. 6.에는

42) [공1997.9.15.(42),2608]

0.9, 같은 달 28.에는 0.9로서 거의 정상으로 회복되었다. 그런데 원고는 같은 해 8. 29. 목동 안과병원에 내원하여 의사인 소외 박○○에게 눈이 부시는 현휘 증상을 호소하여 위 박○○이 세극등 현미경으로 검사를 한 결과 우측 눈의 전방에 인공수정체가 삽입된 상태로 각막 내피세포의 하반부에 반점이 있었으며, 양안의 교정시력은 1.0, 양안의 안압은 18mmHg로서 정상범위였는바, 위 박○○은 자신이 특별히 치료할 질환은 발견하지 못하였으나 환자가 호소하는 증상과 위 반점들이 백내장 수술과 어떠한 연관이 있는지의 감별을 위하여 위 원고에게 백내장 수술을 한 피고 병원으로의 전원을 권유하였다.

- 위 원고가 같은 해 8. 31. 피고 2에게 찾아와 진찰을 받은 결과 당시 위 원고의 우측 눈의 시력은 1.0으로 정상, 안압은 27mmHg로서 정상보다 약간 높았는데 위 원고는 위 피고에게 눈에 무엇인가 떠 다니는 증상(비문증 증세)을 호소하였고, 이에 위 피고는 위 원고에게 위와 같은 증상은 근시가 있는 눈에 흔히 있는 것이라고 하며 그 치료를 위하여 레시돈 정제 15일분을 처방하였고, 그 밖에 위 원고의 눈에 결막염 증세가 있다고 판단하여 항생제 안약(탈리비드)을 투여하였다.

- 위 원고는 위 피고가 처방한 대로 위 레시돈 정제를 복용하던 중 우측 눈에 코 있는 쪽의 시야가 가리는 증상이 나타났고 약 1주일이 지난 후에는 물체가 흑백으로 보이고 물결이 흔들리는 것 같은 증상이 나타나 위 원고는 같은 해 9. 16. 소외 이○○ 경영의 안과에 내원하여 그로부터 진찰을 받았는데 그 결과 위 원고의 우측 눈의 시력이 0.02이고 망막박리 증상이 있었다. 이에 위 이○○로부터 속히 위 피고에게 가서 진찰을 받도록 권유하였으나 위 원고는 이를 거절하였다.

- 위 원고는 같은 해 9. 17. 위 이○○의 권유로 ○○대학교 ○○병원 안과 의사인 소외 양○○으로부터 정밀검사를 받았는데, 그 결과 위 원고는 우측 눈이 비문증 증가와 시력저하 증상을 나타내는 우측위수정체안 및 견인성망막박리이므로 입원하라는 말을 들었고, 다시 같은 달 18. ○○대학교병원 안과에 내원하여 의사인 소외 이○○으로부터 진단을 받은 결과 우측 눈의 시력은 광각이고 전방에 인공수정체가 있으며 망막은 전부 박리되어 있고 망막의 6시 방향으로부터 10시 방향으로 중간 부위를 따라 큰 망막열공이 보여 우측 눈의 초자체 절제술과 망막재유착술을 권유받았으나, 위 원고는 이를 거절하였다.
- 위 원고는 같은 해 9. 25. 미국 로스엔젤레스에 있는 성 ○○○ ○○○병원에 입원, 우측 눈의 망막과 맥락막이 이탈되었다는 진단을 받고, 같은 달 28. 망막박리 교정수술을, 같은 해 10. 19. 인공수정체 제거 및 가스주입술 등을 받았으나 수술 후 계속적인 염증이 발견되는 등 경과가 좋지 못한 상태에서 같은 달 27.경까지 치료를 받다가 귀국하여 같은 달 31. 위 ○○병원에 입원, 다시 망막박리 교정을 위한 수술을 받았으나 망막박리가 유지되고 있고, 여러 번의 수술로 각막혼탁이 발생하여 현재 우측 눈에 대한 각막이식 및 망막박리 교정술이 필요한 상태로 향후 치료 후에도 우측 눈의 시력장애가 남을 것으로 예상된다.

관련 의학 사실

- 망막박리는 초자체와 맥락막 사이에 있는 망막이 여러 가지 원인에 의하여 제 위치에 있지 못하고 초자체 쪽으로 떨어져 나오는 현상을 가리키며 이는 그 발생기전 및 형태에 따라 크게 열공성 망막박리, 견인성 망막박리, 삼출성 망막박리, 열공 및 견인성 망막박리

의 네 가지 종류가 있는데, 위 원고에게 발생한 망막박리는 망막에 구멍이 뚫리는 망막열공에 의한 열공성 망막박리인바, 백내장 수술은 후초자체박리의 발생을 증가시킬 수 있고, 또한 초자체의 전후 움직임을 유발해 초자체가 강하게 부착되어 있는 초자체 기저부의 망막에 견인을 유발할 수 있으며 이로 인하여 망막열공이 발생하고 열공성 망막박리가 발생할 수 있다.

- 경한 초자체 혼탁이 있을 때 환자에게 자각적으로 눈 앞에 먼지 같은 물체가 보이는 등의 혼탁이 보이는 증상을 비문증이라고 하는데 이는 주로 후초자체박리, 안구 내 출혈, 안구 내 염증 등을 원인으로 하여 발생하고, 한편 눈앞이 번쩍거리는 현휘증상을 광시증이라고 하는데 이는 후초자체박리시 망막과 초자체가 유착되어 있는 부위에 안구 운동시 초자체에 의한 견인력이 작용하여 망막이 자극되어 시야 내에 불빛이 번쩍거리는 것을 환자가 자각하는 것을 말한다. 망막열공이 발생하는 시기에는 눈앞이 번쩍거리는 광시증 또는 먼지 같은 물체가 보이는 비문증 등을 느끼는 수도 있으나, 아무런 증상을 느끼지 못하는 경우도 있다.

- 열공성 망막박리는 대부분 주변부 망막에서 발생하여 망막 중심부로 파급되므로 초기의 증상은 주변부 시야에 검은 장막이 드리우는 것 같은 주변부 시야장애가 나타나고 망막박리가 망막 중심부까지 파급되면 시력저하가 오고 변시증이 나타나는데, 열공성 망막박리의 경우 초기에는 안압이 정상이거나 저하될 수 있으며 망막박리가 넓게 진행되면 대개는 안압이 저하된다. 환자의 안압과 시력이 정상이고 환자가 광시증(현휘증상), 비문증, 주변부 시야장애 등의 증상을 호소하지 않으면 대개 열공성 망막박리를 의심하지 아니하며, 환자가 망막열공 및 열공성 망막박리의 발생을 의심케 하는 증상을 호소할 때 안저검사, 초음파검사 또는 망막 전위도검사를 시행하며

이 때 망막열공 및 열공성 망막박리가 있으면 대부분은 진단이 가능하나, 위 각 검사는 그 소요기간과 경비문제로 모든 환자에게 일상적으로 시행하는 검사는 아니다. 열공성 망막박리의 치료는 망막열공의 위치, 크기, 개수, 망막박리의 범위 또는 정도, 열공성 망막박리의 합병증 발생 유무 및 정도에 따라 공막돌융술, 초자체 절제술 및 초자체강내 주입술 등의 수술을 각각 또는 병행하여 시행하는데, 공막돌융술의 성공률(망막재유착률)은 증식성 초자체 망막증이 없는 경우는 90% 내지 95%, 증식성 초자체 망막증이 발생한 경우는 50% 내지 75%이고, 초자체 절제술 및 초자체강내 주입술의 성공률(망막재유착률)은 35% 내지 70%이며, 그 성공률에 관여하는 인자로서는 열공의 크기, 수, 위치, 망막박리의 기간, 합병증의 발생 여부 등이 있다.

법적 판단

- 원고들은 피고 2는 원고 1이 1992. 8. 31. 피고 병원에 내원하여 진찰을 받을 때 위 원고로부터 망막박리의 전형적인 증세인 현휘나 비문증 증세를 호소받고도 망막박리 여부를 판단하기 위한 검사를 하지 아니하여 위 원고로 하여금 적시에 망막박리 증세에 대한 치료를 받을 기회를 상실하게 한 과실이 있거나, 위 원고의 수술 및 진료를 담당하였던 의사로서 위 원고의 상태를 면밀히 진찰하여 그 원인과 치료 방법을 규명할 생각은 하지 아니하고 그대로 돌려 보내는 등으로 진료계약상의 의무를 다하지 아니하여 위 망막박리의 결과를 초래하였으니 불법행위책임 또는 채무불이행책임이 있다고 주장하나, 위 원고가 위 1992. 8. 31. 검진시 위 피고에게 현휘증상을 호소하였다는 사실은 인정할 증거가 없고, 위와 같이 위 원고는 백내장 수술 후 우측 눈의 시력이 1.0까지 회복되어 1992. 2. 28.

검진시까지 시력이 정상을 유지하였고, 백내장 수술 후 약 8개월이 지난 위 1992. 8. 31. 위 피고로부터 진찰을 받을 때 시력이 1.0, 안압은 27mmHg로서, 오히려 안압은 정상인보다 높았으며 기타 자각증상으로서 비문증을 호소하였을 뿐이고, 망막박리의 구체적인 증상이 나타나기 시작한 것은 위 피고로부터 진찰을 받은지 약 1주일 정도가 지난 후로서, 위 피고의 1992. 8. 31. 검진 당시 위 원고에게 망막열공 내지 박리증상이 있었는지의 여부도 단정하기 어려우므로, 비록 위 피고가 위 원고의 백내장 수술을 집도한 사실이 있다고 하더라도 위 검진 당시 망막박리 여부를 판단하기 위한 검사를 시행하지 아니한 것이 위 피고의 과실이라고 할 수 없고, 또한 위와 같은 수술과 치료의 경과에 비추어, 위 피고에게 원고들의 주장과 같은 진료계약 위반 사실이 있다거나 그 진료계약 위반과 위 망막박리의 결과 사이에 상당인과관계가 있다고 인정할 수도 없으므로 원고들의 위 주장은 모두 이유 없다.

- 원심은 피고 2가 이 사건 수술 전에 원고 1에게 이 사건 백내장 수술치료와 그 치료에 따른 후유증 및 수술치료를 받지 아니할 경우 초래될 결과를 설명하지 아니하였고, 또 위 수술 전후에 백내장 수술도 망막박리를 일으킬 수 있다는 점과 특히 이 사건에서는 수술 도중에 수정체 후낭이 파열되어 그 가능성이 더욱 커졌을 뿐 아니라 위 원고와 같은 중등도 이상의 근시인 사람이 사회적으로 심한 활동을 할 경우에도 망막박리가 초래될 가능성이 있다는 점 등을 설명하여 위 원고로 하여금 이에 대비하도록 하여야 하는데도 이러한 설명을 하지 아니한 사실을 인정한 다음, 위 인정과 같은 피고 2의 설명의무 위반은 결과적으로 위 원고로 하여금 백내장 수술에 따른 후유증인 망막박리의 증상과 그 예방 방법 및 진단 방법, 치료 방법, 치료가 지연되는 경우 초래될 결과 등에 대비할 기회를 상실

하게 하였고 그로 인하여 망막박리라는 예기치 못한 결과를 당하여 정신적 고통을 입게 하였으며 그 가족인 나머지 원고들에게도 그로 인한 정신적 고통을 입게 하였으므로 피고들은 각자 원고들에게 위 정신적 고통에 대한 위자료를 배상할 책임이 있다고 판단하였다. 원심의 판단은 위와 같은 법리에 따른 것으로 정당하고, 거기에 상고이유로 지적하는 바와 같은 설명의무의 범위 내지 위자료 지급 대상으로서의 설명의무에 관한 법리를 오해한 위법이 있다고 할 수 없다.

해설

법원은 판결요지에서 "백내장 수술 후 일단 정상으로 회복되었다고 보이는 환자가 그 후 검진 당시 비문증을 호소하기는 하였으나 이는 후초자체박리의 경우뿐만 아니라 안구 내 출혈, 안구 내 염증 등을 원인으로 하여 발생하며, 당시는 통상 예상되는 후유증 발생기간인 수술 후 6개월이 이미 경과한 시점이고 환자의 시력이나 안압 등의 상태도 망막박리 등 백내장 수술로 인한 후유증의 징후가 있는 것으로 볼 수 없는 상황이었으므로, 의사의 위 검진이 오진이라거나, 위 검진 당시 망막박리를 판단하기 위한 검사를 시행하지 아니한 것이 과실이라고 단정하기 어렵고, 나아가 그러한 진단 결과나 망막박리를 판단하기 위한 검사를 하지 아니한 것이 환자의 시각장애를 초래한 직접적인 원인이 되었다고 단정할 수도 없다."고 보았다. 다만, 일반적으로 의사는 환자에게 수술을 시행하는 과정 및 그 후에 나쁜 결과가 발생할 개연성이 있는 의료행위를 하는 경우에 있어서는, 응급환자의 경우나 그 밖의 특별한 사정이 없는 한, 진료계약상의 의무로서 또는 수술에 대한 승낙을 얻기 위한 전제로서 당해 환자나 법정대리인에게 질병의 증상, 치료 방법의 내용 및 필요성, 발생이 예상되는 위험 등에 관하여 당시의 의료수준에 비추어 상당하다고 생각되는 사항을 설명하여 당해 환자가 그 필요성이나 위험성을 충분히 비교해 보고 그 의료행위를 받을 것인가의 여부를 선택할 수 있도록 하여야 할 의무가 있을 뿐만 아니라, 그 진료 목적의 달성을 위하여 환자 또는 그 보호자에 대하여 요양의 방법 기타 건강관리에 필요한 사항을 상세히 설명하여 후유증 등에 대비하도록 할 의무가 있으며, 한편 의료행위로 인하여 중대한 결과가 발생하여 환자가 의사의 설명의무 위반으로 인한 위자료를 청구하는 경우에도 환자에게 발생한 중대한 결과가 의사의 의료행위로 인한 것이어야 하여, 백내장 수술에 따른 후유증인 망막박리의 발생 가능성에 대한 의사의 설명의무 위반을 이유로 위자료 청구를 인정하였다.

9

과거 쌍꺼풀 수술의 후유증이 발생하여, 교정 수술을 받았으나 토안이 된 경우, 2차 수술을 한 의사의 주의위반은 어디까지 인정할 수 있는가?

대법원 2010.8.19. 선고 2007다41904 판결【손해배상(의)】[43)]

사실 관계

원고 1은 1980년경 쌍꺼풀 수술을, 2000년경 양안에 진피이식수술을 각각 받은 적이 있는데, 위 각 수술의 후유증으로 양안의 안검하수증상이 발생하여 이를 교정하고 자연스러운 쌍꺼풀의 선을 만들기 위하여 2003. 2. 26. 피고로부터 쌍꺼풀 재수술(이하 '이 사건 1차 수술'이라고 한다)을 받게 되었다. 피고는 이 사건 1차 수술 당시 원고 1의 좌, 우 안검 부위를 이전의 수술 흉선을 따라 절개하고 유착되어 있던 연부조직들에 대하여 각 층에 맞추어 유착제거술을 시행한 다음 다시 복원하였는데, 당시 위 과거 2회의 수술로 인하여 우안 안검조직의 유착이 매우 심한 상태여서 수술시간이 통상의 경우보다 많이 소요되었다. 그런데 원고 1은 이 사건 1차 수술을 받은 다음부터 우안이 붓고 떠지지 않으며 우안에 통증을 느껴 이를 피고에게 호소하였고, 그러자 피고는 2003. 3. 6. 원고 1의 우안 수술부위를 다시 열어 유착제거 및 복원시킨 구조물의 위치를 확인하고 삼출물을 배출하기 위한 배액관을 꽂아놓은 다음 다시 봉합하는 수술을 시행하였다. 그 후에도 원고 1은 피고에게 같은 증상을 호소하여 피고는 2003. 3. 12. 원고 1의 우안 수술부위를 다시 열어 이전의 진피이식한 지방덩어리를 늘려주고 배액관을 제거하는 등의 수술을 시행하였다.

43) [미간행]

이 사건 수술과 관련한 피고의 업무상과실치상 혐의사건을 수사하던 수사기관에서 이 사건 토안의 원인 등에 관하여 ○○대학교 병원에 감정의뢰를 한 결과, ○○대학교 병원에서는 원고 1의 경우 과거 2회의 수술과 이 사건 수술 등 여러 차례에 걸친 수술로 인한 흉터조직의 발생 및 수축, 눈둘레근의 기능 저하가 이 사건 토안의 원인으로 추정되고 윗눈꺼풀 피부 및 윗눈꺼풀올림근의 과도한 절제, 신경손상 등은 없었던 것으로 판단된다는 취지의 소견을 밝혔다.

법적 판단

- 원심이 추정한 피고의 과실 중 수차례에 걸친 수술로 눈둘레근이 섬유조직화하였다는 점을 살펴보면, 눈둘레근의 섬유조직화는 수차례에 걸친 수술의 결과일 뿐이므로 이 사건 1차 수술에 피고의 과실이 있는 경우 등 특별한 사정이 없는 한 이를 피고의 수술상 과실로 볼 수는 없고, 이 사건 1차 수술 이후 원고 1이 우안이 붓고 떠지지 않는 데다가 통증까지 호소하자 그 이상 유무를 확인하기 위하여 추가로 두 차례의 수술을 한 것 자체로 피고에게 어떠한 과실이 있다고 보기도 어렵다.

  또한 원심이 추정한 피고의 과실 중 눈둘레근(윗눈꺼풀올림근의 오기로 보인다)을 지나치게 올려 결찰하였다는 점에 관하여 보더라도, 원심이 앞서 들고 있는 간접사실들은 이 사건 수술과 이 사건 토안 발생 사이의 인과관계를 추정할 수 있는 사정은 될지언정 더 나아가 이 사건 토안이 피고의 과실에 기한 것이라고 추정할 수 있을 정도의 개연성을 갖춘 사정들이라고 보기 어렵고, 원고 1의 경우 과거 두 차례의 윗눈꺼풀 수술과 이 사건 수술 등 수차례의 수술로 인한 흉터조직의 발생 및 수축, 눈둘레근의 기능 약화 등으로 인하여 이 사건 토안이 발생하였을 가능성이 충분히 있으므로 피고에게 위와 같은 결찰상의 과실을 추정하기는 어렵다.

- 그럼에도 원심은 개연성이 담보되지 않는 사정들을 가지고 막연하게 피고의 과실을 추정하여 피고의 손해배상책임을 인정하고 말았으니, 이러한 원심판결에는 의료사고에 있어서 과실의 추정에 관한 법리오해 등으로 인하여 판결에 영향을 미친 위법이 있다. 이를 지적하는 피고의 상고이유 주장은 이유 있다.

해설

쌍꺼풀 수술의 부작용으로 안검하수증상이 나타난 경우에, 이를 교정하기 위한 재수술을 시행하는 것은 주변 조직의 유착 등으로 인하여 수술 자체가 어려울 뿐더러, 환자가 원하는 만큼 미적으로나 기능적으로 교정되지 않을 가능성도 높다. 이러한 경우에 의사에게 막연하게 과실을 추정하게 되면, 의사는 소극적이고 방어적인 진료를 하게 된다. 그런 의미에서 의사의 과실을 추정하는 간접 반증을 인정하기 위하여 언급되어야 하는 사실들이 의사의 과실에 기한 것이라고 추정할 수 있을 정도의 개연성을 갖춘 사정이어야 한다는 의미의 판결이다.

10

임상시험 단계의 시술을 할 때, 의사의 설명의무의 정도와 위반시 손해 배상은 어느 범위까지 하여야 하는가?

대법원 2015. 10. 29. 선고 2014다22871 판결 【손해배상(의)】[44)]

사실 관계

충혈된 결막의 일부를 절제하고 결막 세포의 치유를 늦추기 위하여 항암제인 마이토마이신을 투여하는 방법을 눈 미백 시술이라는 이름으로 광고하고 병원을 찾아온 환자들에게 시술한 사건이다. 이 시술은 기사성 광고를 통하여 2007년부터 신문 매체에 광고가 되었고, 새로운 시술법은 안과 학회에서 공식적으로 인정받지 못하던 치료법이었다. 2008년 4월부터 시술 방법에 안전성 문제가 있음을 안과 학회가 지적하면서 논란이 일어나게 된다. 수술을 받은 상당수 환자들이 부작용을 경험하여 손해배상 소송을 냈다. 이러한 논란 중에도 피고 의사는 동일한 수술을 계속하였고, 이로 인하여 많은 피해자가 발생하였다.

사건의 경과

언론에서 문제를 제기하게 되자 보건복지부는 2011년 신의료기술평가위원회를 열었다. 시술받은 환자 1,713명 중에 1,420(82.9%)에게 합병증이 발생하였고, 그 중 952(55.6%)명은 섬유화 증식, 안압상승, 사시, 녹내장 등 중증이라는 결론을 내리고 이에 기하여 수술중단명령을 내리게 되었다. 해당 시술의 중단 명령에 대하여 시술 개발자인 안과 의

44) [미간행]

사가 행정 소송을 냈는데, 1심에서는 보건복지부, 2심에서는 김원장이 승소하게 된다. 2심은 “안전성이 미흡하다고 단정할 수 없고 수술을 시급히 중단할 만큼 급박하거나 보완조치가 불가능하다고 보이지 않는다.”며 중단명령이 재량권 남용으로 보았다. 이후 대법원은 “시술이 널리 시행되면 국민건강에 중대한 영향을 미칠 가능성이 있다.”며 “원고의 불이익에 비해 국민건강 침해를 예방할 공익상의 필요가 더 크다.”고 지적했다. 이어 “시술 중단명령 외에는 위험을 효과적으로 통제할 적절한 수단을 찾기가 쉽지 않다. 재량권을 일탈 · 남용했다고 단정할 수 없다.”고 판시하며, 원심을 깨고 고등법원에 사건을 파기 환송하게 된다.

법적 판단

- 원심은 이 사건 시술 당시에 눈미백수술의 안전성과 유효성(치료효과)에 관하여 의학계의 임상경험에 기초한 합의가 없었다고 인정한 다음, 이 사건 시술은 시행 당시 임상시험 단계에 있는 수술이었으므로, 피고로서는 원고들에게 통상의 신체 침해 의료행위에서 요구되는 수준의 일반적인 설명뿐만 아니라 이 사건 시술이 아직 임상적인 자료에 의하여 안전성 및 유효성이 확립되어 있지 아니한 의료행위라는 사정까지도 설명할 의무가 있음에도, 통상적인 부작용과 합병증에 관하여만 설명하고 시술에 대한 동의를 받았을 뿐, 이 사건 시술에 대하여 안전성 및 유효성이 아직 증명되지 아니하였으며 그에 관한 안과 의학계의 임상경험에 기초한 합의가 없는 상태라는 사정에 대한 설명까지 하였음을 인정할 증거가 없다는 사정 등을 들어, 피고는 이 사건 시술에서 요구되는 설명의무를 다하지 아니하였다고 봄이 타당하다고 판단하고, 또한 만일 원고들이 피고로부터 안과의 임상의학에서 이 사건 시술이 평가받

고 있는 정확한 실태 등의 설명을 들었더라면 특별한 사정이 없는 한 이 사건 시술을 받지 않았을 것이라고 추정할 수 있다고 판단하였다.

- 원고들이 피고로부터 안과의 임상의학에서 이 사건 시술이 평가받고 있는 정확한 실태 등에 관한 설명을 들었더라면 특별한 사정이 없는 한 이 사건 시술을 받지 않았을 것이라고 추정할 수 있는 사정과 아울러 원심의 경희대학교 의과대학 부속병원장에 대한 신체감정촉탁결과 등을 종합하면, 피고의 설명의무 위반에 따른 이 사건 시술의 시행과 이 사건 시술 후 원고들이 겪게 된 증상 사이에 상당인과관계가 있다고 인정하여, 피고는 설명의무 위반으로 인한 위자료를 포함한 원고들의 모든 손해를 배상할 책임이 있다고 판단하였다.
- 위와 같은 원심의 판단은 앞에서 본 법리에 기초한 것으로서, 거기에 상고이유 주장과 같이 설명의무 위반과 손해 사이의 인과관계, 설명의무 위반으로 인한 손해배상의 범위 등에 관한 법리를 오해하여 필요한 심리를 다하지 아니하거나 논리와 경험의 법칙에 반하여 자유심증주의의 한계를 벗어나는 등의 사유로 판결에 영향을 미친 위법이 있다고 할 수 없다.

해설

임상 시험 단계의 시술이라면, 시술을 할 때 해당 시술의 성격을 정확하게 설명하고 환자가 이를 이해할 수 있어야만, 시술에 대한 동의가 유효한 것이 된다. 이러한 설명의무 위반이 있는 경우에는 환자에게 발생한 모든 손해를 배상하여야 한다는 것이 법원의 판단이다.

참고 판례

대법원 2010.10.14. 선고 2007다3162 판결【손해배상(의)】[45]

의사가 간경화증이 상당히 진행되어 간이식 수술 외에 효과적인 치료 방법이 없는 상태의 환자 등에게 임상단계에 있는 중간엽 줄기세포 이식술을 시행하면서 환자들의 의사결정에 영향을 줄 수 있는 중요한 사정인 치료 효과에 관하여 객관적으로 확인해 보려는 노력을 기울이지 아니한 채 줄기세포 공급업체 대표의사와의 공동기자회견, 병원 홈페이지 광고, 상담 등을 통하여 그릇된 정보를 제공하는 등 환자들에 대한 설명의무를 위반한 잘못이 있고, 줄기세포 공급업체 대표이사 역시 임상시험 단계에 있는 줄기세포를 판매함에 있어 줄기세포 구입자들의 의사결정에 영향을 줄 수 있는 중요한 사정인 치료효과에 관하여 객관적으로 확인해 보려는 노력을 기울이지 아니한 채 위 의사와의 공동기자회견, 탯줄은행 홈페이지 광고, 상담 등을 통하여 그릇된 정보를 제공하는 등 줄기세포 구입자들에 대한 설명의무 내지 고지의무를 위반한 잘못이 있으며, 위와 같은 기자회견의 경위, 홈페이지 내용의 관련성, 환자들이 줄기세포 구입 및 이식술을 받은 경위 등에 비추어 보면, 위 대표이사와 의사의 불법행위는 서로 객관적 관련공동성이 있어 공동불법행위를 구성한다고 본 사례.

45) [공2010하,2055]

11

방사선 치료를 할 때, 어느 정도로 방사선 조사량을 높이면, 치료 용량 결정상의 주의의무 위반을 인정할 수 있을까?

광주지법 2002.7.10. 선고 2000가합4915 판결: 항소【손해배상(의)】[46)]

사실 관계

| 사례 1

1999. 3.경 질출혈로 ○○대학교병원 산부인과에 내원하여 자궁경부암 1기 말로 진단받고, 1차로 1999. 3. 21.부터 25.까지 항암약물치료, 4. 1.부터 4. 8.까지 근치적 자궁절제술 및 골반림프절 곽청술을 시행받았는데, 수술 후 조직검사상 자궁경부암의 상태는 림프절 전이가 있었으며, 암 침범 깊이가 18mm, 암세포의 혈관침범이 있는 것으로 나타났다. 그러나 수술 후 복부 통증이 심하여 피고 병원에 다시 내원하였고, 산부인과 담당의사인 소외 1은 위 망인에게 1999. 5. 3.부터 6. 18.까지 골반부에 외부 방사선치료(동위원소 이리디움, 총 방사선량 5040cGy, 1회당 180cGy씩 주 5회 총 28회) 후 1999. 6. 10., 14., 17. 3회에 걸쳐 질점막에 각 1회당 2000cGy씩 총 6,000cGy를 조사하는 방법으로 자궁강 내 방사선치료를 하였다. 방사선 치료 이후 급성직장염, 직장출혈, 직장질루가 발생하여 1999. 12. 8. 장루술을 시행받았고, 직장괴사로 2000. 1. 10. 직장절제술을 시행받았으며, 이후로도 방광질누공으로 인하여 2000. 1. 26. 대장과 요도를 연결하여 인공항문으로 소변이 나오도록 하는 장요관이음술을 시행받고 소외 성○○병원으로 전원되었다가 2000. 4. 4. 탈수

46) [하집2002-1,76]

증상으로 다시 피고 병원 응급실에 내원하여 검사 결과 신부전증으로 진단되어 치료를 받다가 2000. 7. 17. 뇌출혈이 발생하여 보존적 치료 중 2000. 8. 1. 사망하였다.

| 사례 2

1999. 1.경 접촉성 질출혈로 피고 병원 산부인과에 내원하여 자궁경부암 1기말로 진단받고, 피고 병원에 입원하여 1999. 1. 29. 근치적 자궁절제술 및 골반림프절 곽청술을 시행받았다. 수술 후 조직 검사상 자궁경부암의 상태는 림프절전이가 있었으며, 암 침범 깊이가 3mm, 암세포의 혈관침범이 있는 것으로 나타났다. 위 원고는 1999. 5. 10.부터 6. 16.까지 피고 병원 치료방사선과 의사인 소외 2로부터 외부 방사선치료(총 방사선량 5040cGy) 후 1999. 6. 17., 21., 24. 3회에 걸쳐 위 (1)항과 같은 방법으로 총 6,000cGy를 조사하는 자궁강 내 방사선치료를 받았다. 위 원고는 방사선 치료 직후 회음부 피부염, 급성방광염의 증상이 나타났고, 2000. 1.경부터 직장출혈로 약물치료를 받았으나 호전되지 않아 2000. 4. 18. 피고 병원 응급실에 내원하여 4. 21. 회음부 및 직장괴사 등에 의한 직장질루 장루술을 시행받아 장루를 통하여 배변을 하고 있는 상태이고, 2000. 8. 21. 장 및 요도의 천공에 의한 복막염 등으로 소장 및 요도를 복부로 내는 회장루술, 인공요관술을 시행받았으며, 2002. 1. 28.과 2. 18. 두 차례에 걸쳐 피고 병원 성형외과에서 직장질루 교정술인 피판성형술을 받았으나 회음부 궤양, 질과 항문의 일부괴사 및 직장–질 누공, 질통증, 성기능장애, 중증도 이상의 주요우울상태에 있고, 회음부 및 질의 괴사가 계속적으로 진행될 수 있어 직장–질루는 완치가 불가능할 것으로 예상되고 항문의 괄약근 기능이 소실된 상태이다.

| 사례 3

위 원고는 1999. 1.경 배뇨 등의 후에 종종 있는 질출혈로 피고 병원

산부인과에 내원하여 자궁경부암 1기말로 진단받고, 피고 병원에 입원하여 1999. 2. 8. 근치적 자궁 절제술 및 골반림프절 곽청술을 시행받았는데, 수술 후 조직검사상 자궁경부암의 상태는 림프절전이는 없었으나 종양크기가 4cm, 암 침범 깊이가 20mm인 것으로 나타났다. 위 원고는 자궁적출술 수술 후 피고 병원측으로부터 방사선치료를 권유받고 1999. 4. 13.부터 5. 25.까지 피고 병원 치료방사선과 의사인 소외 2로부터 외부 방사선치료(총 방사선량 5040cGy) 후 1999. 6. 10., 14., 17. 3회에 걸쳐 위 (1)항과 같은 방법으로 총 6,000cGy를 조사하는 자궁강 내 방사선치료를 받았다. 위 원고는 방사선 치료 직후 회음부 피부염, 급성방광염의 증상이 나타나고, 1999. 12. 8.경부터 직장출혈이 시작되어 약물치료를 받았으나 상태가 호전되지 않아 2000. 4. 5. 피고 병원에 입원한 후 4. 11. 회음부 및 직장괴사로 인공항문을 통하여 배변을 하기 위하여 직장질루 장루술을 시행받았으나 봉합부위가 아물지 아니하여 대변이 질과 항문으로 배출되어 4. 21. 장내부를 세척하는 개복수술을 시행받았고, 2001. 12. 11.과 2002. 2. 22. 두 차례에 걸쳐 피고 병원 성형외과에서 직장질루 교정술인 피판성형술을 받았으나 회음부 궤양, 질과 항문의 일부괴사 및 직장－질 누공, 질통증, 성기능장애, 중증도 이상의 주요우울상태에 있고, 회음부 및 질의 괴사가 계속적으로 진행될 수 있어 직장－질루는 완치가 불가능할 것으로 예상되고 항문의 괄약근 기능이 소실된 상태이다.

관련 의학 지식

자궁경부암 환자의 치료방법

암은 통상적으로 FIGO(국제산부인과연맹)의 병기 분류에 따라 1기에서 4기로 분류하며 각 단계마다 a와 b로 분류되고, 조기 자궁경부암 환자의 치료에 있어 근치적 자궁적출술과 방사선치료는 비슷한 치유율을 갖지만 수술적 요법은 난소기능의 보존과 유연한 질의 기능이 요구된다는 측면에서 젊은 여성을 대상으로 하고 있고, 방사선치료는 의학적 문제로 수술이 힘들거나 나이가 든 여성을 대상으로 하고 있으며, 자궁경부암 1기 환자가 수술적 치료만 시행받은 후 자궁경부암의 재발이 없는 경우 5년 생존율은 통상 80% 정도이고, 재발의 위험인자로는 절제연양성, 림프절전이, 림프혈관계 침범, 종양의 크기(3cm 이상), 자궁경부 실질침윤의 정도, 자궁내막 침범이 있으며 수술시 림프절전이가 있으면 그 생존율은 4~50%로 감소되고 재발의 위험이 높은 환자에 있어서는 국소제어 및 생존율을 향상시키고자 하는 목적으로 수술적 요법과 방사선치료가 병행하여 사용되어 왔다.

국내 임상의학계의 방사선치료 방법

자궁경부암의 방사선 치료는 외부 및 내부 방사선치료가 병용되며, 외부방사선치료는 골반부에 방사선을 조사하는 방법으로 시행되고, 내부 방사선치료는 자궁과 질에 동위원소를 삽입하여 일정기간 치료하는 방법으로 시행되는데 일반적으로 저선량요법(LDR)과 고선량요법(HDR)로 구분되고, 고선량 요법은 이리디움, 코발트 등을, 저선량요법은 세시움을 사용하는 데 최선의 방사선치료는 종양조직에는 충분한 방사선량을 조사하여 재발을 방지하고 종양의 치유율을 높여 생존율을 높이되, 정상조직에는 방사선이 최소로 조사되도록 하는 데 있으나 적정한 치료 횟수 및 치료 선량에 관하여는 국제적으로 표준화되거나 일관된 규정은 없고 다양한 범위의 치료 방법으로 시행되고 있으나, 국내 임상의학계의 보고에 의하면, 외부 방사선치료와 병용하여 고선량요법에 의한 내부 방사선치료를 하는 경우 통상 3~500cGy를 주 2~3회 총 5~13회(총량 3,000~3,500cGy) 조사하는 방법으로 시행하고, 권장되는 1회 방사선 분할선량은 500cGy이고, 그 한도는 통상 7~800cGy 이하이며, 문헌상 보고된 바에 의하면, 최대량은 1,400cGy이고, 피고 병원의 경우 이 사건 사고 후 1회당 분할 조사량을 2,000cGy에서 500cGy 감량하였다.

방사선치료로 인한 합병증

방사선치료에 의한 합병증은 일반적으로 치료 횟수와 투여 선량에 비례되며 발생가능한 후유증으로는 직장-질 누공, 직장협착, 출혈, 방광천공, 자궁경부 괴사 등이 있고, 기왕의 고혈압이 있었던 암환자의 치료를 위해 선택된 방사선 조사로 인해 신부전증 및 고합압의 증을 동반할 수 있는 방사선성 신병증이 병발한 경우 고혈압성 뇌출혈이 발생하는 데 상호 기여할 수 있으며, 일반적으로 암치료와 관련하여 나타나는 전신쇠약 및 면역력 저하에 방사선치료의 합병증인 장유착, 누공형성이 더해지면 각종 세균에 의한 전신감염으로 패혈증 및 다발성 장기부전을 유발할 수 있다.

법적 판단

원고들은 통상 자궁경부암 1기의 경우 자궁적출술만을 시행하고, 2기 말부터 방사선치료를 주로 하는데 피고 병원은 자궁경부암 1기말인 위 4명의 환자들에게 부적절한 예방적 차원의 방사선 치료를 하였고, 방사선은 세포나 정상조직을 파괴하여 괴사 등의 현상이 나타나게 하므로 방사선치료에 있어서 병변을 치유하면서 정상조직을 보존할 수 있는 적정량의 방사선을 조사하여야 할 주의의무가 있음에도 이에 반하여 1회 분할 조사량으로 과도한 양을 조사하였으며, 방사선치료로 말미암아 발생할 개연성이 있는 후유증에 대하여 설명을 하여 위 환자들이 방사선치료를 받을 것인가의 여부를 선택할 수 있도록 하여야 할 의무가 있음에도 이에 대한 충분한 설명 없이 방사선치료를 하였다고 주장한다.

위 제1의 가.항 인정 사실에 의하면 위 4인의 환자는 방사선치료 당시 자궁경부암 1기의 환자들이었으나 림프절 전이, 종양의 크기 등 재발의 위험인자들을 보유하고 있었음을 알 수 있고, 피고 병원의 의사들은 환자 등의 상태 등을 고려하여 재량의 범위 내에서 수술적 요법과 병행하여 방사선 치료를 시행한 것으로 보이므로 이러한 처치가 합리적 범위를 벗어나 불필요한 진료방법을 선택한 경우로 볼 수는 없다고 할 것이므로 원고들의 이 부분 주장은 이유 없다.

위 인정 사실에 의하면, 피고 병원의 치료방사선과 의사인 소외 2는 자궁경부암환자에 대한 고선량 방법에 의한 내부 방사선치료의 경우에 통상 국내 임상의학계에서 통용되는 1회 분할 조사량 및 총 조사량을 과도하게 초과하는 처치를 하였음을 알 수 있고, 방사선치료로 인한 후유증은 방사선의 분할 조사회수와 총 조사량에 비례한다는 것이므로(일반적으로 후유증과 방사선을 조사한 시간, 강도는 상관관계가 없으나 분할 조사횟수에 비례한다는 의미는 1회 분할 조사량과도 상관관계가 있다는 의미로 보인다.), 설사 위 4인의 환자들에 대한 처치가 피고 병원에서 1987.경부터 시행되어 오던 방법이라고 하더라도 이러한 사정만으로 이를 당시 의료기관 등 임상의학 분야에서 실천되고 있는 일반적으로 알려져 있고 또 시인되고 있는 규범적인 의료수준에 의한 처치라고 볼 수는 없고, 피고 병원의 치료방사선과 의사인 소외 2 등의 위와 같은 잘못으로 말미암아 위 4인의 환자들에게 위 제1의 가.항 후유증을 초래하게 하고, 위 유○○, 윤○○에게 그 후유증으로 사망에 이르게 하였다고 할 것이다.

따라서 위 4인의 환자들에게 발생한 후유증이 위와 같은 피고 병원 의료진의 처치상의 잘못으로 인한 것이 아니라 전혀 다른 원인으로 말미암은 것이라는 입증을 다하지 못하는 이상, 피고는 소외 2 등 그 소속 의사들의 사용자로서 그들의 위와 같은 불법행위로 인하여 원고들이 입은 손해를 배상할 책임이 있다.

해설

본 사건은 의료기관이 자궁경부암 환자에 대한 방사선치료를 함에 있어 통상 국내 임상의학 분야에서 통용되는 방사선 조사량보다 과도하게 초과하는 처치를 한 잘못이 있음을 이유로 의료기관의 과실을 인정한 사례이다. 또한 수술 후 5년 생존율이 4~50%에 불과한 자궁경부암 환자에 대한 의료과실로 인한 손해배상에 있어 방사선종양학계의 후향적 생존율 분석의 기준이 되는 5년을 기준으로 사고일로부터 향후 5년까지는 일시금으로 지급, 그 이후부터는 생존을 조건으로 한 정기금으로의 지급을 명한 사례이다.

전문 영역

CHAPTER 8

임신, 분만 관련

1

다운증후군으로 태아를 산전 진단한 경우에 모자보건법상의 인공 임신중절을 할 수 있는가?

대법원 1999.6.11. 선고 98다22857 판결【손해배상(의)】[47]

사실 관계

산모인 소외인은 33세에 둘째 딸인 원고를 임신하여 11주쯤 된 때부터 출산일까지 피고 지방공사 ○○의료원에서 그 소속 산부인과 의사인 피고 김○○로부터 정기적으로 진찰을 받았다. 소외인은 전에 첫딸을 낳았을 때 피고 병원으로부터 첫딸이 선천성 뇌수종이라는 진단을 받고 놀랐으나 그 후 다른 병원에서 선천성 뇌수종이 아닌 것으로 판명되었고 정상아로 잘 자랐으며, 원고의 사촌언니는 수막척수류로 수술을 받았고, 원고의 고종사촌오빠는 생후 3개월 때 담도폐쇄증으로 수술을 받았으나 사망한 터였다.

47) [공1999.7.15.(86),1361]

소외인은 위와 같은 사정으로 인하여 자신이 임신한 원고가 정상아인지에 대하여 특별한 관심을 가지게 되어 1994. 5. 31. 정기진찰을 받으면서 피고 김○○에게 위와 같은 사정을 말하면서 기형아 검사를 해줄 것을 부탁하였다. 피고는 초음파검사에 의하여 태아가 정상이라고 판단하였고 서울에 있는 기형아 전문검사기관인 ○○임상검사센터에 기형아검사를 의뢰하여 소외인은 1994. 6. 1. 그 곳에서 에이.에프.피(AFP)검사(모체혈청 단백질 검사)를 받은 결과 정상수치 범위 내인 23.43ng/ml로 나왔다. 소외인은 위 검사 후에도 계속 태아의 크기가 작다느니, 태동이 없다느니 하면서 피고에게 정기적으로 진찰을 받았는데, 그 때마다 피고는 소외인에게 태아가 정상이라고 진단하였다. 그러나 출생예정일보다 14일 전인 1994. 10. 28. 원고는 다운증후군의 기형아로 태어났다.

원고 주장

다운증후군이 모자보건법 제14조 제1항 제1호에 의하여 인공임신중절이 허용되는 질환에 해당하므로, 피고가 위 소외인에게 기형아 판별확률이 비교적 높은 검사법에 대하여 아무런 설명을 하지 아니하여, 소외인으로 하여금 확실한 검사 방법을 택하여 태아가 기형아인지의 여부를 확인하고 만일 그 태아가 기형아라면 낙태할 수 있는 기회를 상실하게 함으로써, 기형아(다운증후군)인 원고 자신을 태어나게 하였다고 주장하면서, 원고 자신의 향후 치료비 및 양육비 상당의 손해 중 일부를 청구하고 있다.

관련 의학 지식

다운증후군은 21번 염색체에 이상이 있는 것으로서 낮은 코, 손 · 발가락의 이상, 선천성 심장판막증, 지능장애, 발육장애 등의 특이한 용모와 증세를 나타내는데 그런 환자는 체내 저항력이 떨어져 폐감염과 백혈병 이환율이 높으며 나이 많은 임산부에게서 태어나는 경우가 많다.

태아기형의 산전진단 방법에는 방사선이나 초음파 또는 태아경으로 관찰하는 방법 이외에, 모체의 혈액을 검사하여 태아기형을 예측하는 간접적 방법과 양수천자 또는 융모세포검사와 같은 직접적 방법이 있고, 모체의 혈액을 검사하는 방법에는 에이.에프.피검사, 에이취.씨.지(hCG)검사, 유.이.3(uE3)검사 등이 있는데 에이.에프.피검사시 다운증후군의 검출률은 약 20% 정도로 낮으며 위 세 가지 검사를 동시에 하는 경우(트리플 마커 검사)에서는 다운증후군의 검출률을 60% 이상으로 높일 수 있지만, 이원임상검사센타에서는 위 소외인이 검사를 받을 당시 위 에이취.씨.지검사, 유.이.3검사는 시행하지 않고 있었고, 양수천자와 융모세포검사는 태아손상, 유산, 모체감염 등의 위험이 있기는 하지만 간접적 검사 방법보다 훨씬 확실한 진단결과를 얻을 수 있다.

법적 판단

■ 모자보건법 제14조 제1항 제1호는 인공임신중절수술을 할 수 있는 경우로 임산부 본인 또는 배우자가 대통령령이 정하는 우생학적 또는 유전학적 정신장애나 신체질환이 있는 경우를 규정하고 있고, 모자보건법시행령 제15조 제2항은 같은 법 제14조 제1항 제1호의 규정에 의하여 인공임신중절수술을 할 수 있는 우생학적 또는 유전학적 정신장애나 신체질환으로 혈우병과 각종 유전성 질환을 규정하고 있을 뿐인데, 기록에 의하면 다운증후군은 유전성 질환이 아님이 명백하다. 따라서 다운증후군은 위 조항 소정의 인공임신중절사유에 해당하지 않음이 명백하여 원고의 부모가 원고가 다운증후군에 걸려 있음을 알았다고 하더라도 원고를 적법하게 낙태할 결정

권을 가지고 있었다고 보기 어려우므로, 원고의 부모의 적법한 낙태결정권이 침해되었음을 전제로 하는 원고의 이 사건 청구는 이 점에 있어서 이미 받아들이기 어렵다고 할 것이다.

- 원고는 자신이 출생하지 않았어야 함에도 장애를 가지고 출생한 것이 손해라는 점도 이 사건 청구원인 사실로 삼고 있으나, 인간 생명의 존엄성과 그 가치의 무한함(헌법 제10조)에 비추어 볼 때, 어떠한 인간 또는 인간이 되려고 하는 존재가 타인에 대하여 자신의 출생을 막아 줄 것을 요구할 권리를 가진다고 보기 어렵고, 장애를 갖고 출생한 것 자체를 인공임신중절로 출생하지 않은 것과 비교해서 법률적으로 손해라고 단정할 수도 없으며, 그로 인하여 치료비 등 여러 가지 비용이 정상인에 비하여 더 소요된다고 하더라도 그 장애 자체가 의사나 다른 누구의 과실로 말미암은 것이 아닌 이상 이를 선천적으로 장애를 지닌 채 태어난 아이 자신이 청구할 수 있는 손해라고 할 수는 없다.

해설

산전 진단을 하는 이유는 다양하다. 태어날 아이에게 발생할 가능성이 있는 질병을 미리 진단하여 치료를 할 수도 있고, 경우에 따라서 심각한 문제가 있다면 인공임신중절 사유가 될 수도 있다. 산전 진단을 잘못한 상황에서 출산이 이루어지면, 경우에 따라서 부부가 원치 않는 출산(wrongful birth)을 하였다고 주장할 수 있고, 태어난 아이의 입장에서 원치 않은 삶(wrongful life)을 살게 되었다는 주장을 할 수도 있다. 산전 진단과 관련되어 가장 많이 논의되었던 질병은 다운증후군이라고 할 수 있다. 산전 진단을 받았지만 다운증후군 진단을 하지 못하여 출산한 경우에 부모가 의사를 상대로 손해배상책임을 물은 사건에서 법원은 부모에게 "피고측이 기형아의 검사방법 등에 관하여 그 필요성, 위험성 및 경제성 등 제반 사정에 관해 설명함으로써 산모인 원고로 하여금 다른 검사를 받을 것인지에 대해 판단할 기회를 줄 의무가 있는데, 이를 위반하였다고 할 것이고, 이로 인하여 태아가 기형아인지를 확인하고 만일 태아가 기형아라면 태아를 출산하여 키울 것인지 여부를 선택하고 대비할 수 있는 자기결정권을 침해하였다고 할 것이고, 피고는 원고들에게 불법행위로 인하여 자기결정권이 침해됨으로써 원고인 부모들이 입게 된 정신적 손해를 배상할 의무가 있다."[48]고 하였다. 이 사건에서 대법원은 원치 않은 출산에 대하여 산모의 자기결정권이 침해되었음을 인정하여 위자료 배상만을 인정하였다. 이 사건 원고가 상고하였으나, 대법원의 심리불속행 결정으로 1997.11.26 확정되었다. 동일한 사건에 대하여 부모들은 다시 다운증후군 아이를 원고로 하여 원치 않은 삶을 살게 된 것에 대하여 의사를 상대로 손해배상 청구를 한 것이 본 판례인데, 이에 대하여 법원은 의사의 손해배상 책임을 모두 부인하였다(대법원 98다22857). 대법원은 판결 이유에서 모자보건법상의 임신중절사유에 다운증후군은 포함되지 않는다는 점을 명시하고 있다는 점도 주목할 만하다.

참고 판례

부산지법 2001.2.13. 선고 99가합16425 판결: 항소(일부 변경), 상고 【손해배상(의)】[49]

1. 임산부의 산전 진료를 담당한 의사가 혈액검사를 시행한 결과 다운증후군과 개방형 신경관결손 모두에 양성반응이 나타나자 임산부에게 정밀검사를 받을 것을 적극 권유하여 다른 병원에 양수염색체검사를 의뢰하였다면 그 취지를 직접 검사시행자인 의사에게 보

48) 서울춘천지판 1997.6.27., 96나4187

49) [하집2001-1,137]

다 명백하게 알려 주어야 함에도 통상의 예에 따라 기계적 · 형식적으로 양수염색체 검사를 의뢰하였을 뿐이었고, 이에 따라 검사시행자인 의사도 임산부의 특수사정을 염두에 두고 보다 주의를 기울여 판독하지 않음으로써 염색체 이상을 발견하지 못한 경우, 위 의사들은 임산부에 대한 양수염색체 검사의 시행 과정에서 의사에게 요구되는 최선의 주의의무를 다하지 못하였다고 본 사례.

2. 태아의 기형 여부 검사에 있어서 의사의 과실로 인하여 기형 사실을 미리 알아내지 못한 채 기형아를 출산하였다면, 모자보건법상 인공임신중절사유가 되지 아니하여 부모의 적법한 낙태결정권이 침해되었다고 할 수 없어 그로 인한 정신적 고통은 인정할 수 없는 경우라 하더라도, 부모는 태아가 정상아로 출생할 것으로 잘못 신뢰하게 되었고 그에 따라 장래 있을 행복한 가정생활을 꿈꾸고 있었는데 위 신뢰에 어긋나게 태아가 기형아로 출생함으로써 위와 같이 구체적으로 내용 및 형태가 어느 정도 갖추어져 있는 행복추구권이 침해당하여 정신적 고통을 입었다 할 것이므로, 의사는 부모가 입은 위 정신적 고통의 손해를 배상할 책임이 있다.

비교 판례

가족력이 있는 척추성근위축증에 대한 산전 진단을 잘못하여, 장애를 가진 아이가 태어난 경우에 의사에게 위자료와 재산상의 손해를 모두 인정한 하급심 판례

서울서부지법 2006.12.6. 선고 2005가합4819 판결: 항소【손해배상(의)】[50]

50) [각공2007.2.10.(42),307]

사실 관계

원고 1, 2는 부부인데, 이 부부 사이에 출생한 장녀, 차녀는 이미 출생 후 척추성근위축증(SMA, Spinal Muscular Atrophy, 이하 'SMA'라고 한다) 환자로 진단된 바 있다. 이 부부는 2001년 1월경 임신하였는데, 융모막을 이용한 산전 유전자 검사 결과, 운동신경세포생존(Survival Motor Neuron1, SMN1, 이하 'SMN1'이라고 한다) 유전자의 결손에 의한 SMA 환자로 진단되어 임신중절수술을 받았고, 2002년 3월경 임신하여 동일한 검사로 다시 임신중절수술을 받은바 있다. 2003년 10월경 임신하여 융모막 유전자 검사 결과에서 정상으로 나와서 출산하였으나, 2005년 4월 최종적으로 병원에서 SMN1 유전자의 결손으로 인한 SMA 환자로 진단받았다.

원고의 주장

원고들은 피고 병원의 피용자들인 위 검사 담당자들과 소외 2의 과실로 인하여, 소외 1이 SMA 환자임을 미리 알았더라면 적절하게 임신중절을 할 수 있는 기회를 상실하고 SMA 환자인 소외 1을 출산함으로써, 재산적 및 정신적 손해를 입었으므로, 피고는 원고들에게 재산상 손해 중 2억 5,000만 원(각 1억 2,500만 원) 및 위자료 각 2,500만 원을 지급할 의무가 있다고 주장한다.

관련 의학 지식

- SMA란 척수의 전각세포의 퇴화로 인하여 발생하는 진행성 근위축증으로, 상염색체 열성유전질환이다. 이러한 SMA는 5번 염색체에 위치하고 있는 SMN1 유전자의 변이로 인하여 발생하는데, SMA 환자 중 약 95 내지 98%가 SMN1 유전자의 결손으로 인한 환자이고,

나머지 2 내지 5%가 SMN1 유전자의 점 돌연변이로 인한 환자이다. SMA 환자는 발생연령, 사망연령, 운동발달 등을 기준으로, 생후 6개월 이내에 증상이 발현되어 2세 이내에 사망하는 제1유형, 6 내지 18개월 이내에 증상이 발현되어 10대에서 20대까지 생존하는 제2유형, 18개월 이후에 증상이 발현되어 성인이 될 때까지 생존하는 제3유형으로 분류된다.

■ 한편, 태아가 SMA 환자인지 여부를 진단하기 위하여서는 산모로부터 융모막 또는 양수를 채취하여 태아에 대한 유전자 검사를 시행하는 것이 일반적이고, 나아가 점 돌연변이로 인한 SMA 환자인지 여부를 확인하기 위하여서는 염기서열분석법을 이용하여 검사하여야 한다. 그 중 융모막 검사는 임신 10 내지 13주 사이의 임신 초기에 태반 조직(융모막 융모) 중 일부를 떼어 내어 염색체 이상을 검사하는 것으로, 조기진단이 가능하고 결과에 따라 임신중절도 빠른 시기에 시행할 수 있는 장점이 있는 반면, 태아 손실 등의 위험성이 높은 단점이 있다. 이에 비하여 양수천자는 임신 16 내지 18주 사이에 양수에서 채취한 태아 세포를 이용하여 염색체를 검사하는 것으로, 융모막 검사에 비하여 합병증 발생률이 적기는 하나, 역시 임산부 또는 태아에게 외상, 감염, 유산 또는 조기진통 등의 영향을 미칠 수 있는 단점이 있다. 그 외도 임신 22주 이후에 탯줄로부터 채취된 태아의 혈액을 이용하여 염색체를 검사하는 제대천자가 있는데, 이는 주로 융모막 검사나 양수검사의 모호한 결과를 확인하기 위하여 사용된다.

■ 그런데 융모막 검사의 정확도는 97.5%에 이르러, 양수천자의 정확도(99.8%)에 비길 만하다. 따라서 융모막 검사에 실패하였거나, 융모막의 모자이크 현상(Mosaicism, 수정란의 세포분열과정에서 오류가 발생하여 태아와 태반의 세포가 가지는 염색체의 성상이 달라

지는 현상) 또는 모체세포 오염의 가능성이 있는 경우에는 반드시 추후 양수천자를 시행하여 확인하여야 하지만, 그 외의 경우에는 재검사 등을 시행하지 아니하는 것이 일반적이다.

법적 판단

- ① 원고들은 SMA를 앓고 있는 두 명의 자녀를 두고 있는 상태에서, SMA를 앓지 않는 정상아를 출산하기 위하여 소외 2로부터 산전 검사를 받게 된 사실, ② 이에 소외 2는 원고들의 가족 병력 및 정상아 출산 의지를 잘 알아 산전 검사를 통하여 태아가 SMA 환자임이 판명되면 임신중절을 하기로 하고, 소외 1 이전에도 원고 2에 대하여 두 번의 융모막 검사를 의뢰하여 태아에게서 SMN1 유전자의 결손이 확인되자 임신중절수술을 시행하였던 사실, ③ 한편, 원고들 사이에 종전에 포태된 5명의 자녀들 중 방사선 노출로 인하여 중절된 1명을 제외한 나머지 4명의 자녀들이 모두 SMA 환자였고, 그 중 소외 3을 포함한 3명의 자녀들에게서 SMN1 유전자의 결손이 확인되었는바, 소외 1도 SMN1 유전자의 결손에 의한 SMA 환자일 확률이 높았던 사실, ④ 융모막 검사를 통하여서는 SMN1 유전자의 결손 여부만이 확인되고, 그 검사 자체의 정확도도 97.5%에 그치는 사실, ⑤ 또한, 융모막 검사보다 정확성이 높고, 검사의 시기를 달리하여 시행할 수 있는 양수천자나 제대천자와 같은 다른 검사 방법이 있었던 사실, ⑥ 더욱이, 융모막 검사의 오류가능성이 있는 경우에는 반드시 양수천자를 통하여 확인하여야 하는 등으로, 융모막 검사의 확진을 위하여 양수천자가 이용되고, 나아가 융모막 검사 또는 양수천자의 확진을 위하여 제대천자가 이용되는 사실을 인정할 수 있다. 위 인정 사실에 의하면, 원고들은 정상아를 출산하고자 하였고, 소외 1이 SMA 환자일 것으로 예상하였다면 소외 1을 출산

하지 아니하였을 것임이 확실하므로, 그러한 사정을 잘 알고 있었던 소외 2로서는 통상의 경우와 달리 원고 2가 포태한 태아가 SMA 환자일 가능성을 배제하기 위하여(즉, 융모막 검사의 오류가능성을 최소화하기 위하여) 가능한 모든 검사를 시행하여 보아야 할 의무가 있었다고 봄이 상당한바, 그럼에도 불구하고 소외 2는 태아에게서 SMN1 유전자의 결손이 없음을 확진하기 위하여 필요한 양수천자 등의 추가검사조차 시행하지 아니한 과실이 있다.

■ **설명의무 위반의 과실에 대하여**

이 사건에서 소외 2가 2003. 10. 30. 원고들에게 융모막 검사 결과를 설명하면서, '이 검사에 의하여 SMA의 95%에 해당하는 유전자 결손은 판명되나, 나머지 5%에 해당하는 점 돌연변이는 판명되지 아니한다.'는 취지의 설명을 한 것으로 보이나(이는 융모막 검사에 의하여 SMA의 원인 중 95%를 차지하는 유전자 결손 여부만이 판명된다는 취지의 설명일 뿐, 위 융모막 검사 자체의 정확성에 대한 설명이 아니다), 위 융모막 검사 자체의 정확도가 97.5%이고, 융모막 검사보다 더 정확한 검사방법인 양수천자 등이 있다는 점 등에 대하여는 설명을 하지 아니한 사실을 인정할 수 있고, 나아가 위 (3)의 ① 내지 ⑥항에서 인정한 사실에 비추어 보면, 원고 2가 포태한 태아가 SMA 환자인지 여부는 의사가 통상의 검사 결과를 통보하는 것 이상으로 모든 가능성에 대하여 설명하여야 할 만큼 중대한 결과에 관한 것이고, 원고들이 양모막 검사 자체의 오류가능성 및 가능한 다른 검사방법에 관하여 설명을 들었다면 원고들로서는 추가 검사를 받아 보는 쪽을 택하였을 것으로 보이는바, 소외 2로서는 원고들이 추가검사 또는 재검사를 받을 것인지 여부 및 태아가 SMA 환자임이 확인된 후 임신중절수술을 받을 것인지 여부를 선택하기 위한 중요한 전제가 되는 설명을 하지 아니한 과실이 있다.

■ **책임의 제한**

다만, 진료기록감정촉탁 결과 및 사실조회 결과에 변론 전체의 취지를 종합하여 보면, ① 융모막 검사의 정확도가 97.5%에 이르러 통상의 경우 매우 신뢰도가 높은 검사인 점, ② 양수천자, 제대천자에 의하더라도 융모막 검사의 경우와 마찬 가지로 점 돌연변이에 의한 SMA를 진단할 수 없을 뿐만 아니라, 결국 태아 자체에 대한 검사가 아니므로 여전히 오류가능성이 존재하는 점, ③ 융모막 검사는 물론, 양수천자, 제대천자는 산모 또는 태아에게 위험할 수 있는 침습적 검사방법인 점 등을 종합하여 보면, 피고로 하여금 손해 전부를 배상하도록 함은 손해의 공평한 부담을 이상으로 하는 손해배상제도의 이념에 비추어 적절하지 아니하다고 할 것이므로, 피고의 손해배상책임을 전체의 70%로 제한함이 상당하다.

해설

■ 상염색체 열성유전질환이 있는 자녀를 출산한 경험이 있는 산모를 담당하는 산부인과 전문의로서는 산모 등이 정상아를 출산하고자 하였고 태아가 위 유전질환 환자인 것을 예상하였다면 출산하지 아니하였을 것임이 확실하므로, 통상의 경우와 달리 산모가 포태한 태아가 위 유전질환 환자일 가능성을 배제하기 위하여 가능한 모든 검사를 시행하여 보아야 할 의료상 주의의무가 있다.

■ 태아가 산전 검사인 융모막 검사에서 정상아로 확인되었으나 출생 후 운동신경세포생존(SMN1) 유전자 결손에 의한 척추성근위축증(SMA) 환자로 진단받은 사안에서, 태아의 가족 병력에 비추어 볼 때 SMA 환자일 확률이 높고, 태아가 SMA 환자일 경우 그 부모가 출산을 원하지 않는다는 사정 등을 잘 알고 있는 의사로서는 통상의 경우와 달리 태아가 SMA 환자일 가능성을 배제하기 위하여(즉,

융모막 검사의 오류가능성을 최소화하기 위하여) 가능한 모든 검사를 시행하여 보아야 할 의무가 있으므로, 의사가 태아에게서 SMN1 유전자의 결손이 없음을 확진하기 위하여 필요한 양수천자 등의 추가검사조차 시행하지 않았다면 의료상 과실이 있다.

- 의사가 태아의 척추성근위축증(SMA) 검사 방법으로서 융모막 검사 자체의 정확도가 97.5%로 오류가능성이 있다는 점과 융모막 검사보다 더 정확한 검사 방법인 양수천자 등이 있다는 점 등에 대하여 태아의 부모에게 설명을 하지 않은 사안에서, 의사가 설명의무를 다하지 아니하였다.
- 하급심 판결이지만, 잘못된 출산에 대하여 재산상의 손해까지 인정하여 부모 각각에 대하여 8천만 원(부부 합산하면 1억 6천만 원)을 약간 상회하는 배상을 인정하고 있다. 앞서 언급한 대법원 판결에서 다운증후군과 달리 하급심에서 문제된 척추성근위축증은 모자보건법상의 인공임신중절 사유에 해당할 수 있는 것으로 보았고, 이러한 선택의 중요한 전제가 되는 설명을 듣지 못한데 대하여 전 손해 배상을 인정하고 있다는 점이 앞 대법원 판결과 다른 점이다.

2

산부인과 영역에서 분만 관련 처치, 시술을 할 때, 응급 상황이 발생할 것을 염려하여 항상 수혈용 혈액을 준비하여야 하는가?

대법원 1997. 4. 8. 선고 96도3082 판결【업무상과실치사】[51)]

사실 관계

산부인과 전문의로서 인천에서 산부인과 의원을 개설하고 있는 피고인이 1994. 4. 14. 09:30경 임산부인 피해자에게 제왕절개수술을 시행하여 같은 날 09:39경 여아를 분만시키고 계속하여 자궁 안의 태반을 분리 · 제거하였으나 이른바 침투태반으로 말미암아 자궁이 수축되지 않고 다량의 출혈이 수반되었다. 피고인은 이를 막기 위하여 자궁수축제인 옥시토신 20유니트, 메델진 1앰플을 정맥에 주사하고 자궁마사지를 하면서 지혈되기를 기다렸으나, 출혈이 멈추지 아니하여, 같은 날 10:05경 간호조무사에게 ○○적십자혈액원으로 혈액을 구하러 가게 하고, 피해자에게 수혈대용제인 하트만용액 4,000cc 및 레모마크로덱스 1,000mL를 주사하면서 자궁경부를 제외한 자궁적출술을 시행하여 같은 날 11:50경 자궁적출술을 마쳤다. 그 과정에서 피해자가 2,500cc 내지 3,000cc 정도의 출혈을 하여, 피고인은 피해자의 후송을 위하여 119구급차를 대기시킨 다음 같은 날 12:00경 혈액이 도착하자 피해자에게 수혈을 하면서 그녀를 인천 ○○병원으로 후송하였다. 피해자가 인천 ○○병원에 도착한 후에도 출혈이 약 2,000cc 가량 계속되자 위 병원에서는 수혈을 하면서 자궁경부제거수술 및 출혈부위 결찰술을 시행하였으나 피해자는 같은 달 19. 21:50경 산후과다출혈로 인한 쇼크

51) [공1997.5.15.(34),1504]

와 그에 따른 성인성호흡곤란증으로 사망하였다.

원고 주장

산부인과에서 제왕절개수술을 준비하면서 만일의 사태에 대비한 혈액을 준비하지 않았고, 이로 인하여 수혈이 지체되었고 산모가 사망하였다면, 의사의 과실이 있다고 보아야 한다.

법적 판단

- 인천 시내에 혈액관리법에 따라 혈액원이 설치된 곳은 12곳이고 산부인과 의원에서 혈액원을 개설한 경우는 한 곳도 없는 사실, 일반 산부인과 의원에서는 매 분만마다 혈액을 준비하는 것이 사실상 어렵기 때문에 필요한 경우에는 인근 혈액원에서 혈액을 구입하여 사용하고, 제왕절개수술을 하는 경우에도 헤모글로빈 수치가 10 이하인 경우에만 혈액을 미리 준비하고 그 이외의 경우에는 혈액을 미리 준비하지 아니하는 것이 관행이고, 피해자의 경우 헤모글로빈 수치가 10.2로 산출된 사실, 침투태반의 경우 사전 검사를 통해서는 이를 발견할 수 없고, 그 발생빈도는 평균 7,000분만 건수당 1회 정도인 사실 등을 인정하고, 산부인과 의원을 개설한 전문의인 피고인으로서는 수술 전에 발견할 수 없는 자궁이완이나 태반이상 등의 원인으로 야기될 산후과다출혈에 대비하여 제왕절개수술을 시행하기 전에 미리 혈액을 준비할 업무상 주의의무가 있다고 보기 어렵다고 판단하였다.
- 산부인과 개업의들이 매 분만마다 수혈용 혈액을 준비한다 하더라도 이를 사용하지 아니한 경우(대부분의 분만에서 사용하지 아니한다)에는 혈액원에 반납할 수 없고, 산부인과 의원에서는 이를 보

관하였다가 다른 산모에게 사용할 수도 없기 때문에 결국 사용하지 못한 혈액은 폐기하여야 하고, 헌혈 부족으로 충분한 혈액을 확보하지 못하고 있는 이 사건 당시 우리 나라의 실정상 만약 산부인과 개업의들이 매 분만마다 수혈용 혈액을 미리 준비하고, 이를 폐기한다면 혈액 부족이 심화될 우려가 있음을 알 수 있는바, 여기에 원심이 적법하게 인정한 위와 같은 사정들을 고려하면, 특히 피고인이 이 사건 제왕절개분만을 함에 있어서 피해자에게 수혈을 할 필요가 있을 것이라고 예상할 수 있었다는 사정이 보이지 않는 이 사건에서 산후과다출혈에 대비하여 제왕절개수술을 시행하기 전에 미리 혈액을 준비할 업무상 주의의무가 있다고 보기 어렵다.

해설

출산 후 대량 출혈은 산모 사망의 주요 원인이고, 분만 후 1시간(태반 분리 후 1시간)은 자궁수축 부진 등으로 인한 출혈위험이 높은 시간이므로 집중적으로 혈압, 맥박 등의 활력징후 및 자궁수축 정도, 질출혈의 정도를 관찰하여야 한다. 그렇다면 의료진은 출산 후 대량 출혈을 대비하여 항상 수혈 준비를 하여야 하는가라는 질문이 있을 수 있다. 법원은 일반적인 출산 상황이라면 수혈 준비를 미리 할 필요는 없다고 보고 있다. 하지만 산모의 의학적 상태가 정상과 달라서 출산후 대량 출혈이 예상되는 경우라면 미리 수혈을 준비하여야 하며, 이 경우에 수혈이 늦어지면 그로 인하여 발생하는 나쁜 결과에 대하여 의사가 책임을 질 수 있다. 예컨대, 태반조기박리가 있는 산모, 양수과다증 및 태반유착 증세가 있는 산모는 정상분만, 제왕절개와 같은 분만수술 후 합병증인 산후출혈 등을 예견하여야 한다. 그러므로 의료진이 그에 대비한 관찰과 검사를 태만히 한 채 수련의 등에게 합병증에 대비하라는 말만 하고서 구체적인 지시 없이 바로 퇴근하여, 환자가 신속하고 적절한 조치를 받지 못함으로써 사망에 이른 경우 또는 피고인에게 대량출혈 증상을 조기에 발견하지 못하여 전원이 지체되거나 피해자에게 신속한 수혈 등의 조치를 받지 못하게 한 경우에는 사망 등의 결과에 대하여 의료진의 과실이 인정하고 있다.

참고 판례

대법원 2000. 1. 14. 선고 99도3621 판결【업무상과실치사】[52)]

사실 관계

1995. 6. 30. 07:00경 피고인 경영의 산부인과 병원(서울 ○○구 소재)에 입원한 피해자(1960. 3. 5.생)에 대하여 자연분만에 의한 출산을 시도하려고 하였으나, 같은 날 13:30경에 피해자가 호흡곤란, 전신 창백 증세와 함께 자궁수축이 경직된 상태를 보이며 질에서 혈액성 물질이 배출되는 증상이 나타났다. 피고인은 이를 태반조기박리로 진단하고 그 대응조치로서 응급 제왕절개 수술을 시행하기로 결정하고 마취과 의사를 부르는 등 수술준비를 마친 다음 같은 날 14:15경 제왕절개 수술을 시행하여 같은 날 14:22경 태아를 정상적으로 분만시키고 약 40%의 태반조기박리 상태(태반박리의 정도가 1/4 내지 2/3인 중등도에 속함)를 확인하였다. 피고인은 그 수술 도중 태반조기박리와 아울러 자궁파열과 이완성자궁출혈을 발견하고 같은 날 15:00경 자궁파열 부위에 봉합과 압박지혈을 한 다음 강력 자궁수축제를 투여하는 등 지혈조치를 반복하였으나 출혈이 계속되고 혈압이 내려가 종합병원 후송을 결정하고 같은 날 15:30경 구급차로 피해자를 서울 ○○구 ○○동 소재 ○○병원으로 출발하여 같은 날 16:15 위 병원에 도착한 다음 인

52) [공2000.2.15.(100),439]

공호흡과 심장마사지 및 자궁출혈 중지를 위한 자궁수축제 투여와 함께 수혈을 하는 등 치료를 받게 하였으나, 피해자는 18:30 범발성 혈액응고장애로 실혈사(선행사인은 태반조기박리 및 자궁근무력증)하였다.

법적 판단

태반조기박리는 임신 후반기에서 볼 수 있는 출혈 중 가장 자주 보이는 질환으로서 태반조기박리 치료의 기본방침에 수혈이 포함되어 있는 사실, 피고인은 전치태반인 경우에 제왕절개를 할 때에는 수혈 준비를 한다고 진술하였는데(수사기록 118면), 전치태반은 태반조기박리와 더불어 임신 후반기에서 볼 수 있는 출혈 중 가장 자주 보이는 질환으로 되어있는 사실, 피고인이 위와 같이 같은 날 13:30경 피해자에 대하여 태반조기박리로 진단하고 응급 제왕절개 수술을 시행하기로 결정하였을 때 인근에 있는 서울○○혈액원(피고인 경영의 병원에서 자동차로 편도 10 내지 15분 거리에 위치)으로부터 신속하게 혈액을 공급받을 수 있도록 조치를 취하였다면 그 제왕절개 수술 도중이나 수술 직후에라도 수혈조치를 하여 피해자가 위와 같이 실혈에 의하여 사망하는 것을 방지할 수 있었다고 보이는 사실 등을 알아볼 수 있는바, 위와 같이 피고인이 산모인 피해자의 태반조기박리에 대한 대응조치로서 응급 제왕절개 수술을 시행하기로 결정하였다면 이러한 경우에는 적어도 제왕절개 수술 시행 결정과 아울러 산모에게 수혈을 할 필요가 있을 것이라고 예상되는 특별한 사정이 있어 미리 혈액을 준비하여야 할 업무상 주의의무가 있다고 보아야 할 것이므로, 피고인이 그러한 수술결정과 아울러 피해자에 대한 수혈의 필요성에 대비하여 수술 도중이나 수술 후에라도 가능한 빠른 시기에 혈액을 공급받기 위한 조치를 전혀 취하지 아니한 과실로 인하여 수혈시기를 놓치게 하여 피해자가 사망하였다고 봄이 타당하다.

대법원 2010.4.29. 선고 2009도7070 판결【업무상과실치사】[53)]

사실 관계

피해자는 임신성고혈압(2004. 9. 24.경 혈압이 160/100mmHg이었음)이 있었는데, 태아절박가사를 의심하여 2004. 10. 3. 13:50경 제왕절개수술을 시행하였다. 그 과정에서 피고인은 경증의 태반조기박리를 발견하였고 14:30경 수술을 마친 다음 간호사들에게 '출혈이 있을지 모르니 잘 지켜보라'고 지시하였다. 피고인은 수술을 마치고 약 45분이 지난 15:15경 수술실로 돌아와 피해자를 관찰하였는데, 피해자는 대량출혈로 인하여 혈압이 90/60mmHg로 떨어진 상태였다. 피고인은 피해자에 대하여 자궁마사지를 하고 자궁수축제인 날라돌 및 혈장증량제를 투여하다가 15:50경 ○○병원 응급실에 전원조치를 취하였는데, 피해자는 결막이 매우 창백하고, 혈압은 측정이 안 되거나, 90/60mmHg으로 낮게 측정되었으며, 맥박수는 129회/분, 호흡수는 20회/분으로 증가된 상태였다. ○○병원 당직의사 공소외인은 피해자에게 수액을 투여하는 한편 중환자실에 옮겨 간호사들로 하여금 피해자 상태를 관찰하다가 16:40경 응급실 입원당시 채혈된 피해자 혈액의 혈중 헤모글로빈(Hb) 수치가 7.6g/dL로 낮다는 보고를 받고 수혈을 지시하였다. 피해자는 수혈준비 중이던 17:00경 혈압측정이 안 되고 17:10경 호흡이 멈추는 등 심폐정지 상태에 빠졌고, ○○병원 의료진으로부터 수혈, 자궁적출수술 등 치료를 받았으나 다음날인 2004. 10. 4. 02:43경 과다출혈, 파종성(범발성) 혈관내 응고장애(DIC)로 사망하였다.

53) [미간행]

법적 판단

- 피고인이 간호사들에게 진료 보조행위에 해당하는 자궁의 수축상태 및 질출혈의 정도를 관찰하도록 위임하는 것 자체가 과실이라고 볼 수는 없으나(피고인은 간호사로부터 출혈량이 많다는 보고를 받으면 즉시 환자를 살펴 수혈 또는 전원 여부 등을 판단하면 될 것이다), 피고인으로서는 태반조기박리 등으로 인한 대량출혈의 위험성이 높다는 것을 예견하였거나 이를 예견할 수 있었으므로 간호사가 위임받은 업무를 제대로 수행하고 있는지 평소보다 더 주의 깊게 감독하여, 피해자의 출혈량이 많을 경우 신속히 수혈을 하거나 수혈이 가능한 병원으로 전원시킬 의무가 있다고 할 것인데, 이를 게을리하여 피해자의 대량출혈 증상을 조기에 발견하지 못하고, 전원을 지체하여 피해자로 하여금 신속한 수혈 등의 조치를 받지 못하게 한 과실이 있다고 할 것이다.

- **전원과정상 설명의무 위반에 관하여**

가. 응급환자를 전원하는 의사는 전원받는 병원 의료진이 적시에 응급처치를 할 수 있도록 합리적인 범위 내에서 환자의 주요 증상 및 징후, 시행한 검사의 결과 및 기초진단명, 시행한 응급처치의 내용 및 응급처치 전후의 환자상태, 전원의 이유, 필요한 응급검사 및 응급처치, 긴급성의 정도 등 응급환자의 진료에 필요한 정보를 전원받는 병원 의료진에게 제공할 의무가 있다.

나. 정상혈압환자는 제왕절개수술 후 통상적인 출혈만으로 90/60 mmHg의 저혈압이 되기도 하지만, 고혈압환자가 제왕절개수술 후 같은 정도의 저혈압이 되는 것은 비정상적인 경우로서 대량출혈을 의심할 수 있는 사실, 피고인은 15:15경 피해자 상태를 확인한 후 전원조치에 앞서 ○○병원 산부인과 당직의사에게 전

화하여 "조기태반박리 증상을 보이는 환자가 있는데 현재는 아무 이상이 없으나, 혹시 수혈이 필요할지도 모르니 후송을 해도 되겠느냐"고 물었고(피고인의 검찰진술, 증거기록 103쪽), 이어 전원 당시 ○○병원 산부인과 당직의사에게 '오후 3시경부터 출혈경향이 있고, 90/60mmHg 정도의 저혈압이 있었다'는 취지로 말하였을 뿐 피해자가 고혈압환자이고, 수술 후 대량출혈이 있었던 사정을 설명하지 않은 사실을 알 수 있는바, 사정이 이와 같다면 ○○병원 의료진은 피고인의 위와 같은 설명의무 해태로 인하여 피해자의 저혈압 및 출혈량에 대한 평가를 잘못하고 나아가 수혈의 긴급성 판단을 그르쳤다고 할 것이므로, 피고인에게는 전원과정에서 ○○병원 의료진에게 피해자의 상태 및 응급조치의 긴급성에 관하여 충분히 설명하지 않은 과실이 있다.

3

산후 출혈로 인한 응급 상황에서 차량이 준비되지 않아서 30분 가량 상급 병원으로 이송이 지체되었다면, 의사가 산모의 사망에 대하여 형법상 책임을 져야하는가?

대법원 1982.1.26. 선고 81도2087 판결【업무상과실치사】[54)]

원심 판결

망 공소외 1은 이 사건 출산 당시 41세이고 출산 7회 임신중절 5회의 임신경력이 있으며 출산을 위하여 1979.2.8. 10:00경 피고인의 병원에 최초로 왔을 때의 혈압이 160~110이었던바 다음날인 2.9. 01:00경에 남아를 정상 분만하였으나 동일 02:05경부터 가슴이 답답하고 어지러우며 춥고 허전하다는 등의 증세를 호소하며 안면이 창백해지고 하혈을 시작하여 피고인이 이를 전해 듣고 그 증세를 확인한 사실, 산후 이완성 자궁출혈은 위와 같이 산부가 고령이고 다산부이거나 혈압이 높은 경우에 발생하는 일이 많고 분만시기가 가깝다는 이유만으로 산모의 혈압이 160~110이 되는 일은 없으며 그 증세로서 혈압 및 체온강하, 안면창백 또는 어지러움증, 답답증을 나타내고 이에 대하여는 자궁동맥압박 등의 조치가 필요하되 그래도 출혈이 계속될 때에는 자궁척출수술을 하여야 하고 이와 같이 수술을 하지 아니하는 경우 사망할 위험성이 높은데, 피고인은 산부인과전문의가 아니고 자궁척출수술의 시행경험도 없을 뿐더러 피고인이 경영하는 병원에는 이에 필요한 시설이 갖추어 있지 않았던 사실, 당시 피고인의 병원에는 앰불런스 기타 환자 이송용 차량이 구비되어 있지 않았으나 필요한 경우에 쓸 차량

54) [공1982.4.1.(677),314]

의 수배에 별다른 어려움은 없었음에도 불구하고 피고인은 동일 02:05경 이후 망 공소외 1에게 자궁수축제주사, 자궁마사지 등을 시행하다가 동일 03:30경부터 동녀가 갑자기 다량의 출혈을 하자 그때서야 비로소 동녀를 인근 종합병원으로 이송함에 필요한 차량을 수배하여 동일 04:00경 동녀를 한강성심병원으로 이송시켰으나 동녀는 동일 04:20경 위 병원에 도착한 즉시 응급치료를 받다가 구명시기를 놓쳐 동일 04:45경 출혈로 인한 비가역성 쇼크로 사망하였는바, 동일 04:00경 동녀의 혈압은 110-70으로서 이는 쇼크상태의 혈압은 아니고 적어도 즉시 적절한 치료를 받았을 경우 생명은 건질 수 있었던 사실 등을 인정할 수 있으므로 위 인정되는 사실에 비추어 보면 의사인 피고인으로서는 사고 당일 02:05경 망 공소외 1이 나타낸 증세와 동녀의 출산, 임신경력 및 비정상적인 혈압 기타 모든 사정을 종합 판단하여 동녀에게 산후 이완성 자궁출혈의 위험성이 있음을 예견하고 앞서 인정한 바, 피고인이 취한 자궁수축제 주사 등의 조치 이외에도 자신의 능력이 미치지 못할 정도로 환자의 상태가 위급하다고 판단될 때에 충분한 치료를 할 수 있다고 인정되는 종합병원 기타 의료기관으로 즉시 환자를 이송하여야 할 경우에 대비하여 언제라도 쓸 수 있도록 미리 이송에 필요한 차량을 준비하여 두어야 할 주의의무가 있다 할 것인바, 적어도 사고 당일 03:30경 이전에 이미 차량이 준비되어 있었던들 동일 03:30경 망 공소외 1이 다량의 출혈을 보여 위급하다고 판단되는 즉시 종합병원에 이송되었다면 이송에 소요되는 시간 지체를 감안하더라도 동녀의 생명은 건질 수 있었다고 보여지는 이 사건에서 피고인이 위와 같은 주의의무를 게을리하여 동일 03:30경에야 뒤늦게 차량을 수배하는 등 시간을 지체한 결과로 동녀의 구명시기를 놓치게 한 것은 피고인의 과실로 보아 마땅하다 할 것이라고 판시하였다.

대법원 판단

그러나, 원심 의용의 증거에 의하면 이완성 자궁출혈이란 출산 후 자궁이 정상적으로 수축되지 아니하여 500씨씨 이상의 출혈이 있는 것을 말하고 지연분만, 거태아분만, 쌍태아분만, 양수과다, 임신중독증, 유도분만, 허약체질 기타 만성질환 등이 그 원인이 되며 이와 같은 이완성 자궁출혈이 있을 때에는 보통의 경우 자궁 맛사지를 하거나 자궁수축제를 투여하면 지혈이 되나 그렇지 않은 경우에는 수혈과 쌍수 압박술을 하고 최종적으로는 개복하여 자궁척출수술이나 동맥결찰수술을 하여야 하고, 사고당일 망 공소외 1은 분만 6회, 자연유산 2회, 인공유산 3회의 임신력을 가진 42세의 몸으로 1980.2.8. 21:40경 피고인 경영의 병원에 입원하여 다음날 새벽 01:00경 몸무게 3.7키로그람의 남아를 정상분만한 후 자궁수축상황은 양호하였는데 아랫배가 아프고 어지럽다고 호소하였고 이때 동인의 혈압은 140-90이었으며 03:30경 다량의 출혈이 있었고 혈압은 그때부터 140-90, 130-80, 120-70, 110-70으로 변하여 04:00 ○○병원으로 이송하였는바, 피고인은 분만 후 계속하여 망 공소외 1의 용태에 따라 지혈제, 자궁수축제, 영양제의 주사, 자궁맛사지, 자궁지압 등 모든 조치를 다하였으나 지혈이 되지 않아 04:00경 부득이 종합병원으로 이송한 사실 등을 인정할 수 있고, 한편 이완성 자궁출혈의 의심이 되는 다량 출혈이 02:05경부터 있었다고 하는 유일한 자료인 망 공소외 1의 남편 증인 공소외 2의 증언은 의학적 전문지식에 의한 것이 아닌 추측에 의한 것일 뿐만 아니라 그 진술의 전후 줄거리로 보아 믿기 어려운 점이 많아 과연 망 공소외 1의 이완성자궁출혈이 02:05부터 시작되었는지 이를 확정할 수가 없으며, 위 원심인정자체에 의하더라도 "동일 02:05경부터 가슴이 답답하고 어지러우며 춥고 허전하다는 등의 증세를 호소하며 안면이 창백해지고 하혈을 시작하여 피고인이이를 전해 듣고 그 증세를 확인한 사실"(원심판결 3정 9행) "동일 03:30경부터 동녀가 갑자기 다량의 출혈을 하자…"(원심판결 4정 7행) "동일03:30경 망 공소외 1이 다량의 출혈을 보여 위급하다고 판단…"(원심판결 5정 8행) 등으로 분만 후 다소간의 자궁출혈이 있는 것은 일반적인 것이므로 위 02:05경 시작되었다는 하혈이 과연 어떠한 성질의 하혈이며 03:30경 갑자기 다량의 출혈을 하였다는 출혈이 비로소 비정상적이며 이완성 자궁출혈로 볼 수 있는 출혈이라는 것인지 일관성이 없고 명확하지 않으며, 망 공소외 1이 42세의 여러 차례의 출산과 유산의 전력이 있는 경산부이기는 하나 이것이 곧 이완성 자궁출혈의 원인이 된 것인지 이완성 자궁출혈을 일으키는 일반적 여러 원인 중 어느 것이 망 공소외 1의 출혈의 원인이 된 것인지에 관하여 원심 의용의 어느 증거에 의하더라도 이를 가릴 자료가 없음에도 불구하고 원심은 마치 위와 같은 사정이 이의 원인이 된 것으로 판시하고 있고, 나아가 피고인이 망 공소외 1의 용태에 따른 조치가 의학상 적절하였는가의 여부에 관하여도 아무런 심리를 하지 아니한 채 사고 당일 03:30 이전에 이미 차량의 준비가 있었던들 동일 03:30경 망 공소외 1이 다량의 출혈을 보여 위급하다고 판단되는 즉시 종합병원에 이송되었다면 이송에 소요되는 시간지체를 감안하더라도 동녀의 생명은 건질 수 있었다고 판시하고 있는바, 이와 같은 판단은 원심 의용의 어떤 증거에 의하여 이를 인정하였는지 기록상 그 자료를 가려낼 수가 없으니 결국 이와 같은 여러 사정을 종합하여 보면 원심으로서는 망 공소외 1의 사인이 되었다고 하는 이완성 자궁출혈의 원인이 무엇이며 그 산후출혈이 비정상적인 이완성 자궁출혈이라고 볼 만한 출혈이 일어난 그 시각, 망 공소외 1의 체질의 특수성유무와 만성질환 임신중독증 등 질병의 유무 및 아울러 망 공소외 1의 용태에 따른 피고인의 조치가 의학상 적절하였는가의 여부와 원심 판시와 같이 03:30 즉시 망 공소외 1을 종합병원에 이송하여 그 이송이 30분(원심 판시에 의하면 피고인은 04:00에 이송하였다는 것이므로 그 차이는 30분) 빨랐다면 과연 동인의 생명을 건질 수 있었다고 단정할 수 있을 것인지의 여부 등에 관하여도 수긍할 수 있는 심리판단이 있어야 할 것임에도 불구하고 이에 이르지 아니하고 피고인에게 그 업무상 주의의무를 다하지 아니한 과실이 있고, 또 이로 인하여 망 공소외 1이 사망한 것이라고 만연히 그 인과관계 있음을 인정한 원심 조치에는 필경 심리를 다하지 아니하여 업무상과실치사죄의 법리를 오해하고 채증법칙에 위반하여 증거에 의하지 아니하고 사실을 그릇 인정한 위법이 있다고 하지 아니할 수 없고, 이는 판결결과에 영향을 미쳤음이 명백하다 하겠으므로 이를 비의하는 상고논지는 그 이유가 있다 할 것이다.

비교 판례

대법원 1997. 8. 22. 선고 96다43164 판결【손해배상(의)】[55]

사실 관계

○○병원의 산부인과 과장인 피고는 1992년 3월경 양수과다증으로 인한 호흡 곤란으로 입원한 산모 오○○을 유도분만 하기로 결정하고, 같은 날 17:00경부터 태아의 유도분만 처치를 시작하여 같은 날 23:12경 체중 2.18kg 가량의 태아(식도협착, 무위, 항문폐쇄 등의 복합선천성 기형아임)를 분만시켰다. 그러나 10분이 지나도록 태반이 자연 만출되지 않자 자궁에 태반 유착이 있는 것으로 판단하고 같은 날 23:22경부터 태반을 손으로 제거하였으나, 태반 결손이 확인되어서 같은 날 23:45경 자궁내강 소파술을 시행하여 잔류태반을 거의 제거한 후(일부는 자궁 내 깊이 박혀 있는 감입태반 상태로서 이를 완전히 제거하지

55) [공1997.10.1.(43),2791]

못하였다.) 회음부 절개 부위 봉합시술을 하고 수술을 마쳤다. 모든 시술을 마친 다음 산모 오○○의 상태가 아직 마취에서 완전히 깨어나지는 않았으나 자극에 반응을 보이고 질 출혈이 없는 등 괜찮아 보이자 분만시술에 같이 참여한 수련의 등에게 양수과다로 인한 이완성자궁출혈, 양수색전증, 유착태반으로 인한 출혈, 감염의 가능성을 설명한 후 그 상태를 관찰한 후 항생제, 자궁수축제를 투여하라는 지시를 하고 산모를 분만실에 둔 채 퇴근하였다. 그런데 위 오○○은 태아를 분만한 직후인 23:22경에는 혈압이 130/100mmHg로 정상이었으나 분만시술이 완전히 끝나기 전인 23:30경에는 이미 100/60mmHg로 떨어져 있었고(회음절개 상처 복구 후에 중등도의 자궁출혈이 있었다고 경과 일지에 기재되어 있다.), 분만시술을 마친 후인 같은 달 31. 00:00경 및 00:30경에는 각 90/50mmHg로 혈압이 계속하여 떨어졌다. 그러다가 위 오○○은 구토를 하고 침상을 흠뻑 적실 정도의 하혈을 하면서 같은 달 31. 00:50경에는 혈압이 70/40mmHg까지 떨어지고 곧이어 어지럽다고 하면서 얼굴이 창백해지며 혼수상태에 빠졌다. 그 무렵에야 당직 수련의 등이 심장박동촉진제를 투여하는 등의 처치를 하였으나 별효과가 없이 혈압이 측정되지 않는 등으로 악화되었고, 더구나 피고 병원에 신선한 혈액이 준비가 제대로 되지 않은 관계로 최초의 수혈은 같은 날 01:50경에야 이루어졌다. 그 후 위 오○○의 가족으로부터 연락을 받고서 같이 피고 병원으로 나온 피고는 02:00경부터 자궁적출술을 시행하였으나 위 오○○은 혼수상태에서 깨어나지 못하고 결국 1992. 4. 4. 05:15경 사망하였다.

법적 판단

- 양수색전증은 산모 3천 명 내지 5만 명당 1명 꼴로 발생하는 희소한 병명일 뿐만 아니라 위 오○○에게는 구토를 하고 심한 하혈을

하는 등으로 혼수상태에 빠질 때까지 그 대표적인 증세인 호흡곤란이 나타나지 않았고, 이런 점에다가 위 오○○의 병상의 경과, 즉 위 오○○이 산후출혈의 주원인인 이완성자궁출혈의 원인인 양수과다증 및 유착, 감입태반의 증세가 있었고, 태반이 완전히 제거되지 아니한 상태이었던 점, 태아를 분만한 직후인 1992. 3. 30. 23:22경 130/100mmHg였던 혈압이 약 두 시간 반이 지난 다음날 00:50경에는 70/40mmHg로 떨어졌고, 또한 분만시술 전 11.5g/dl 이었던 헤모글로빈 값이 같은 달 31. 01:00경에는 7.3g/dl로 급격히 떨어져 분만 후 대량의 출혈이 있었던 것으로 보이는 점, 같은 달 31. 01:00경 위 오○○을 진찰한 당직 수련의들이 위 오○○의 상태를 자궁수축미약과 자궁내이완성출혈이 계속되는 것으로 판단하고 그에 따른 혈압상승제와 자궁수축제를 투여하는 등 산후출혈에 관한 처치를 한 점, 피고가 시술한 자궁적출술도 이완성자궁출혈 등의 산후출혈에 대한 적극적 치료 방법으로 들어지고 있고 위 수술이 양수색전증의 치료 방법이라는 아무런 입증이 없는 점, 위 오수영이 수술 후 5일여 정도를 지나서 사망한 점 등에 비추어 보면 위 오수영의 사망 원인은 희소한 양수색전증으로 인한 것이라고 보기보다는 일반적인 산모 사망의 주원인을 차지하는 이완성자궁출혈 등에 의한 분만 후 심한 출혈로 봄이 상당하다고 판단하다.

■ 피고는 소외 망 오○○의 수술 후의 상태로 보아 분만수술 후 산후출혈 등 합병증의 가능성을 예견하였거나 예견할 수 있었음에도 불구하고(피고는 이 소송에서 일관하여 자신도 이완성자궁출혈, 양수색전증, 유착태반으로 인한 출혈, 감염 등의 가능성을 주장하고 있다.), 그에 대비하여 신선한 혈액을 준비하여 두거나 수술 후 위 오○○의 경과 및 혹시 발생할지도 모르는 합병증에 대비한 관찰과 검사를 태만히 한 채 수술 직후 수련의 등에게 위 오○○에게 이완

성자궁출혈 등의 합병증이 일어날 가능성이 있다는 점과 그에 대비하라는 말만 하고서 그 합병증에 대비한 구체적인 지시도 없이 수술 직후 바로 퇴근하여 버림으로써 그 결과 위 오○○의 산후출혈이 신속히 감지되지 못하고, 따라서 위 오○○이 신속하고 적절한 조치 또한 받지 못하여 결국 사망에 이르게 한 과실이 있다.

■ 원심이 이 사건 사고에 있어서 위 오○○의 산후출혈이 급격하게 발생하여 빠르게 진행하였으므로 담당 의사들이 최선의 처치를 다하였다고 하더라도 치명적인 결과를 야기하였을 가능성을 배제할 수 없는 점, 위 오○○이 양수과다증, 전치태반 등 다른 임산부에 비하여 산후출혈 등과 같은 합병증을 유발할 위험한 요인을 많이 가진 임산부였다는 점 등 사정을 참작하여 이 사건 사고에 있어서 피고들이 배상하여야 할 손해배상책임을 전체의 50%로 제한한 것은 기록에 의하여 살펴보면 정당한 것으로 수긍이 가고, 거기에 소론과 같은 과실상계에 관한 법리오해 등의 위법이 없다.

해설

출산으로 인하여 산모가 사망한 경우에, 출산을 담당한 의사에 대하여 업무상 과실치사죄를 묻는 경우에, 법 진료상의 과실과 사망 사이의 인과관계, 의사의 과실 등과 같은 범죄의 구성 요건을 인정하기 위한 사실의 엄격한 증명이 필요하다. 이는 형법상 책임을 묻기 위한 기본 원칙이다. 이에 비하여 민사상의 손해배상 책임을 청구하는 경우에는 의사의 과실과 인과관계를 인정하는 증명의 정도가 형법상의 증명에 비하여 낮은 수준에서 가능하다. 이 점에 비추어 보면 형법상의 범죄를 판단한 대법원 판결은 원심을 파기 환송한데 비하여, 민사상의 손해배상을 인정한 대법원 판결은 50%의 과실 상계를 한 이유가 쉽게 이해될 수 있을 것이다.

4

산전 초음파 검사에서 태아의 두위가 정상으로 진단하였고 정상 분만 하였는데, 출산 후 아기에게 상완신경총마비가 발생한 경우, 의사에게는 어떠한 과실이 있는가?

대법원 1999. 6. 11. 선고 99다3709 판결【손해배상(의)】[56)]

사실 관계

원고는 둘째 아이를 임신하여 1992년 11월경 피고 의원을 방문한 이래 매월 1회 피고 의원에 찾아가 정기진찰을 받았고, 산모나 태아 모두 특이소견 없이 정상 상태라는 진단을 받아 왔다. 원고는 임신 8개월 무렵부터 유달리 배가 불러 분만 전 피고 의원에서 정기진찰을 받을 당시 담당 의사에게 태아가 거대아가 아닌지 의심스럽다는 의견을 수차례 걸쳐 나타냈으나, 담당 진료의는 위 원고에 대하여 1992. 12. 15.부터 분만 1주일 전인 1993. 8. 8.까지 매월 1회 이상 초음파검사를 실시하였음에도 불구하고 태아의 두위가 보통의 정상 크기에 지나지 않는 것으로 판정(최종 검사시인 같은 해 8. 8.경 태아 두위를 96mm로 판정하였다.)하였고, 이로 인하여 위 원고의 분만의사(정기진찰시의 담당 진료의와는 다른 의사이다.)인 소외 지○○ 역시 분만 직전에 산모인 원고 및 태아에 대하여 거대아의 예측을 위한 초음파검사, 골반계측검사, 자궁저부측정을 따로이 실시하지 아니하였으며, 한편 피고 의원의 담당 진료의나 분만의는 원고의 골반 크기에 대하여는 전혀 검사를 실시하지 아니하였다. 원고는 1993년 8월경 진통이 시작되어 피고 의원에 내원하여 출산 대기 중에 있다가 같은 날 09:45경 진통간격이 2 내

56) [공1999.7.15.(86),1381]

지 3분 간격으로 잦아지고 자궁경부가 약 8cm 정도 개대된 상태에 이르자 출산을 위하여 분만실로 옮겨졌다. 같은 날 09:59경 분만된 아기의 체중은 약 4.2kg, 신장 52cm에 이르는 거대아였고, 진찰 결과 좌측 상지의 마비를 보이는 좌상완신경총마비 및 황달과 심장병이 있는 것으로 진단되었다. 이후 황달증세, 심장병 증세는 좋아졌으나, 좌상완신경총마비 증세는 별다른 호전이 없어 1995년 8월 현재 이학적 검사상 견갑관절 거상 및 신전 능동적 운동이 정상보다 일부 감소된 상태의 장애를 나타내고 있다.

관련 의학 지식

- 신생아의 체중이 1.0kg 미만은 초미숙아, 1.5kg 미만은 극소미숙아, 2.5kg 미만은 저출생체중아, 2.5~4.0kg까지는 정상출생체중아, 4.0kg 이상은 고출생체중아 즉 거대아로 분류되는바, 일반적으로 거대아의 경우는 산모의 골반이 조금만 협소하여도 난산을 일으키기 쉽고, 아두골반불균형(산모의 골반 크기에 비하여 태아의 머리 크기가 상대적으로 너무 커서 정상분만이 힘든 상태)에 이어질 확률이 높아 질식 정상분만시 신생아에게 상완신경총마비 등의 부상을 입힐 가능성이 높고 제왕절개술이나 견인술에 의한 분만을 하여야 하는 경우가 많다.

- 거대아의 예측은 초음파검사, 골반계측검사, 자궁저부측정 등의 방법으로 측정하는데, 그 중 자궁저부측정방법은 치골결합 부위부터 개대된 자궁 끝부분까지 복부에서 줄자로 몇 cm인지를 재는 방법으로서 미숙아일 경우에는 신빙성이 없지만 만삭 크기가 30cm 이상일 경우에는 정확률이 98% 정도에 이르는데, 이 방법에 의한 측정 결과가 42cm일 경우에는 거대아로 분류되고, 골반계측검사 방법은 X선 골반계측을 통하여 모체의 골반 크기와 태아 두부의 크

기를 비교하여 아두골반불균형 상태를 발견하여 내는 방법인데, 이 방법은 방사선의 위험 때문에 최근에는 거의 사용되고 있지 아니하고, 자궁저부측정방법 또한 더욱 발달된 검사 방법인 초음파검사 방법의 출현으로 현재에는 잘 이용되고 있지 아니하며, 초음파검사 방법은 무해하고 비침투적인 방법으로서 고주파 음파를 방출하여 실물 크기의 즉석 현장사진을 찍는 원리를 이용한 검사 방법으로서, 약간의 오차는 있지만 태아의 두위, 복위, 흉위, 대퇴골 길이를 측정하여 거대아인지 여부를 비교적 정확하게 측정할 수 있고 현재 가장 많이 사용되는 거대아 예측 검사 방법이다.

- 신생아의 상완신경총마비(Erb's palsy) 증세는 일반적으로 분만시 상완신경총의 제5 경추신경 내지 제8 경추신경(C5 내지 C8) 및 제1 흉추신경(T1)의 신경총이 손상을 받을 때 발생하며 정상 질식 분만시에는 신생아가 거대아일 경우 어깨를 분만시킬 때나 정상신생아의 경우라도 진통기간이 길거나 난산, 특히 견갑난산(Shoulder dystocia)으로 인하여 완신경총이 심하게 늘어나거나 압박될 경우에 발생하기 쉽고 때로는 아무런 이상이 없는 정상 분만시에도 발생할 수도 있는데, 거대아 중에서 위 증상이 발견될 확률은 약 30%에 이르고, 질식 정상 분만의 경우 위 증상이 발견될 확률은 약 0.26%에 이른다.

법적 판단

원심판결 이유와 기록에 의하면, 이 사건 담당 진료의가 분만 1주일 전까지 매월 1회 정기진찰 당시 초음파검사를 실시하여 태아의 두위가 정상임을 확인하였으나, 거대아 여부의 측정을 세밀히 하지 아니하였고 이 사건 분만 당일에 분만의도 산전검사를 통하여 위와 같은 측정을 하지 아니하여 거대아인 점에 관하여 전혀 예측하지 못하였고, 거대아인 점이 밝혀졌다면 위 정기진찰이나 산전검사 당시 실시하였을 것으로 예상되는 산모인 원고의 골반 크기에 대한 검사도 전혀 실시하지 않은 채 제왕절개수술에 대한 고려나 설명이 이루어지지 아니하고 질식 정상분만을 실시하여 출산하는 방법을 택한 사실을 알아볼 수 있고, 여기에 분만시 신생아에게 나타나는 완신경총마비 증세는 거대아가 아닌 정상체중의 신생아의 질식 정상 분만시에도 발생하는데 질식 분만의 경우 일반적으로 위 증상이 발생할 확률은 약 0.26%이지만, 거대아 중에서 위 증상이 발생할 확률은 약 30%에 이르는 점, 초음파검사 방법이나 자궁저부측정방법에 의하면 완벽하지는 않지만 상당히 정확하게 태아의 거대아 여부를 측정할 수 있고 산모와 태아에 대한 통상적인 정기진찰이나 산전검사시 위와 같은 방법에 의하여 거대아 여부의 측정이 이루어지고 있는 점을 보태어 보면, 피고 의원의 담당 진료의나 분만의가 태아의 거대아 여부의 측정을 제대로 하지 아니하여 예측하지 못한 과실을 인정한 조치는 옳다.

해설

의사가 오진을 하였다고 하여 곧바로 고의나 과실이 있다고 할 수는 없다. 예컨대, "임산부에 대한 상담과 각종 검사 등을 통하여 태아의 기형을 의심할 만한 아무런 징후가 발견되지 아니하였다면, 초음파 검사상으로 발견이 용이하지 않은 태아의 왼쪽 손목 이하 발육부전과 같은 기형을 산전진단으로 발견하지 못한 것이 곧바로 의사에게 어떠한 주의의무 위반이 있다고 단정하기 어렵다."[57]고 한 판결이 있다. 하지만 초음파를 시행한 결과 기형의 사전진단이 용이하였는지 여부를 판단하는 과정을 겪어야 한다. 본 사건에서 산모는 배가 유난히 불러서 거대

57) [공1999.7.15.(86),1366]

아가 아닌지 검사해달라는 이야기를 몇 차례 산전 진단 과정에서 의사에게 이야기했는데, 의사는 초음파를 이용한 몇 차례의 검사에서 태아의 두위가 정상이라고 기재하였고, 기타 필요한 검사를 시행하지 않았기 때문에, 태아가 거대아로 태어날 가능성을 미리 예측하지 못했다. 그 결과 태아는 거대아로 출산하였고, 아두골반불균형로 인하여 상완신경총마비(Erb's palsy) 증세가 발생하였다면, 산전 진단을 정확하게 하지 못한 데 대하여 의사가 책임이 있다는 판결이다.

5

아두골반불균형 상태에서 출산 중 태아곤란증이 발생하면, 흡입 분만을 할 수는 없는 것인가?

대법원 1997. 2. 11. 선고 96다5933 판결【손해배상(의)】[58]

사실 관계

산모 조○○은 1990. 4. 4. 01:00경부터 초산(초산)을 위한 진통이 시작되어 같은 날 04:50경 부산 ○○병원에 입원하였다. 같은 날 13:45경부터 분만 2기로 들어갔으나, 15:00경까지 출산하지 못하고 피폐한 상태에 빠지게 되자, 흡입분만기(Vacuum extractor)를 이용한 흡입분만을 시도하게 되었다. 산부인과 전공의 3년차가 15:30경부터 흡입분만을 시도하였는데, 흡입분만 1회째는 컵이 태아의 머리에 잘 부착되었으나 분만에 실패하였고, 2, 3회째는 컵이 태아의 머리에 잘 부착되지 않아 실패하게 되자, 다른 산부인과 전공의 3년차를 분만실로 불러 흡입분만을 시도하게 하였으나, 4회째로 시도된 흡입분만도 컵이 머리에 부착되기는 하였지만 태아가 컵에 따라 나오지 아니하여 실패하였는데, 그 무렵인 같은 날 15:45경 태아의 심음이 분당 72~80회로 급격히 낮아졌다. 다른 산부인과 전공의 3년차를 분만실로 불러 같은 날 15:50경 그로 하여금 6회째 흡입분만을 시도하게 하였으나, 컵이 두부에 부착되었다가 떨어지는 바람에 실패하였다. 산부인과 과장은 전공의들로부터 위와 같은 사실을 전해듣고 제왕절개수술로 분만하기로 결정하고, 같은 날 16:35 제왕절개수술을 시행하여 같은 날 16:41경 몸무게 3,450g의 태아를 출산하였으나, 출산 직후부터 울음이 없고 무호

58) [공1997.3.15.(30),730]

흡증을 보였으며, 그 후 인공호흡에도 불구하고 4차례의 심정지를 일으킨 끝에 같은 날 23:00경 사망하였다.

원고 주장

분만 과정에서 태아에게 태아곤란증이 나타났고, 이를 해결하기 위한 방법으로 흡입분만을 사용하였다. 아두골반불균형이 있는 경우라면 흡입분만의 방법을 사용하지 않아야 하는데 무리하게 이를 시행하였으며, 태아의 사망원인은 흡입 분만의 후유증이다.

법적 판단

- 흡입분만은 적정한 음압(음압)을 가한 둥그런 컵(Cup)을 태아의 머리에 부착한 후 그 컵의 손잡이를 자궁수축기에 간헐적으로 잡아당김으로써 태아의 머리가 음압 때문에 컵에 달라붙어 질 밖으로 따라 나오게 하는 방식의 분만 방법인데, 아두골반불균형(Cephalopelvic disproportion, 산모의 골반크기에 비하여 태아의 머리 크기가 상대적으로 너무 커서 정상 분만이 힘든 상태)에는 태아의 두부에 손상을 입히기 쉽다. 하지만 태아곤란증이 나타났을 때에는 즉각 제왕절개수술을 하여야 하고 흡입분만을 하여서는 안되는 것처럼 판단할 수도 없다. 흡입분만은 분만 2기가 지연되거나 태아곤란증이 발생하여 태아를 신속히 분만하여야 할 때 시도되는 분만방법이기는 하나, 태아의 머리에 손상을 가할 위험이 있기 때문에 보통 5 내지 6회에 걸쳐 15분간 컵을 잡아당겨 시행하는 것을 원칙으로 하되, 컵이 태아의 머리에 30분 이상 머물러 있어서는 안되며, 3, 4회 잡아당겨 보아 태아가 전혀 따라 나오지 않으면 아두골반불균형이 의심되므로 더 이상의 흡입분만을 중단하고 보다 안전한 제왕절개수술을 선택하여야만 한다. 그러나 위와 같은 기준은 실제

임상상태에 따라 적절하게 적용하여야 하므로 흡입분만을 시행하는 의사는 상당한 경험이 있어야 하고 태아와 산모의 상태를 살펴가면서 매우 부드럽게 컵을 잡아당겨 태아가 끌려나오는 정도를 살펴야 하며, 컵의 사용방법, 컵을 사용함에 있어서 요구되는 주의사항을 잘 준수하여 부적절한 컵의 사용으로 태아의 머리에 손상을 가하는 일이 없도록 주의하여야 한다.

- 이 사건에서 대법원은 위 전공의들이 아두골반불균형이 진단되지 아니한 진료기록부에 의존하여 흡입분만을 시도하였기 때문에 그 흡입분만의 과정에서 어느 정도의 위험이 따를 수 있다고 인정되기는 하지만, 이 사건 흡입분만의 과정이나 그 결과에 비추어 보면, 과도하고도 무리한 흡입분만을 하였고, 그것은 의사의 재량이나 의료수준에 의하여 허용된 범위를 벗어난 것으로서 흡입분만을 시도하는 의사에게 있어서 요구되는 주의의무를 위반한 정도라고 보고 있다.
- 산모는 임신 후에 위 병원에서 산부인과 제1과장으로부터 출산 직전인 1990. 3. 28.에 마지막 진찰을 받을 때까지 엑스레이나 초음파검사를 받지 아니하고 내진(내진)으로만 진찰을 받아 왔는데 산모와 태아가 완전 정상인 것으로 진단되었고, 산부인과 수술기록지, 소아과의 퇴원기록지 등에 수술실에서 제왕절개수술로 분만한 후 울음이 없고 호흡이 없어 바로 태변제거를 위한 기관 내 삽관술을 시행하고 신생아실로 입원시켰다는 내용과, 두부에 가변성 종괴가 있으며, 폐에 거친 수성 수포음이 있다는 기재가 있는 사실이 있다.
- 두개내 혈종이란 두개 내의 어느 부분에 출혈로 인한 혈종이 형성되어 뇌를 손상시키는 것으로서, 신생아에게 호흡곤란, 창백, 약한

울음, 기면 등을 야기하는데, 그 발생원인은 조산에 의한 뇌실내출혈이 가장 많으며, 그 밖에 분만외상, 신생아의 출혈성 질환, 저산소증 등이 원인이 될 수 있고, 흡입분만시에 태아의 두개골이 산도에서 지나친 압박을 받았을 경우에도 분만외상에 의한 두개내혈종이 생길 수 있다.

- 태변흡입증후군이란 분만 중 또는 분만 후에 태변이 섞여있는 양수를 폐로 흡입함으로써 호흡부전 및 저산소증으로 인한 합병증을 초래하는 신생아의 질환인데, 태변흡입이 심한 중증의 경우에는 즉시 적절한 조치를 취하더라도 신생아가 사망하는 경우가 많은 사실, 자궁 내에서 태변이 양수 내로 배출되는 기전은 아직 잘 모르고 있으나 태아의 저산소증이 그 원인의 하나로 의심되고 있다.

해설

분만으로 인한 태아곤란증이 발생한 경우에 이를 해결하기 위하여 흡입분만 방법을 사용해서는 안 된다고 대법원이 판결한 것은 아니다. 법원은 "일단 3, 4회 정도 시행해 보고 태아가 전혀 따라 나오지 않는다면, 아두골반불균형이 의심하고, 더 이상 무리하게 시행하지 말고 안전한 제왕절개수술을 하여야 한다고 하고 있다. 본 사건에서 출산내원 전 산모나 태아의 상태는 정상이었고, 분만 과정에서 산부인과 전공의들이 서로 손을 바꾸어 가며 6차례 흡입 분만을 시행하였는데, 그 과정에서 태아곤란증이 발생하였고, 출산 이후 두개골혈종, 태변흡입증후군이 발생하였으며, 이것이 사망원인으로 추정되는 바, 이는 과도하고 무리한 흡입분만의 결과로서 의사의 재량이나 의료 수준에서 허용한 정도를 벗어난 것"이라고 하였다.

6

제왕절개술로 둘째를 분만을 하면서 불임시술을 하기로 하였으나 실수로 불임수술을 하지 않았고, 그 결과로 셋째를 출산한 경우 의사는 출산에 대한 어떤 손해배상책임이 있는가?

서울고법 1996.10.17. 선고 96나10449 판결【손해배상(의)】[59)]

사실 관계

산모가 1993년 7월 21일 둘째 아이의 임신 21주 상태에서 ○○의과대학 부속병원 산부인과에서 산전진찰을 받은 결과, 제왕절개 분만술이 필요한 태위이상(둔위)으로 판단되어서, 1994년 1월 13일 분만을 위하여 ○○○교수에게 특진신청을 하고 병원에 입원하였다. 이때 산모와 남편은 대학 병원 측에 수술승낙서를 제출하면서 이미 2자녀를 가지게 된 상태이니 가족계획상 불임수술도 한꺼번에 해 달라고 요청하였고, 대학병원측은 이를 이의 없이 받아들였다. 다음날 제왕절개 수술을 시행하기로 하였는데, 산모의 진통이 예정보다 빨리 시작되는 바람에 같은 날 18시 11분경 대학병원 전공의 3년차가 제왕절개수술을 시행하여 남자 아이를 출산하였다. 이때 특진을 맡은 담당교수는 퇴근한 상태였으며, 이 과정에서 산모 측이 요청한 불임수술을 시행하지 않았고, 그러한 사정을 산모 등에게 설명 조차하지 않았다. 이후, 불임수술이 된 것으로 믿고 있던 산모는 셋째 아이를 임신하게 되었고, 1995년 7월경 셋째 아이를 출산하게 되었다.

59) [하집1996-2, 73]. 확정

원고 주장

산모측은 대학병원 측의 채무불이행으로 인하여 산모가 원치 않는 임신을 하여 셋째 아이를 낳게 됨으로써 셋째 아이의 분만비, 양육비 및 교육비 등을 지출하게 되는 손해를 입게 되었을 뿐만 아니라, 아울러 심한 정신적 고통을 입게 되었으므로 대학병원측은 산모부부에게 아이가 향후 성년이 될 때까지의 양육비 및 유치원부터 대학 졸업시까지 교육비 등에 해당하는 재산상 손해 및 위자료를 배상할 의무가 있다고 주장하였다.

법적 판단

- 산모에 대한 제왕절개수술이 응급수술이었음을 인정할 만한 증거가 없을 뿐만 아니라, 응급수술이었다고 하더라도 의료계약에 의해 명백히 불임 수술을 청약해 놓은 산모에게 별도로 담당의사에게 불임수술의 시행여부를 확인하거나 주의를 촉구시킬 의무가 있다고는 볼 수 없다고 판단.
- 분만비의 청구에 대하여는 둘째 아이를 출산하면서 소요되었던 분만비 금 610,824원(의료보험수가 중 본인 부담금)을 그대로 셋째 아이 분만비로 인정하였다.
- 산모 등이 입게 된 정신적 고통에 대하여는 산모부부에게 각 금 1,000만 원씩 도합 금 2,000만 원을 인정하였다.
- 양육비 및 교육비 청구에 대하여는 법원은 산모가 셋째 아이를 출산하게 되어 앞으로 그를 양육하고 교육을 시키게 됨으르써 이러한 비용을 부담하는 것이 과연 손해에 해당하는가라는 점에 대하여 판단하기를 불임시술을 목적으로 하는 의료계약이 일응 경제적 손해를 가져온다고 볼 수 있으나 태어난 아이의 시각에서 본다면 유일

한 생명을 구해준 은혜로운 행위가 된다는 점에서 그 법적 특수성이 있음으로 문제는 부모의 재산상 이익과 아이의 생명권 중 어디에 우월적 지위를 인정할 것인가의 문제라고 전제한 다음, 우리 헌법 제10조에 규정된 개인의 생명권 존중 및 기본적 인권보장의 원칙, 민법 제752조가 규정한 타인의 생명을 해친 경우 손해배상책임을 인정한 것, 형법 제250조 내지 256조의 살인 등의 죄 등에 비추어 볼 때, 비록 원치 않는 임신에 의하여 출생한 아이라 할지라도 그 아이의 생명권은 절대적으로 보호받아야 할 가치로서 부모의 재산상 이익에 우선한다고 볼 수 있으며, 그리고 민법 제913조에 규정된 친권자로서 아이에 대한 부양의무에 비추어 볼 때, 아이의 출생 및 그로 인한 양육 및 교육의무를 손해로 파악할 수는 없다고 판단하였다.

해설

둘째 아이를 제왕절개로 출산하면서 불임 수술을 해 달라는 부탁을 받고, 이를 시행하기로 하였으나, 산모가 응급 수술을 해야 하는 상황이 발생하게 되어, 불임 수술 시행 여부에 대하여 알지 못하는 전공의가 야간에 응급 제왕절개를 시행하였고, 불임 수술을 하지 않았다. 산모는 불임 수술이 되었을 것으로 생각하고 퇴원하였다가 셋째를 임신하고 출산한 사건이다. 여러 분야의 의료 인력들이 분업적으로 일을 하는 대형 병원에서 발생하기 쉬운 의료사고라고 하겠다. 원치 않은 출산에 대한 손해배상 책임은 일반적으로 위자료 배상에 한정하고 있는 것이 대법원의 입장이다.

7

모자보건법상의 허용되는 인공임신중절을 시행한다고 하였으나, 법원은 허용 사유가 아닌 것으로 판단하였다. 태아가 살아서 태어난 경우에도 의사의 낙태죄가 성립되는가? 낙태 시술로 태어난 미숙아가 정상적으로 생존할 확률이 낮다고 판단하여 적극적 치료하지 않았고, 그 결과 미숙아가 사망하였다면 의사는 어떠한 형법적 책임이 있는가?

대법원 2005. 4. 15. 선고 2003도2780 판결【살인 · 업무상촉탁낙태 · 의료법위반】[60)]

사실 관계

- 피고인은 자신이 개설한 인터넷 홈페이지의 상담게시판을 이용하여 낙태상담을 하거나 낙태수술 후의 후유증 등에 관하여 상담하면서 모자보건법상 임신중절수술이 허용되는 경우가 아님에도 낙태시술을 해 줄 수 있으니 빨리 피고인의 병원을 방문하도록 권유하고, 그 화면으로 피고인의 경력과 병원의 위치, 명칭, 전화번호 등을 알려주었다. 당시 피고인이 법률상 낙태가 허용되는 경우에 해당하는지 여부와 수술의 위험성과 후유증 등에 관하여는 설명하거나 알리지 아니한 채 합법적인 인공임신중절수술이 허용되는 경우가 아님에도 낙태시술을 해 줄 수 있다고 약속하면서 빨리 피고인의 병원을 방문하도록 권유하고 안내하였다.

- 산부인과 의사인 피고인이 임신 28주 상태인 공소외 1에 대하여 약물에 의한 유도분만의 방법으로 낙태시술을 하였으나, 태아가 살아서 미숙아 상태로 출생하자 그 미숙아에게 염화칼륨을 주입하여 사망하였다.

60) [집53형,555;공2005.5.15.(226),778]

법적 판단

- 인공임신중절수술이 허용되는 경우의 하나인 모자보건법 제14조 제1항 제5호 소정의 "임신의 지속이 보건의학적 이유로 모체의 건강을 심히 해하고 있거나 해할 우려가 있는 경우"라 함은 임신의 지속이 모체의 생명과 건강에 심각한 위험을 초래하게 되어 모체의 생명과 건강만이라도 구하기 위하여 인공임신중절수술이 부득이하다고 인정되는 경우를 말한다. 위와 같은 법리에 비추어 볼 때, 원심이 공소외 2에 대한 진료기록부에 태아에 관하여 'Anomaly'라고, 공소외 3에 대한 진료기록부에 태아에 관하여 'bowel'이라고, 공소외 4에 대한 진료기록부에 태아에 관하여 'C.H.D.'라고 각 기재가 되어 있고, 그 의미가 피고인의 주장과 같이 태아의 내장, 심장 등에 이상이 있는 경우를 의미한다고 하더라도, 그와 같은 사유만으로는 모자보건법 제14조 제1항 제5호 소정의 사유가 있는 것으로 보기 어렵다.

- 낙태죄는 태아를 자연분만기에 앞서서 인위적으로 모체 밖으로 배출하거나 모체 안에서 살해함으로써 성립하고, 그 결과 태아가 사망하였는지 여부는 낙태죄의 성립에 영향이 없다.

- 산부인과 의사인 피고인의 염화칼륨 주입행위는 낙태를 완성하기 위한 행위에 불과한 것으로 볼 수 없고, 살아서 출생한 미숙아가 정상적으로 생존할 확률이 적다고 하더라도 그 상태에 대한 확인이나 최소한의 의료행위도 없이 적극적으로 염화칼륨을 주입하여 미숙아를 사망에 이르게 하였다면 피고인에게는 미숙아를 살해하려는 범의가 인정된다.

해설

낙태죄와 인공임신중절에 관련된 판례이다. 낙태죄는 태아를 자연분만기에 앞서서 인위적으로 모체 밖으로 배출하거나 모체 안에서 살해함으로써 성립하고, 그 결과 태아가 사망하였는지 여부는 낙태죄의 성립에 영향이 없다. 본 사건에는 더 나아가 산부인과 의사가 염화칼륨을 직접 주사하여 살아서 태어난 아기를 사망하게 하는데, 법원은 이에 대하여 살인죄를 인정하였다. 마찬가지로, 산부인과 의사가 미숙아로 태어난 아기에 대하여 적극적인 치료를 하지 않고 내버려두어, 그 결과 아기가 사망한다면, 이 역시 법원이 살인죄를 인정할 수 있다.

참고 판례

대법원 1985.6.11. 선고 84도1958 판결【살인미수(예비적으로업무상촉탁낙태)】[61)]

■ 인간의 생명은 잉태된 때부터 시작되는 것이고 회임된 태아는 새로운 존재와 인격의 근원으로서 존엄과 가치를 지니므로 그 자신이 이를 인식하고 있던지 또 스스로를 방어할 수 있는지에 관계없이 침해되지 않도록 보호되어야 한다 함이 헌법 아래에서 국민일반이 지니는 건전한 도의적 감정과 합치되는 바이므로 비록 모자보건법이 특별한 의학적, 우생학적 또는 윤리적 적응이 인정되는 경우에 임산부와 배우자의 동의 아래 인공임신중절수술을 허용하고 있다 하더라도 이로써 의사가 부녀의 촉탁 또는 승낙을 받으면 일체의 낙태행위가 정상적인 행위이고 형법 제270조 제1항 소정의 업무상촉탁낙태죄에 의한 처벌을 무가치하게 되었다고 할 수는 없으며 임산부의 촉탁이 있으면 의사로서 낙태를 거절하는 것이 보통의 경

61) [집33(2)형,497;공1985.8.1.(757),1025]

우 도저히 기대할 수 없게 되었다고 할 수도 없다.

- 모자보건법 제8조 제1항 제5호 소정의 인공임신중절수술 허용한계인 임신의 지속이 보건의학적 이유로 모체의 건강을 심히 해하고 있거나 해할 우려가 있는 경우라 함은 임신의 지속이 모체의 생명과 건강에 심각한 위험을 초래하게 되어 모체의 생명과 건강만이라도 구하기 위하여는 인공임신중절수술이 부득이하다고 인정되는 경우를 말하며 이러한 판단은 치료행위에 임하는 의사의 건전하고도 신중한 판단에 위임되어 있다.

- 기록에 의하면, 피고인 1은 1980.6.15. 14:00경 성남시 소재 ○○병원에서 임산부 공소외인이 배가 아프고 출혈이 있다고 호소하자 소량의 질출혈이 있음을 확인한 후(위 피고인은 산모의 밑으로 피가 조금 비쳤다고 한다) 태반조기 박리현상이 있는 것으로 진단하고 위 산모는 그밖에 달리 건강에 아무런 이상이 없었고 위 상태로는 산모의 생명에 직접적인 위험이 없음을 알면서도 산모로부터 경제적 사정이 있어서 낙태하여야 한다는 촉탁이 있자 즉시 낙태에 착수하여 일차 시술을 한후 다음날 16:00경 질확장기계 및 약물을 사용하여 낙태시술을 마치고 체중 2,200그램, 신장43센치 미터의 태아를 모체 밖으로 배출시킨 사실이 인정되니 위와 같이 임산부에게 태반조기박리증상이 있다고 진단하는 경우라 하더라도 당시 임산부의 생명에 직접적인 위험이 없었다면 일응 임산부의 건강상태를 상당기간 세심히 관찰하면서 임산부와 태아의 건강에 지장이 없이 자연분만이 가능하도록 치료에 임하는 것이 원칙이고 그 치료에도 불구하고 임산부의 건강이 갑자기 악화되는 등 임신의 지속이 모체의 건강을 심히 해할 우려가 있다고 판단되는 부득이한 경우에 이르렀을 때에 인공임신중절의 시술이 허용된다 할 것인바, 앞서 원심이 인정한 바와 같은 임산부의 건강상태에서 바로 낙태를 시술

한 피고인의 소위를 같은 법 소정의 허용사유에 해당하여 위법성이 조각되는 경우라 할 수 없고 기록을 살펴보아도 그와 같은 허용사유가 존재하였거나 피고인이 그러한 사유가 존재하는 경우로 인식하였다고 보여지지도 않으므로 피고인을 낙태죄로 의율한 원심판결에는 논지와 같은 모자보건법의 법리오해나 사실오인 또는 심리미진의 위법이 있다 할 수 없다.

8

산모의 호흡 부전에 대하여 의사가 방사선 촬영을 권유하였으나 환자가 태아의 방사선 위험을 이유로 거절하였고, 이후 치료가 지체되어 환자가 사망한 경우 의사의 책임은 무엇인가?

대법원 2011.11.24 선고 2009다70906 판결【손해배상(의)】[62)]

사실 관계

- 원고는 약 10년간 간호사로 근무한 경험이 있는데, 1999년 결혼한 후 4회의 유산을 반복하다가, 2004년 5월경 체외수정 및 배아이식으로 세쌍둥이를 임신하였다. 임신 9주 무렵 절박유산(threatened abortion)으로 약 5일간의 입원치료를 받은 이래 ○○대학교병원(이하 '피고 병원'이라 한다)에서 진료를 받아 왔다. 원고는 임신 11주 무렵 한 태아를 자연유산으로 잃었고, 임신 15주 무렵인 2004. 8. 8. 배를 가리고 흉부 방사선촬영을 받은 후 2004. 8. 10. 유산 방지를 위한 자궁경부봉축술을 받았다.

- 원고는 임신 29주 무렵인 2004. 11. 14. 18:40경 피고 병원 응급실에 내원하여 '5일 전부터 생긴 호흡곤란, 빠른 호흡, 기침 및 콧물 증상' 등을 호소하였는데, 당시 활력징후는 혈압 130/80mmHg, 맥박수 72회/분, 호흡수 20회/분, 체온 36.8℃이었고, 누울 때 호흡곤란이 악화되는 증상이 있었다. 피고 병원 의료진은 19:05경 원고 1에 대하여 2l/분의 속도로 산소를 공급하였고, 동맥혈가스분석 검사 결과 pH 7.488, PaO_2(산소 분압) 73.7mmHg, SaO_2(산소포

56) [공1999.7.15.(86),1381]

화도) 97%, $PaCO_2$(이산화탄소 분압) 25.4mmHg, HCO_3(중탄산염) 18.8mmol/l로 저산소증에 대한 보상기전으로 과호흡이 유발되고 있는 상태였다. 피고 병원 내과의사 소외 1은 19:24경 원고 1에 대하여 흉부 방사선촬영(Chest X-ray) 처방을 하였으나, 원고는 임신부라는 이유로 거부하였고, 피고 병원 간호사가 19:50경에도 흉부 방사선촬영을 권유하였으나 원고 1은 같은 이유로 거부하였다.

- 원고는 19:54경 시행된 동맥혈가스분석검사 결과 pH 7.451, PaO_2 52.9mmHg, SaO_2 87.6%, $PaCO_2$ 28.3mmHg, HCO_3 19.3mmol/l로 저산소증이 심화된 상태였고, 피고 병원 의료진은 원고에 대하여 벤튜리마스크를 이용하여 12l/분의 속도로 산소를 공급하였다.
- 피고 병원 산부인과의사 소외 2는 21:20경 원고에 대하여 응급실 내의 초음파기기로 쌍태아의 심박동을 확인한 후, 태아심음 모니터링과 진통억제를 위하여 분만실 입원의 필요성을 설명하고 입원장을 발부하였으나, 원고는 21:25경 산과보다 호흡기 쪽에 심각한 문제가 있다는 이유로 일반 병실이 아니면 퇴원하겠다고 하면서 분만실 입원을 거부하였다.
- 원고 1은 22:00경 산소포화도가 48%까지 하락하자 비로소 흉부 방사선촬영에 동의하였고, 이에 피고 병원 의료진은 흉부 방사선촬영을 시행한 결과 울혈성 심부전 및 폐부종이 의심되는 증세를 확인하고, 22:15경 위 원고에게 이뇨제인 라식스(lasix)를 주사하는 한편 22:17경 기관 내 삽관(intubation)을 한 후 인공호흡기를 연결하였다. 그러나 22:25경 호흡부전으로 인한 심정지가 발생하여 심폐소생술을 받아 22:28경 심박동이 회복되기는 하였지만, 그 후 응급제왕절개술을 받아 22:50경 출산을 한 결과, 여아인 소외 3은 1분 아프가 점수 1점, 5분 아프가 점수 2점으로 신생아 가사 상태였고,

남아는 분만 당시 이미 사망한 상태였다. 원고는 이후 상태가 호전되어 2004. 12. 7. 피고 병원에서 퇴원하였고, 소외 3은 저산소성 허혈성 뇌손상으로 피고 병원 및 ○○대병원에서 치료를 받던 중 2006. 5. 30. 사망하였다.

법적 판단

- 위 사실 관계를 앞서 본 법리에 비추어 살펴보면, 원고는 호흡곤란 등의 원인을 진단하기 위한 기초검사인 흉부 방사선촬영부터 거절하였는바, 위와 같은 검사를 하지 못하여 호흡곤란에 적절하게 대처하지 못할 경우 산모 및 태아의 상태가 나빠질 수 있다는 것은 기본적인 의학지식을 갖추고 있는 경력 10년의 간호사인 원고 1로서는 상당한 정도로 이해하고 있었을 것으로 보인다. 또한 피고 병원 의료진은 수회에 걸쳐 흉부 방사선촬영 등을 권유하고 나아가 태아 심음 모니터링 등을 위하여 분만실 입원도 권유하였지만 원고 1이 이를 모두 거부하여 실행하지 못한 경과에 비추어, 위와 같은 진단검사 등이 필요한 이유에 대하여 위 원고의 이해정도에 상응한 설명은 있었을 것으로 보인다. 이러한 사정과 더불어 원고 1의 과거 진료경력과 피고 병원 진료 당시에 보인 태도, 그리고 이 사건 변론과정에서 주장한 내용 등을 종합하면, 원고 1은 피고 병원 의료진이 권유한 흉부 방사선촬영 등을 거부할 경우 발생할 수 있는 위험성을 알았거나 피고 병원 의료진으로부터 설명을 들었음에도, 흉부 방사선촬영이 태아에 미칠 위험성 등을 고려하여 스스로의 결정에 따라 거부하였다고 판단된다. 또한 위와 같이 환자가 의료진이 권유하는 진료의 필요성과 그 진료 또는 진료거절의 위험성을 인식하면서 스스로의 결정에 따라 진료를 거절한 경우, 의료진으로서는 환자의 선택권을 존중할 수밖에 없고, 그 환자가 임신부여서 그 진

료거절로 태아에게 위험이 발생할 우려가 있다고 해도 이는 마찬가지라 할 것이다.

■ 한편 원고는 피고 병원에서 진료를 받을 당시 보인 호흡곤란 증상의 원인은 여러 가지가 있을 수 있고, 폐부종이라도 그 원인에 따라 치료방법이 달라질 수 있으며, 이뇨제가 태아에 나쁜 영향을 미칠 수도 있다는 점 등을 고려하면, 피고 병원 의료진이 원고에 대한 흉부 방사선촬영 등 기초적인 검사를 하지 못한 상태에서 폐부종을 정확히 진단하지 못하였거나, 이뇨제를 투여하지 않았다고 하더라도 이를 잘못이라고 보기는 어렵다. 결국 피고 병원 의료진에게 설명의무 위반, 진료상 과실이 있다고 볼 수 없고, 또한 원심이 원고의 협력의무 위반 등을 이유로 피고 병원 의료진의 폐부종 진단 및 치료 지연 등 과실 주장을 배척한 판단에 위법은 없다.

해설

대법원 판결 이유에 의하면, "호흡곤란을 호소하는 임신부의 경우 그 증상은 폐부종뿐만 아니라 폐색전증, 심장질환 등 다른 원인에 의해서도 발생할 수 있고, 폐부종이라도 그 원인은 폐질환, 심장질환, 신장질환 등 원인이 다양하고 그에 따라 치료방법이 달라질 수 있으며 태아에 미치는 영향도 고려하여야 하기 때문에, 임신부의 호흡곤란 원인을 감별하기 위해서는 활력징후 측정과 흉부 방사선촬영, 동맥혈가스분석검사, 심전도 등이 기본적으로 시행되어야 하고, 아울러 태아의 상태를 파악하기 위해서 초음파검사, 태아심음 모니터링 장치를 이용한 태아 심박동 측정이 필요하다."고 하였다. 한편 이뇨제를 사용하는 시기가 늦어져서 산모의 증상이 심해졌다는 주장에 대하여는 "한편 임신부의 경우에도 꼭 필요한 경우에 선별적으로 방사선촬영을 하는 것은 금기가 아니다. 임신부에게 호흡곤란이 있더라도 방사선촬영 사진과 같은 객관적 증거에 의한 진단을 내리기 이전에 임상 증상만으로 이뇨제를 투약하는 것은 전해질 이상, 탈수, 태반 혈류 감소 등으로 태아나 임신부에게 위험할 수 있으므로, 확진 이전까지는 이뇨제를 투여하는 것도 신중하게 하여야 한다."라고 하고 있다.

9 자궁외 임신을 자궁근종으로 오진하여 수술동의서를 받고 자궁적출술을 시행한 산부인과 수련의의 법적 책임은 무엇인가?

대법원 1993.7.27. 선고 92도2345 판결【업무상과실치사】[63)]

피고인은 ○○대학교 의과대학 산부인과 전문의 수련과정 2년차의 의사로서 ○○병원에 파견근무중에 환자인 피해자(여 38세)의 복부에서 만져지는 혹을 제거하기 위한 개복수술을 하려고 하였으면 진료경험이나 산부인과적 전문지식이 비교적 부족한 상태이므로 산부인과 전문의 지도를 받는다든지 자문을 구하고, 위 환자의 진료에 필요한 모든 검사를 면밀히 실시하여 병명을 확인하고 수술에 착수하여야 하고 개복후에도 개복 전의 진단병명은 정확하며 혹시 다른 질환은 아닌지를 세밀히 검토하여 필요한 범위 내에서 수술을 시행하여야 할 업무상 주의의무가 있음에도 불구하고 당초 위 환자를 진찰한 결과 복부에 혹이 만져지고 하혈을 하고 있어 자궁외 임신일 가능성도 생각하였으나 피해자가 10년간 임신경험이 없고 경유 병원에서의 진단소견이 자궁근종 또는 자궁체부암으로 되어 있자 자궁외 임신인지를 판별하기 위한 수술전 검사법인 특수호르몬검사, 초음파검사, 복강경검사, 소변임신반응검사 등을 전혀 실시하지 않고 자궁근종을 확인하는 의미에서의 촉진 및 시진을 통하여 자궁외 임신환자인 피해자의 병명을 자궁근종으로 오진하였고 수술단계에서도 냉동절편에 의한 조직검사 등을 거치지 아니한 상태에서 자궁근종으로 속단하고 일반외과 전문의인 공소외 이○○과 함께 병명조차 정확히 확인하지 못한 채 자궁적출술을 시행하

63) [공1993.10.1.(953),2469]

여 현대의학상 자궁적출술을 반드시 필요로 하는 환자가 아닌 위 피해자의 자궁을 적출함으로써 동인을 상해에 이르게 한 사실을 인정하기에 넉넉하므로 원심이 피고인을 업무상 과실치상죄를 적용하여 처벌한 제1심 판결을 유지한 조치에 수긍이 가고 거기에 소론과 같은 채증법칙위반, 심리미진 또는 법리오해의 위법이 없다. 소론은 위 자궁적출술의 시행에 앞서 위 피해자로부터 그에 대한 승낙을 받았으므로 위법성이 조각된다는 취지이나, 기록에 의하면 피고인은 자신의 시진, 촉진결과 등을 과신한 나머지 초음파검사 등 피해자의 병증이 자궁외 임신인지, 자궁근종인지를 판별하기 위한 정밀한 진단방법을 실시하지 아니한 채 위 피해자의 병명을 자궁근종으로 오진하고 이에 근거하여 의학에 대한 전문지식이 없는 위 피해자에게 자궁적출술의 불가피성만을 강조하였을 뿐 위와 같은 진단상의 과오가 없었다면 당연히 설명받았을 자궁외 임신에 관한 내용을 설명받지 못한 피해자로부터 수술승낙을 받은 사실을 인정할 수 있으므로 위 승낙은 피고인의 부정확 또는 불충분한 설명을 근거로 이루어진 것으로서 이 사건 수술의 위법성을 조각할 유효한 승낙이라고 볼 수 없다 할 것이다. 또 소론은 위 피해자가 난소의 제거로 이미 임신불능 상태에 있어 자궁을 적출했다 하더라도 이는 업무상 과실치상죄 소정의 상해에 해당하지 않는다는 것이나, 그와 같은 사유만으로 자궁을 제거한 것이 신체의 완전성을 해한 것이 아니라거나 생활기능에 아무런 장애를 주는 것이 아니라거나 건강상태를 불량하게 변경한 것이 아니라고 할 수 없고 이는 업무상 과실치상죄에 있어서의 상해에 해당한다 할 것이다.

해설

본 판례는 형사 판례로서 산부인과 전문의 수련과정 2년차인 의사가 자신의 시진, 촉진결과 등을 과신한 나머지 초음파검사 등 피해자의 병증이 자궁외 임신인지, 자궁근종인지를 판별하기 위한 정밀한 진단 방법을 실시하지 아니한 채 피해자의 병명을 자궁근종으로 오진하고 이에 근거하여 의학에 대한 전문지식이 없는 피해자에게 자궁적출술의 불가피성만을 강조하였을 뿐 위와 같은 진단상의 과오가 없었으면 당연히 설명 받았을 자궁외 임신에 관한 내용을 설명받지 못한 피해자로부터 수술승낙을 받았다면 위 승낙은 부정확 또는 불충분한 설명을 근거로 이루어진 것으로서 수술의 위법성을 조각할 유효한 승낙이라고 볼 수 없다고 하였으며, 난소의 제거로 이미 임신불능 상태에 있는 피해자의 자궁을 적출했다하더라도, 그 경우 자궁을 제거한 것이 신체의 완전성을 해한 것이 아니라거나 생활기능에 아무런 장애를 주는 것이 아니라거나 건강상태를 불량하게 변경한 것이 아니라고 할 수 없고, 이는 업무상 과실치상죄에 있어서의 상해에 해당한다고 보아서 업무상 과실치상죄에 해당한다고 하였다.

전문 영역

CHAPTER

9 정신 치료 관련

1

정신과 입원 환자에게 약물 치료 중에 부작용이 발생하였고, 이를 치료하는 과정에서 사망하였는데, 사망 전 내과 전문의에게 전원시키는 등의 조치를 취하지 않은 것이, 주치의인 정신과 의사의 주의의무 위반인가?

대법원 1994.12.9. 93도2524【업무상과실치사】[64)]

- 정신과 의사인 피고인 갑은 환자 서○○을 진찰하고 정신과질환인 조증으로 진단한 뒤 그 치료를 위하여 처음부터 클로르포르마진을 1일 300mg 단위로 같은 달 13.까지 계속적으로 투여하였다. 정신질환자에게 사용하는 약물인 클로르포르마진을 처음부터 1일 300mg을 투여하는 것은 환자의 상태에 따라서는 과다할 수 있으며, 클로르포르마진의 투여에 의하여 기립성저혈압이 발생할 가능성이 있고, 한번 발생하면 재발가능성이 높으며, 서○○은 건강상태가 갑자기 나빠지기 시작하여 같은 달 13. 01:55경 화장실에 다녀오다가 기립성저혈압으로 쓰러졌음에도 피고인은 그녀를 내과전문의 등에게 전원시키는 등의 조치를 취하지 아니하고 혈압이 저하

64) [공1995.1.15.(984),529]

되어 있다는 이유로 혈압을 상승시키기 위하여 계속하여 포도당액을 투여하였고 그 포도당액을 주사하기 전이나 후에 신체의 균형을 담당하는 전해질 이상 유무에 대하여 아무런 검사도 아니하였다. 포도당액을 과다하게 투여할 경우 혈액이 희석되어 전해질이상 등의 결과를 초래할 수 있다. 위 병원의 야간당직의사는 환자에게 위급상황이 발생할 경우나 응급환자의 처치를 위하여 병동을 순시하고 그러한 상황이 발생할 경우 주치의와 상의하여 문제를 처리하는데 당직의사인 이○○은 피고인으로부터 처방전과 간호일지 등을 인계받고 이에 따라 포도당액을 주사하였다. 결국 환자는 사망하였다.

■ 정신과질환인 조증으로 입원한 환자의 주치의사는 환자의 건강상태를 사전에 면밀히 살펴서 그 상태에 맞도록 조증치료제인 클로르포르마진을 가감하면서 투여하여야 하고, 클로르포르마진의 과다투여로 인하여 환자에게 기립성 저혈압이 발생하게 되었고 당시 환자의 건강상태가 갑자기 나빠지기 시작하였다면 좀 더 정확한 진찰과 치료를 위하여 내과전문병원 등으로 전원조치를 하여야 할 것이고, 그러지 못하고 환자의 혈압상승을 위하여 포도당액을 주사하게 되었으면 그 과정에서 환자의 전해질이상 유무를 확인하고 투여하여야 함에도 의사에게 요구되는 이러한 일련의 조치를 취하지 아니한 과실이 있다면, 그러한 과실로 환자가 전해질이상 · 빈혈 · 저알부민증 등으로 인한 쇼크로 사망하였음을 인정할 수 있고, 그 치료과정에서 야간당직의사의 과실이 일부 개입하였다고 하더라도 그의 주치의사 및 환자와의 관계에 비추어 볼 때 환자의 주치의사는 업무상과실치사죄의 책임을 면할 수는 없다.

해설

본 사건에서 정신과 의사는 클로프로마진의 용량을 적당하게 감량하는 등의 조치를 사전에 취하였어야 하였다. 이러한 조치를 취하지 않은 상태에서 환자가 약물 부작용과 이를 치료하는 과정에서 혈액 전해질 이상을 교정하지 않고 포도당 주사를 계속하였고, 이로 인하여, 전해질이상 · 빈혈 · 저알부민증 등으로 인한 쇼크가 발생하여 사망하였다면, 비록 당직 의사의 과실이 일부 개입되었다고 하더라도, 주치의인 정신과 의사의 주의의무 위반이 인정된다. 이때 내과 전문의에게 증상과 부작용 등에 관해 상의하고 조언을 들어 그에 따른 치료를 하였다면, 비록 나쁜 결과가 발생하였다고 하더라도 형법상의 주의의무 위반이 인정되지 않을 수 있었을 것이다.

2

정신과 환자의 자살, 자해의 경우에 의료진의 책임은 어디까지인가? 감시를 집중적으로 하여야 하는 폐쇄병동은 개방병동에 비하여 감시의무가 가중된다고 볼 수 있는가?

대법원 1991.5.10. 선고 91다5396 판결【손해배상(기)】[65]

원고가 1987.7.1. 정신질환으로 피고경영의 의과대학부속병원의 신경정신과에 입원하여 진찰을 받은 결과 그 질환이 전환장애로 진단되어 치료를 받던 중, 같은 달 31. 보호병동에서 피고병원 직원의 감시가 소홀한 틈을 타서 자해행위로 부상을 당한 왼쪽 손목부위의 봉합부위를 감싸기 위하여 피고병원 직원이 감아 둔 탄력붕대를 창문 철망에 묶고 목을 매달아 자살을 하려다가 피고병원 직원에게 발각되어 그 생명은 구조되었으나 이로 인하여 저산소성 뇌손상을 입은 사실, 그런데 원고는 위 사고 이틀 전인 같은 달 29. 유리컵을 깨서 병원직원에게 행패를 부리고 주사맞기를 거부하며 플라스틱 쟁반을 입으로 물어 깨는 등 평소와는 달리 매우 공격적인 행동을 하였고, 또한 혀를 깨물려고 하였으며 침대의 쇠붙이를 물고 바둑알을 깨서 자신의 손목에 상처를 내는 등 여러가지 형태의 자해행위를 함과 아울러 자살을 감행할 것을 암시하는 말을 하고 위 사고 하루 전인 같은 달 30.에는 보호병동에서 개방병동으로 옮겨 달라는 자신의 요구를 들어 주지 않는다는 이유로 대화와 식사를 거부하였을 뿐만 아니라 위 사고당시까지도 위와 같은 자해적 태도를 포기하지 아니한 상태에 있었는데도 사고 당시 담당 간호사 등이 다른 환자들을 데리고 단체산책을 나가 버림으로써 원고로 하여금 자살도구로 손쉽게 사용할 수 있는 탄력붕대를 감은 채

65) [공1991.7.1.(899),1609]

병실에 혼자 남아 있게 한 사실, 피고병원의 신경정신과 병실은 개방병동과 보호병동으로 구분되어 있는데 보호병동에는 근접관찰이 필요한 중환자를 수용하고 이들에 대하여는 간호사 및 간호보조사 등의 직원에 의하여 그들의 책임 하에 환자의 관찰, 보호 및 감독이 이루어지는 사실, 전환장애환자가 자살기도를 시위하는 것은 그 증상의 하나에 해당하지만 드물게는 실제로 자살을 하는 경우도 있는 사실 등을 인정한 다음 원고에 대한 치료 및 감호를 담당하는 피고병원의 의사, 간호사 등으로서는 위와 같은 정황으로 미루어 자살을 감행할 수도 있을 것으로 예상되는 위험한 상태에 있는 원고의 동태를 계속 주의깊게 관찰 감독하는 등의 조치를 취함으로써 전환장애환자인 원고의 자살기도를 미리 방지하여야 할 주의의무가 있음에도 이를 게을리한 과실로 인하여 이 사건 사고가 발생하였다고 판단하였다.

해설

정신질환자의 치료에 관계된 특이한 유형으로 장애자가 자신을 다치게 하거나 다른 사람을 해치는 것이 있다. 정신병의 종류나 정도에 차이가 있지만, 자해나 타해 또는 자살의 염려가 있다면 이를 방지하기 위하여 병원은 일시적으로 감금을 하거나, 폐쇄 병동에 입원시켜서 치료를 한다. 이러한 방법은 전통적이며 효과적인 방법이기는 하나, 결과적으로 정신장애자의 사회복귀는 지체된다. 적절한 치료와 자살 등의 방지 사이에서 구체적인 상황에 따라 적절한 선택하는 것이 정신과 의사로서는 매우 어려운 일이다. 특히 근래에는 감금이나 구속을 줄이거나 없애서 환자의 자유를 증대하여 치료효과를 높이는, 이른바 개방치료요법이 바람직하다고 보는데, 이러한 개방치료의 과정에서 환자의 자해나 타해가 발생한 사례는 많아지기 때문에, 이에 대하여 의사측의 책임을 묻고자 하는 사건들이 발생하고 있다. 환자가 자살한 경우 환자측은 환자의 자살 가능성을 미리 진단하지 못한 경우 또는 진단은 제대로 하였으나 올바르게 대처하지 못한 경우에 대하여 의사측의 책임을 묻는다. 이러한 사건의 경우는 구체적으로 환자의 상황과 병동의 감시 정도에 따라 의사측의 과실이 판단되게 된다.

3

폐쇄병동은 집중 감시를 하여야 하며, 개방병동에 비하여 환자에 대한 감시의무가 가중되어 있다. 그렇다면, 폐쇄병동에서 환자의 자살기도가 있었다면 언제나 감시의무위반이 있다고 할 수는 없는가?

대법원 1992.4.28. 선고 91도1346 판결【업무상과실치사】[66]

■ 원심은 이 사건 발생 병원의 정신과 병동의 당직근무 간호사는 정신과 병동에 입원중인 환자들의 특성상 남자보조원인 방범 근무자를 지시 감독하여 병실을 수시로 순회함으로서 환자의 상태를 관찰 파악하여 환자에게 일어날 수 있는 사고를 사전에 예방하여야 하며, 특히 야간에 환자가 화장실에서 지체하는 시간이 오래 걸리거나 이상한 소리가 나면 즉시 환자의 동태를 확인하여야 하는 사실, 위 병동은 완전감금병동으로 간호사가 열쇠로 열어주지 아니하면 출입할 수 없는 상태이며 위 병동 여자화장실 창문열쇠를 비롯한 각 출입문 열쇠 등은 주간에는 수간호사가 관리하고 일과시간 이후에는 당직간호사가 관리하는 사실 등을 인정한 다음, 그렇다면 환자의 동태 관찰 및 위험예방의무나 자물쇠의 시정상태점검의무 등은 피고인의 업무범위 내에 속하는 것이라고 인정되고, 피고인이 이 사건 당일 여자화장실 창문의 자물쇠가 평소에 늘 잠겨져 있는 상태이었기 때문에 이상없이 완전 시정된 것으로 믿고 그 점검을 하지 않았으며, 피해자 갑이 당시 소지하고 있던 열쇠들로는 위 화장실 창문의 자물쇠가 열리지 않는 것으로 밝혀진 점, 위 甲이 탈출에 사용한 침대시트 카바는 화장실 입구 복도 쪽에 있는 세탁물통 안에 넣어져 있었고 위 갑은 이 침대시트 카바를 찢어서 끈으로 연

66) [공1992.6.15.(922),1778]

결한 후 한쪽을 화장실 내의 난방기에 매고 다른 쪽을 자신의 허리에 맨 채 폐쇄된 창문을 열고 창 밖으로 탈출하려다 떨어져 사망하였는데, 위 여자화장실로부터 불과 5미터 정도 떨어진 지점에서 근무하고 있던 피고인이 위 甲의 그와 같은 행위를 전혀 인식하지 못하였던 점 등에 비추어 보면 피고인에게 위 갑에 대한 동태관찰의무 및 위 여자화장실 자물쇠의 시정상태점검의무를 게을리한 과실이 있다고 판단하였다.

- 그러나 기록을 검토하여 볼 때, 공소사실에 의하면 위 甲은 시정되어 있는 위 여자화장실 창문 자물쇠를 그가 소지하고 있던 열쇠로 열고 탈출하려하였다고 되어 있는데 반하여 원심은 이와 달리 위 갑이 소지하고 있던 열쇠로는 위 여자화장실 창문의 자물쇠가 열리지 아니하였다고 함으로서 공소사실과 다른 사실을 인정하였을 뿐만 아니라, 원심 인정사실을 뒷받침할 수 있는 자료로서 수사기록 60장의 수사보고 기재에 의하면 피해자가 소지하고 있었던 열쇠 2개를 회수하여 자물쇠를 열어본 바 맞지 않았다는 부분과 또 그 기록 63장의 이○○에 대한 진술조서 기재에 의하면 피해자가 가지고 있었다는 열쇠로 자물쇠를 열어 보았으나 맞지 않았다는 부분을 들 수 있기는 하나(위 수사보고서는 제1심이 증거로 채택하지 않고 있다), 한편 경찰의 압수조서 및 기록 49장의 육○○ 작성의 진술서의 각 기재에 의하면 피해자가 가지고 있었던 열쇠가 2개가 아니라 3개였다고 볼 여지가 있고 검사의 피의자신문조서 기재(수사기록 99장)에 의하면 피해자가 가지고 있었던 열쇠로 위 여자화장실 창문 자물쇠를 열 수 있었음을 알 수 있으므로 이와 같은 점들에 비추어 보면 위에서 본 원심인정사실에 부합되는 듯한 증거들만으로는 피해자가 가지고 있던 열쇠로 화장실 창문 자물쇠를 열 수 없었고 따라서 창문이 잠겨있지 않았다고 단정하기는 어렵다고 보아야 할 것

이다(단순히 시정장치의 시정여부를 확인하는 것을 넘어 이를 설치 관리하는 일까지 간호사의 업무로 보기는 어렵다). 또한 원심은 피고인이 환자동태관찰의무를 게을리하였다고 하고 있으나 여자환자가 화장실에서 10분 이상 지체하는 경우는 흔히 있을 수 있는 일이라 하겠으므로 만약 피고인의 주장과 같이 피고인이 위 甲이 화장실에 가는 시간을 기록하여 두고 10여분 후에 남자간호보조사로부터 위 甲이 병실침대에 없다는 보고를 받은 즉시 그를 찾아나섰다면 그것을 가리켜 환자동태관찰의무를 게을리한 것이라고 단정할 수도 없다 할 것이다.

해설

폐쇄 병동에서는 환자를 집중적으로 감시하여야 하기 때문에, 개방 병동에 비해 환자의 자살 사고에 대하여, 의료진의 주의의무 위반을 인정할 가능성이 높다. 하지만 폐쇄 병동에서의 감시 의무가 가중된다고 하여 환자의 자살 사건 모두를 의료진의 책임으로 돌릴 수는 없는 것이다. 이 판결은 폐쇄 병동 자살사고에 의료진의 책임의 한계를 잘 보여 주고 있다. 또한 정신과 환자를 진단하고 치료하는 데 있어서 폐쇄병동에서 할 것인가 개방상태에서 할 것인가는 일률적으로 논할 수 없는 것이고, 구체적인 경우에 담당의사의 판단에 따라 최선이라고 생각되는 방법을 택할 수 있을 것이다. 환자가 자살기도의 기왕력이 있거나, 병동 내에서 탈출기도가 있는 경우, 자살의 위험이 있는 정신병을 가진 것으로 진단된 경우라면 의사가 환자를 개방병동에 있도록 지시하였다 하여도 일반적인 환자에 비하여 병원의 감시의무가 가중된다고 보아야 한다.

비교 판례

1. 신경증환자로서 정신상태가 불안정한 자가 폐쇄병동으로 올라가던 도중 갑자기 위 비상계단옹벽을 뛰어넘어 땅에 추락하여 중증뇌좌상, 두개골골절상 등을 입은 경우

서울지법 동부지원 1989.11.9. 선고 87가합2124 판결: 항소기각【손해배상(기) 청구사건】[67)]

원고 1은 신경증환자로서 정신상태가 불안정하여 1986.12.22. 피고가 경영하는 신경정신과에 입원하여 치료를 받던 중 1987.1.8. 19:30경 그의 부모들인 나머지 원고들과 함께 3층 치료실에서 집단치료를 받고 같은 날 23:00경 비상계단을 통하여 4층에 있는 폐쇄병동으로 올라가던 도중 갑자기 위 비상계단옹벽을 뛰어넘어 땅에 추락하여 중증뇌좌상, 두개골골절상 등을 입었는바, 이러한 사고는 피고의 고용원으로서 안전요원인 소외 1이 정신질환자로서 정상적인 행동을 하지 않는 위 원고를 철저히 계호하지 아니하고 방치하여 위 원고 혼자로 하여금 위 비상계단을 올라가게 하였을 뿐 아니라 피고로서는 위 비상 계단에 철책을 설치하여 위 원고와 같은 정신질환자들이 위 비상계단옹벽을 넘어 뛰어내릴 수 없게 하여야 함에도 위와 같은 철책을 설치하지 않은 과실이 경합하여 발생하였으므로 피고는 위 소외 1의 사용자로서 그의 위와 같은 사무집행상의 과실과 또한 위 철책을 설치하지 아니한 피고 스스로의 과실 또는 위 비상계단의 설치, 보존의 하자로 인하여 발생한 이 사건 사고로 원고 1이 위와 같이 부상함으로써 위 원고 및 그의 부모들인 나머지 원고들이 입은 청구취지 기재의 치료비 및 위자료를 배상할 책임이 있으므로 그 손해의 배상을 구한다고 주장한다.

67) [하집1989(3),140]

그러므로 살피건대, 먼저 위 소외 1이 원고 1을 원고들 주장과 같이 계호하지 않았는가의 점에 관하여 보면 이에 부합하는 듯한 갑 제6호증의 5(고소장), 7, 12 내지 14, 16, 19, 20(각 진술조서), 15(진정서), 18(항고장), 22(거짓말탐지보고서)의 각 기재와 증인 소외 2의 증언은 아래에서 믿는 각 증거에 비추어 이를 믿지 아니하고, 갑 제6호증의 4(의견서), 10(범죄인지 및 수사보고)의 각 기재만으로는 이를 인정하기에 부족하고 달리 이를 인정할 증거가 없고, 오히려 각 성립에 다툼이 없는 갑 제6호증의 1(불기소사건기록표지, 을 제1호증의15와 같다), 8, 17(각 진술조서), 9(피의자신문조서), 23(결정), 을 제1호증의 1, 3, 6, 7, 11, 12(각 피의자신문조서), 10, 13, 14, 16 내지 18(각 진술조서), 4, 5(각 번역문), 9, 19(각 진술서)의 각 기재와 증인 소외 1, 소외 3의 각 증언 및 이 법원의 현장검증결과에 변론의 전취지를 종합하면, 원고 1의 어머니인 원고 3이 1986.12.22.경 피고를 찾아와 위 원고 1의 병력을 설명하면서 원고 1은 15세의 학생인데 1년 6개월 전부터 집에서 목을 매어 자살하려 하고, 동맥을 면도칼로 절단하고, 연탄가스에 중독되어 고압산소치료로 3일 만에 소생하는 등 6회에 걸쳐 자살을 기도한 우울증 환자라고 하면서 입원치료를 요청하여 피고는 위 원고를 입원시켜 약물투여와 집단정신분석치료를 하여온 사실, 그 후 위 원고의 증세가 호전하여 1987.1.8. 19:30경 위 병원 3층 집단치료실에서 10여명의 정신질환자 및 그 보호자들과 의견을 제시하고 토론을 하는 면담치료 과정에서 위 원고의 아버지인 원고 2가 위 원고를 포기했다고 말을 하자 원고 1이 이에 충격을 받아 원고 2에게 욕설을 하자 피고가 이를 설득시켜 23:30경 안전요원인 소외 1로 하여금 위 원고를 4층에 있는 폐쇄병동으로 호송하도록 지시한 사실, 위 소외 1은 평소 피고 및 위 병원의 안전책임자인 소외 4로부터 원고 1이 6회에 걸쳐 자살을 기도한 정신질환자로서 돌발적인 정신발작을 일으켜 자살을 할 우려가 있으니 철저한 안전계호를 하라는 지시를 받았으므로 보통의 경우는 환자들 사이에 위 병원의 안전요원이 끼어서 호송하면 되는데 이 사건 사고 당일에는 위 원고의 어깨를 오른쪽 팔로 껴안고 위 비상계단을 올라가는 도중 위 원고가 갑자기 왼쪽팔꿈치로 위 소외 1의 가슴을 쳐 그를 뿌리치며 1.14미터 높이 위 비상계단옹벽을 뛰어넘어 8.1미터 아래의 지면으로 추락한 사실을 인정할 수 있는바, 위 인정사실에 의하면 위 소외 1로서는 원고 1의 돌발적인 자살기도 등의 사고에 대비하여 다른 환자에 비하여 위와 같이 위 원고를 특별히 계호하였으므로 그 범위를 넘어서 위 원고가 위 소외 1을 뿌리치고 갑자기 위 계단옹벽을 뛰어넘어 추락할 모든 경우에 대비하여 그에 필요한 조치를 취할 의무까지 있다고는 할 수 없고 달리 위 소외 1의 과실을 인정할 증거가 없으므로 위 소외 1의 위와 같은 과실에 대한 원고들의 위 주장은 이유없다 할 것이고, 나아가 피고가 위 비상계단에 철책을 설치하지 않은 과실이 있다는 원고들의 주장에 관하여 보면 이 사건 사고당시 위 비상계단에 원고들 주장과 같은 철책이 설치되어 있지 않은 사실은 당사자들 사이에 다툼이 없으나, 한편 앞서 믿은 각 증거와 성립에 다툼이 없는 을 제1호증의 2(진술조서)의 기재에 변론의 전취지를 종합하면, 피고는 위 병원에 수용된 정신질환자를 치료하기 위해서 입원병실을 폐쇄병동으로 설치하는 이외에는 환자들의 심리에 미치는 영향을 고려하여 치료의 목적상 위 비상계단에 철책 등 안전시설을 하지 않았고 그러한 조치는 정신병원의 세계적 추세로 공인되어 있는 사실을 인정할 수 있고 달리 반증이 없으며, 그 대신 소외 1 등 안전요원으로 하여금 위 원고 등의 위 비상계단옹벽 추락 사고에 대비한 보호조치를 취하게 하였음은 앞에서 인정한 바와 같으므로 위 인정사실에 비추어 보면 피고가 위와 같이 철책을 설치하지 않은 것이 이 사건 사고에 대한 피고의 과실에 해당된다고 할 수 없고 달리 피고의 과실이나 위 비상계단의 설치 또는 보존에 하자가 있음을 인정할 증거가 없으므로 원고들의 위 주장 또한 이유 없다 할 것이다.

2. 우울증으로부터 회복 중인 환자가 자살한 경우

福岡高裁 1979년 3월 27일 판결, 昭和49年 (ネ)第630號–昭和50年 (ネ)311號損害賠償請求抗訴事件–同 附帶抗訴事件[68]

사실 개요

A(51세)는 상당히 심한 초로성 우울병 환자인데 정신과 전문의인 Y의 병원에 입원하였다. 처음에는 자살 위험이 있는 환자로 지정되어 간호사실에 가까운 병실에 입원하여 항우울제와 수면제 주사를 받고, 허리띠나 끈은 소지하지 못하며, 밤낮으로 엄격한 간호를 받았지만 며칠이 지난 다음에는 증상이 좋아져 의사에게 "이젠 죽고 싶다는 생각은 없다."고 대답하는 등 사정으로 병원 측은 A가 자살할 염려가 없어졌다고 판단하여 약 투여를 줄이고 허리띠도 매도록 허가하였다. 더구나 자살 염려가 없는지를 더 정확하게 확인하기 위하여 상세한 문진을 하지도 않았고, 또 A는 항상 잠옷을 입고 있었으므로 A의 처인 X1는 위 조치에 앞서 병원측에 자살방지 목적으로 허리띠는 빼앗아 두기 바란다고 하였다. 입원한지 10일째 되던 날 상오 5시쯤에 Y병원의 간호사인 B가 병실을 돌아보는데 아침기상이 늦은 A가 침대에 일어나 앉아 있는 것을 보았으나 특별한 의문을 품지 않은 채 지나쳤다. 그 직후 상오 5시 25분께에 A는 병실에 붙어있는 변소에서 자신의 허리띠로 목을 매고 자살하였다.

68) 別册 ジュリスト, 醫療過誤判例百選, 唄 孝一, 宇都木 伸, 平林 勝政. 有斐閣. 1989. 6. No.102. 88면.

X1는 X1과 Y 사이에 성립한 A의 치료를 목적으로 하는 준위임계약의 불완전이행을 이유로 Y에게 손해배상을 구하였다. 1심 판결(福岡地小倉支判, 1974.10.22.)은 준위임계약의 성립을 인정하고, 초로성 우울병 환자는 자살할 염려가 있고 특히 회복기에는 그 위험성이 높으므로 의사는 자살용구가 되는 허리띠를 A한테서 빼앗아야 했으며, 간호사 B는 A가 그날 아침에 자살하기 직전에 침대에 일어나 앉아있었으므로 이상하게 생각하여 감시를 계속하였어야 했는데, 이들 조치를 태만히 한 결과 A의 자살이 발생하였다고 인정하여, Y의 책임을 긍정하였다. 다만 A에게도 사리판단능력이 있었으므로 6할 과실상계 하였다. Y는 항소하였고 이 판결은 Y의 책임을 부정하고 1심 판결을 취소하였다.

판시

정신병 환자, 특히 우울증 환자의 간호치료를 맡은 의사나 간호사는 환자가 자살할 염려가 있는지를 확인하도록 노력을 게을리하지 않아야 하고, 그럴 염려가 있는 환자에게는 특히 엄중한 감시와 철저한 간호를 계속하여 환자의 자살을 막을 의무가 있다. 그러나 정신의료의 최종목적이 사회복귀이므로 중증환자가 아니거나 회복기 환자에 대해서는 자살 염려가 있다고 인정되지 않는 한 사회생활에 적응을 준비하는 것도 중요하므로 엄중한 간호조치를 취하는 것이 불필요하고 심지어 해롭기도 하다. 얼마나 엄중한 간호체제를 할지는 직접 환자를 담당한 정신과의사의 판단을 존중하여 판정하여야 하고, 재량을 크게 벗어나 현저하게 부적절한 조치라고 인정할 만한 특단의 사정이 없는 한, 원칙적으로 정신과의사의 판단에 잘못이 없다. B간호사로서는 평소에 늦게 일어나던 우울증 환자가 아침 일찍 침대에 일어나 앉아 있었다면, 보통은 적절한 문답을 나누고 의사에게 통보하는 등의 조치를 하는 것이 바람직하지만, 이 사건에서 A가 자살할 위험성 있다고 예측할 수 없는 정도로 회복되었음을 인정한다면, 이상론이나 결과론일 뿐이고 B에게 과대한 기대를 바라는 것은 부당하다.

3. 사회복귀치료(rehabilitation) 중 자살한 사건

大坂高裁 1982년 10월 27일 판결, 昭和56年 (ネ)第150號-第1153號 損害賠償請求抗訴事件-同 附帶抗訴事件[69]

사실 개요

A(여, 19세)는 사춘기 혼란상태로 Y병원에 입원하여 약물요법과 정신요법을 받았는데 의사의 지시에 따라 Y가 주최한 원외 레크리에이션에 참가하였다가, 돌아오는 길에 역 근처에서 일행에서 벗어나 플랫폼에서 전동차로 뛰어들어 사망하였다. A의 부모인 X1,X2는 A가 입원치료로 진정되었다고는 할 수 없고 자살할 염려나 자살경향이 있어 주의할 필요가 있었으므로, 진료행위의 하나로 레크리에이션 요법을 할 때에도 A가 사망이라는 결과에 이르지 않도록 안전을 확인하는 등의 의무가 있는데도 Y는 이를 게을리하였으므로, 채무불이행 또는 불법행위를 이유로 일실이익의 배상, 위자료 등을 청구하였다. Y는 이에 대해 'A에게는 자살기도의 염려가 없으므로 믿고 개방요법을 시도한 것이고 A의 자살은 회피불능이다'고 반론을 내었으나 1심 판결은 원외 레크리에이션 요법에서도 환자가 이탈하거나 자살할 염려가 있으므로 인솔자는 개찰하거나 전동차에 타고 내릴 때에 환자들의 동정을 확실하게 파악하여야 하며 일행이 뿔뿔이 흩어져 차에 오르게 한 것은 의무를 게을리 한 것이므로 Y의 책임을 인정하여 X1,X2에게 A의 위자료의 상속등

69) 別册 ジュリスト, 醫療過誤判例百選, 唄 孝一, 宇都木 伸, 平林 勝政. 有斐閣. 1989. 6. No.102. 88면.

으로 각 3,450,000엔의 지불을 명하였다(일실이익은 부정). Y가 항소. X1, X2는 부대 항소. Y는 원 판결이 레크리에이션 요법을 잘못 이해한 것을 비난하고, A가 의사능력을 가진 바에야 Y의 간호를 벗어나 것은 의료계약에서 권리를 포기한 것이라고 주장하였다. 이 판결은 개방요법이라고 하여도 환자의 신변 안전을 가장 먼저 배려해야 한다고 하여, A의 이탈을 의료계약에서 권리를 포기한 것이라는 Y의 주장을 배척하여, 항소와 부대 항소 모두를 기각하였다.

판시

"의료에서 효과를 높이기 위하여 환자에게 감시받고 있다는 인상을 줄 만한 조치는 될 수 있는대로 피하는 것이 바람직하다. 그러나 자살과 같은 사고가 생기면 치료는 그 바탕부터 허사가 되고 마는 것이므로 개방요법이라도 환자의 신변 안전을 가장 먼저 배려해서 환자의 안전과 서로 조화있게 실시해야 한다."고 하였다. A가 "일행에서 벗어나 자살한 것은 그 치료나 간호에도 불구하고, A가 갑자기 정신장애에 빠진 것이므로 이를 의료계약에서 권리를 포기하였다고 볼 수는 없다."고 하였다.

참고 판례

행정청의 조치로 정신병동에 입원한 환자가 원외 작업 중에 제3자를 살인한 경우에 피해자의 가족은 국가에 손해 배상 책임을 물을 수 있는 것인지?

靜岡地裁 1982년 3월 30일 판결, 昭和52年 (ワ)第134號 損害賠償請求事件[70)]

70) 別冊 ジュリスト, 醫療過誤判例百選, 唄 孝一, 宇都木 伸, 平林 勝政. 有斐閣. 1989. 6. No.102.98면.

사실 개요

A는 1959년 8월에 S병원에서 추간반 탈출증으로 수술을 받았는데, 1961년 쯤 피해망상, 환청 같은 증상을 보이는 정신분열증이 생겼다. 그후 정신병원 입퇴원을 거듭하였는데 1974년 3월에 피해망상으로 위 S병원 원장인 ○○의사를 칼로 찔러 전치 2개월의 상해를 입혔다. 이 사건에서 A는 정신분열증으로 진단받고 불기소처분 되었다. 약 2년 후인 1976년 1월에 A는 다른 병원에 전원하였는데 그해 5월 26일부터 병원에서 사업장으로 통근하며 일하는 원외작업요법을 받게 되었다. 그런데 같은 해 6월 16일 아침에 근무처로 가지 않고, 위 ○○병원장을 살해할 결의를 품고 과도를 사서 S병원 외과외래진료실로 침입하여 진료 중이던 ○○원장을 습격하였으나, ○○원장은 진료실 밖으로 피하고 간호사인 H에 대해 졸지에 살의가 생겨 과도로 찔러 살해하고 말았다. 이 사건으로 A는 정신분열증 상태에서 범행하였으므로 불기소처분을 받았고 다시 정신병원에 입원조치 되었다. H의 남편인 X1과 아들인 X2는 지방자치단체를 상대로 국가배상법을 바탕으로 손해배상의 청구를 하였다. 청구 일부 인용.

판시

1. '정신병의 진단이나 치료방법의 선택에서 어느 정도 주치의의 주관적 판단이 들어가는 것은 어쩔수 없는 것이고, 그 판단은 일반적으로 존중하지 않을 수 없는 것이므로… 주치의가 A의 분열증을 사회적으로 관해상태로 보아 A에게 원외작업요법을 하도록 한 것 자체는 타당한 치료방법이라고 할 수 있다.' 'A에게 원외작업요법을 실시할 때에는 주치의로서 병력이나 증상을 유의하여, 종사할 작업의 종류, 내용, 근무시간, 기타 작업 조건 따위를 조정하고, 동인의 능

력이나 증상에 맞추며, 또 동인에 대하여 상태 관찰이나 관리가 가능한 사업장을 선택한 후에 동인을 근무토록 하며, 작업요법 실시 후에도 동인의 병상이 악화하거나 재발한 징후가 나타나면 즉시 치료나 기타 적절한 조치를 하여 동인을 항상 병원의 치료관리 안에 두어야 할 주의의무가 있다고 하지 않을 수 없다.' '그런데도 T의사는… A 혼자만의 생각에 따라 병원에서 비교적 먼 거리에 있고, 어떤 연락체제도 없는 금속도장공장과 고용관계를 결정한 데다가, 동인을 일반인과 마찬가지 노동조건으로 혼자서 위 작업장까지 통근시키며,… 이 사건 원외작업요법 중에도 A가 병원에 돌아오면 간호밀도가 높은 폐쇄병동에 수용하여 병동 안에서 간호직원에게 A의 상태를 관찰토록 하여 이상이 있으면 주치의에게 연락하도록 지시하고, 주치의가 A를 일주일에 한두번 문진하는 정도 외에는 달리 근무처에서 A의 상태를 파악하기 위한 어떤 방법도 강구하지 않았음을 인정하고, K의사도 A가 망상으로 보이는 증상을 나타냈고 근무처를 그만 두고 싶다고 희망하였음에도 불구하고 위와 같은 원외작업요법을 계속한 점은 앞에서 든 것과 같으므로 위 주치의들은 A에 대한 원외작업을 실시하면서 정신병원 의사로서 A를 상당한 치료관리 안에 두어야 할 주의의무를 게을리한 과실이 있었다고 할 밖에 없다.

2. '조치입원제도는 지방자치단체장의 처분에 따라 자해나 타해의 위험이 있는 정신병 환자를 본인의 의사에 반하여 정신병원에 입원시켜서 치료와 관리를 행하는 것이므로 조치입원 환자에 대한 치료와 관리행위는 국가배상법 1조 1항에서 의미하는 공권력의 행사에 해당하는 것으로 해석되는데, 조치입원제도는 조치입원 환자에 대한 적정한 치료와 관리를 행하는 동시에 그로써 사회 일반의 안전을 보장하는 것을 목적으로 하는 제도이므로 위 치료와 관리의 과정에

서 담당공무원의 과실로 치료대상자인 환자가 제3자에게 손해를 입힌 경우에는 그 담당공무원이 속하는 지방자치단체가 위 조항을 바탕으로 이를 배상할 책임을 지는 것으로 해석하여야 한다.'

해설

의료기관은 자해나 타해의 염려가 있는 정신병 환자에 대하여 보호의무를 진다. 타해의 염려가 있는 정신장애자의 의료나 보호를 인수하면서 일반 제3자와 관계에서 환자감독의무가 생긴다. 책임의 법적 근거는 의사나 간호사의 대리감독자책임, 의사나 간호인 등의 과실에 대한 의료기관의 사용자 책임, 국가배상법 1조의 책임이다. 지방자치단체장은 자해나 타해의 염려가 있는 정신장애자를 의료와 보호의 목적으로 정신병원에 입원시킬 수 있다. 이 조치입원으로 입원한 환자에 대한 치료나 관리 행위가 국가배상법상의 공권력의 행사에 해당하는지는 문제이다. 위 사건에서는 이를 긍정하고, 지방자치단체의 배상책을 시인하였다. 강제입원 환자를 치료하거나 간호에 따른 행위도 공권력의 행사에 해당한다고 보아야 하며, 공권력의 행사를 위탁받은 자도 포함되어 지정병원의 관리자도 공무원에 해당하며, 그 지시에 따라 입원하고 계속 수용되며 치료나 간호를 하는 병원의 직원이 한 행위도 공권력의 행사에 해당하는 행위로 볼 수 있다고 하였다. 지정병원에 조치입원된 환자가 제3자에게 가해행위를 한 경우에도 국가배상법이 적용될 것으로 본다.

전문 영역

CHAPTER

10

마취 관련

1

정맥 마취를 시행하면서, 마취제 주사를 간호사가 해도 되는지? 간호사가 마취제를 주사하다 마취제가 정맥 밖으로 새어나가 조직 괴사 등의 부작용이 발생하면 의사가 책임을 져야 하는지?

대법원 1990.5.22. 선고 90도579 판결【업무상과실치상】[71)]

- 이 사건 주사약인 에폰톨은 3, 4분 정도의 단시간형 마취에 흔히 이용되는 마취제로서 점액성이 강한 유액성분이고 반드시 정맥에 주사하여야 하며, 정맥에 투여하다가 근육에 새면 유액성분으로 인하여 조직괴사, 일시적인 혈관수축 등의 부작용을 일으킬 수 있으므로 위와 같은 마취제를 정맥주사할 경우 의사로서는 스스로 주사를 놓든가 부득이 간호사나 간호조무사에게 주사케 하는 경우에도 주사할 위치와 방법 등에 관한 적절하고 상세한 지시를 함과 함께 스스로 그 장소에 입회하여 그 주사시행과정에서의 환자의 징후 등을 계속 주시하면서 주사가 잘못없이 끝나도록 조치하여야 할 주의의무가 있다고 할 것이다. 또한 위와 같은 마취제의 정맥주사방법으

71) [집38(2)형,588;공1990.7.15.(877),1404]

로서는 수액세트에 주사침을 연결하여 정맥내에 위치하게 하고 수액을 공급하면서 주사제를 기존의 수액세트를 통하여 주사하는 이른바 사이드 인젝션(Side Injection) 방법이 주사방법보다 안전하고 일반적인 것이라 할 것이다.

- 원심이 같은 견해에서 산부인과 의사인 피고인이 피해자에 대한 임신중절수술을 시행하기 위하여 마취주사를 시주함에 있어 피고인이 직접 주사하지 아니하고, 만연히 간호조무사에 불과한 공소외인으로 하여금 직접방법에 의하여 에폰톨 500밀리그램이 함유된 마취주사를 피해자의 우측 팔에 놓게 하여 설시와 같이 피해자에게 상해를 입혔으므로 이에는 의사로서의 주의의무를 다하지 아니한 과실이 있다

해설

간호사(간호조무사)가 마취제를 정맥 주사한 부분에 대하여, 법원은 특별한 판단을 하지 않고 있기 때문에, 무면허 의료행위와 같은 문제는 없다고 볼 수 있다. 구체적으로 정맥 주사를 함에 있어서 기존에 확보된 정맥로를 이용하여 사이드 인젝션을 하였다면, 정맥 밖으로 약물이 새어 나가서 조직 괴사와 같은 문제를 일으킬 여지가 적기 때문에, 직접 정맥을 찾아서 주사함으로써 문제를 일으킨 간호사의 행위에 대한 관리 감독 의무가 의사에게 있는 것으로 보았다.

2 정맥내마취(라보날)와 의사의 마취 전후 주의의무에 관한 사건: 금식 시간은 얼마나 주어야 하는가?

서울민사지법 1993. 1. 29 90가합74420 판결【손해배상(의)】[72)]

사실 관계

원고 갑은 1989. 3. 26. ○○ 의원에서 피고 김○○로부터 임신 2개월이라는 진단을 받고 임신중절을 요구하여 같은 날 12:00경 같은 피고로부터 라보날(치오펜탈 나트륨)이라는 마취제로 마취된 상태에서 자궁내 내용물을 흡입기로 제거하고 큐렛으로 긁어내는 임신중절수술을 받고 같은 날 18:00경 퇴원하였다. 위 원고는 그 다음날 27일부터 같은 해 4.2까지 약 일주일 동안 통원치료를 받고, 같은 달 16. 하복통과 출혈이 있어 다시 위 의원에서 피고 박○○으로부터 수술부위의 소독과 근육주사 및 약을 투여받았다. 위와 같은 통원치료에도 불구하고 증상이 개선되지 아니하고 계속 하혈이 있자 원고 갑은 같은 해 5.11. 09:40경 다시 피고 김○○에게 전날 밤의 복통과 하혈 증상을 호소하게 되었고 피고 김○○은 위 원고의 자궁내에 위 수술시 제거되지 아니한 혈괴가 있다고 진단하고 위 원고에게 혈괴제거수술을 하여야 한다고 말하고 위 원고의 손톱, 손바닥, 안면부 등을 살피고 간호원에게 위 원고의 혈압, 맥박, 체온을 측정하게 한 결과 혈압 110/80, 맥박 72, 체온 37도로 별 이상이 없음을 확인한 후 위 원고에게 아침식사를 하였느냐고 질문하여 위 원고가 06:30경 밥 한 공기가 못되는 양의 식사를 하였다고 하자 즉시 수술을 시행하기로 하고 위 원고를 분만실에 데

72) http://seolaw.net/sub/sub03_04.php?boardid=result2&mode=view&idx=201&sk=&sw=&offset=80

리고 가 이 사건 자궁내 혈괴 수술을 시행하게 되었다.

피고 김○○은 10:45경 체중이 48킬로그램인 위 원고에게 라보날 0.5 그램을 포라증류수 20cc에 혼합하여 23게이지 주사바늘에 연결하여 위 원고의 팔뚝 중간지점 정맥혈관에 약 2분 내지 3분에 걸쳐 천천히 주사하면서 위 원고에게 숫자를 세게 하였는데 주사액이 5분의4 정도 들어갔을 때 위 원고는 숫자를 세지 못하고 의식이 소실되어 더 이상 주사하지 않았다. 피고는 원고가 마취된 것을 확인하고 약 7분 내지 8분에 걸쳐 자궁내 혈괴 20 내지 30 그램과 자궁내막조직을 제거하였으며 수술을 마치고 수술대에서 위 원고를 회복실로 옮기는 순간 위 원고의 호흡이 곤란해지고 심장박동이 불규칙적으로 이루어지고 경련을 일으키는 것을 발견하고 즉시 인공호흡 및 심장마사지를 하고 기관지 삽관술로 산소를 공급하자 심장 박동, 호흡, 동공반사는 정상으로 돌아왔으나 의식이 회복되지 않았다. 같은 날 14:00경 마취전문의사가 와서 위 원고를 진찰하였으나 의식불명인 상태에서 회복되지 않아 다음날인 같은 달 12. ○○대학교 부속 ○○병원으로 옮겨 같은 달 19. 기관절개술을 시행하였으나 의식상태의 호전이 없으며 현재는 눈은 뜨고 있으나 주변상황을 모르는 식물인간 상태에 있다.

당사자의 주장

원고들은 피고 김○○이 라보날을 사용하여 환자를 마취시킨 후 자궁내 혈괴제거수술을 시행함에 있어 첫째, 위 마취제 사용시 요구되는 금식기간을 준수하지 아니하였고, 둘째, 원고 김○○가 빈혈상태에 있었음에도 혈액검사 등 빈혈유무검사를 시행하지 않았으며, 셋째, 라보날의 호흡계부교감신경긴장증대로 인한 부작용을 방지하기 위하여 아트로핀 0.5 내지 0.6밀리그램을 미리 정맥주사하여야 함에도 이를 시행하지 않았고, 넷째, 라보날을 과다하게 주사하였고 소량을 주사한 후 상태를 살핀 후 서서히 주사하여야 함에도 바로 라보날 0.5그램을 전부 주사하였으며, 다섯째, 수술 후 즉시 심장 마사지를 하고 산소 호흡기를 사용하는 등 적절한 응급조치를 취하지 아니한 과실이 있으므로 피고들은 위와 같은 의료과오로 인하여 원고들이 입게 된 제반손해를 배상할 책임이 있다고 주장하고, 이에 대하여 피고들은 피고 김○○장이 원고 김○○의 식사량에 따라 요구되는 금식기간을 준수하였고, 원고 김○○는 빈혈상태에 있지 아니하였으므로 혈액검사를 할 필요성이 없었으며, 이 사건 수술과 같이 간단한 수술에는 아트로핀을 주사할 필요가 없으며, 라보날을 위 원고의 상태에 살피며 적정량의 라보날을 간헐적으로 주사하였고, 또한 수술 후 이상이 있자 적절한 응급조치를 취하여 위 원고의 심장박동, 호흡, 동공반사 등이 정상으로 회복되었으므로 피고들에게는 과실이 없다고 다툰다.

법적 판단

- 라보날은 조직으로의 이행이 신속하므로 필요한 마취농도까지 조직내 농도를 신속하게 높일 수 있어 마취도입이 극히 원활하여 주사중 의식을 소실하고 배설 및 분해가 신속하여 30분 이내에 의식을 회복하는 전신마취제로서 이 사건과 같은 수술에 적합하다.

- 라보날의 사용방법은 2.5% 용액 50밀리그램의 소량을 먼저 정맥에 주사한 후 30초간 환자의 전신상태, 마취 정도, 억제상태 등을 관찰한 다음 계획된 주사량을 서서히 주사하는데 라보날의 적정사용량은 체중 1킬로그램당 4 내지 5밀리그램이다. 라보날을 사용하는데 빈혈이 있는 환자는 더 깊은 마취에 이르고 마취지속시간도 길어지므로 빈혈의 정도를 알기 위하여 혈액검사를 하는 것이 좋으며, 수술 전에 6시간 이상의 금식이 요구되고 입안의 분비물을 줄이기 위하여 라보날을 정맥주사하기 10분전에 아트로핀 0.5 내지 0.6밀리

그램을 정맥주사하여야 한다.

- 라보날은 교감신경계의 신경전달은 억제하지만 부교감신경계의 신경전도는 영향을 받지 않거나 오히려 촉진하므로 부교감신경계를 자극하여 기관지의 긴장도를 증가시키는 경향이 있어 라보날을 사용하여 이 사건과 같은 수술을 하는 경우 자궁저부의 교감신경의 신경전달은 억제되고 반면 자궁경부의 부교감신경의 신경전달을 촉진하여 구토중추를 자극할 가능성이 있다. 마취 중에 수술조작에 의한 자극이 구토중추로 전달되어 기도내에 이물질이 흡입되어 일어나는 흡인성 폐염으로 진행되고 이로 인하여 뇌세포의 심한 저산소증으로 식물인간상태에 이를 수 있다.

- 라보날의 특이체질에 의한 반응은 주사 후 곧 피부의 홍조를 보이며 1분 이내에 기침과 기관지경련을 일으켜 호흡이 나빠지며 청색증을 보이고 1, 2분 이내에 혈압이 떨어져 맥박을 촉진할 수 없게 된다.

- 위 인정사실에 의하면 피고 김○○은 원고 김○○가 1차 임신중절수술 후 계속적으로 출혈이 있었고 특히 이 사건 수술 전날 다량의 출혈이 있었다면 빈혈의 유무를 알기 위하여 혈액검사를 하고 6시간 이상의 금식기간을 준수하며 아트로핀을 미리 주사하고 라보날은 위 원고의 체중 및 상태에 비추어 적정량인 약 0.24그램을 주사하되 50밀리그램의 소량을 먼저 주사하고 환자의 상태를 관찰한 다음 계획된 주사량을 서서히 주사하여야 함에도 불구하여 이를 게을리한 채 라보날 주사 전에 필요한 위와 같은 조치를 취하지 아니하고 긴급한 상황이 아니었음에도 불구하고 식사 후 약 4시간만에 위 원고에게는 과다한 양을 계속적으로 주사한 과실이 있고, 이로 인하여 위 원고에게 흡인성 폐렴으로 인한 저산소증으로 전반적인 뇌

세포손상에 의한 식물인간상태를 야기시켰다고 할 것이므로, 피고 김○○은 자신의 위와 같은 잘못으로 인하여, 피고 박○○는 피고 김○○의 사용자로서 그의 업무 집행상의 잘못으로 말미암아 발생한 이 사건 사고로 인하여 원고들이 입은 손해를 배상할 책임이 있다 할 것이다.

해설

마취사고 중 환자의 기도관리의 부주의에 의한 의료사고가 많은 수를 차지한다. 분비물이나 구토물 등으로 인하여 폐색되는 경우에 가장 유효한 대처 방법은 흡인(suction)이다. 마취를 시작하면서 흡인기를 즉시 쓸 수 있도록 준비하여야 하며, 기도에 분비물이 들어 있을 것으로 의심되면 즉시 흡인하여야 한다. 또한 기도 폐색을 예방하기 위하여 수술 전 환자를 문진함으로써 기도 폐색의 위험을 인지하고, 필요하다면 수술을 연기할 것을 고려하여야 한다. 기술적으로 문진시 환자측에 적절한 설명과 답변을 받도록 노력하는 것도 중요하다. 예컨대, 소아를 수술하기 전에 어머니에게 “수술 전에 밥 먹이지 마세요.”라고 했는데, 수술에 들어가자 금방 위 내용물을 토해서 질식하였다. 간신히 목숨을 건져내고 나서 나중에 어머니에게 물었더니 ‘밥이 좋지 않다고 해서 빵을 먹였어요’는 것과 같은 것이다. 의사는 금식에 대해 구체적인 주의를 주고, 금식 여부에 대하여 다시 확인할 필요가 있다. 기도 폐색은 여러 가지 원인으로 일어나는데, 기도경련(Bronchospasm)을 제외하고는 발생 자체에 대하여 의사의 주의의무 위반을 물을 여지가 있다. 경련의 경우를 포함한 모든 기도의 폐색은 발견 즉시 적절한 처치를 하여야 한다.

참고 판례

토물 흡입 질식사 사건

福島簡裁 1977년 2월 18일 판결, 昭和50年 (ろ)第5號 業務上過失致死被告事件)[73]

사실 개요

정형외과의원의 원장으로 의업에 종사하고 있는 피고인은 1973년 1월 5일 하오 2시 경에 같은 의원 진찰실에서, 양쪽 엄지손가락이 [용수철증]에 걸린 생후 1살된 여자 아이를 진찰한 끝에, 전신마취제인 케타랄을 써서 전신마취를 하고, [용수철증]에 걸린 엄지손가락 수술을 하였다. 진찰할 때에 보호자인 환자 어머니(당시 20살)에게, "애가 감기에 걸리지 않았습니까?", "점심은 언제 먹였습니까?"하고 문진하였는데 이는 단순히 밥을 먹이지 않도록 지시하는 정도였다. 수술할 때까지 환자에게 우유나 다른 음식을 주지 않도록, 요컨대 금식하도록 구체적인 주의를 주지 않은 채 환자를 같은 의원 대합실에 대기시켰다. 같은 날 하오 3시 30분 경에 진찰실에서 보호자인 어머니에게 환자가 음식을 먹었는지 여부를 다시 확인하지 않고, 準看護婦에게 지시하여 전신마취제인 케타랄 2 cc와 자율신경흥분제인 아트로핀 0.3 cc를 혼합한 주사액을 환자의 왼쪽 엉덩이에 주사하였다. 환자는 주사 직후에 구토를 일으켜, 그날 낮부터 하오 3시경까지 먹은 밥과 우유들을 토하고, 이를 기도로 흡인한 결과 같은 날 하오 4시 25분에 질식 사망하였다. 위 사실에 대하여 福島簡裁는 구토물을 기도로 잘못 흡인하여 질식하는 등 생명이나 신체에 위험을 초래하지 않도록 미연에 방지할 업무상

73) 別冊 ジュリスト, 醫療過誤判例百選, 唄 孝一, 宇都木 伸, 平林 勝政. 有斐閣. 1989. 6. No.102.208면.

주의의무가 있는데, 이를 게을리하였다고 하여 업무상과실치사죄의 성립을 인정하고, 피고인에게 벌금 15만 엔의 판결을 언도하였다.

판시

"전신마취제인 케타랄은 부작용으로 구토를 수반하고, 구토물을 기도로 흡인하여 질식하는 등 환자의 생명과 신체에 중대한 위험을 끼칠 염려가 있으므로, 의사인 피고인은 위 케타랄을 사용할 때에 미리 환자나 그 보호자에게 환자가 음식을 먹었는지를 확인함은 물론 수술할 때까지 금식하도록 구체적으로 지시하고 설명을 하여, 구토물을 기도로 흡인하여 질식과 같은 생명과 신체의 위험을 초래하지 않도록 미연에 방지해야 할 업무상주의의무가 있다."

3

교통사고 환자가 후유증으로 3차 수술을 받아야 한다. 교통사고 직후에 심전도에서 심근 경색 소견이 있었으나, 약물 투여로 심전도가 정상으로 된 경우이다. 선택적 수술을 추가적으로 하여야 할 경우, 사전 심장 검사를 하여야 하는가? 아니면 검사 없이 바로 전신 마취를 할 수 있는가?

대법원 1997.8.29. 선고 96다46903 【손해배상(자)】[74]

사실 관계

- 환자 갑이 교통사고로 약 16주간의 치료를 요하는 좌경골 개방성 분쇄골절, 좌비골 분절골절 및 좌외과 견열골절상 등의 상해를 입었다. 수술을 위한 통상적인 심전도검사에서 T파가 아래로 구부러져 있어 심근경색의 의심이 있고, 문진 결과 고혈압의 증세가 있을 뿐만 아니라 3년 전부터 가슴 부위가 답답하고 조이는 듯한 압박감이 있다고 호소하였다. 피고 을 병원 의사들은 甲에게 심질환이 있는 것으로 판단하고, 수술을 보류한 채 중환자실에 입원시켜놓고 일차적으로 심장관련 치료약을 투여하였다. 혈압강하제와 허혈성 심장질환치료제를 투여하고, 심전도 검사에서는 이상이 없는 것으로 판정되었지만, 임상적으로는 계속 치료 약물을 투여하는 상황이었다.
- 환자 갑은 노출된 왼쪽 다리 경골 부분의 뼈 부위를 움직이지 않게 금속핀으로 고정시키는 수술을 시급히 할 필요가 있어, 비록 심근경색의 의심이 있고, 수술 및 마취로 인하여 신체에 가해지는 스트레스로 심장기능이 악화될 가능성이 없는 것은 아니나, 위 수술은 척추마취로 가능하고, 마취과장이 수술실서 함께 있으며 혈압이

74) [공1997.10.1.(43),2851]

높거나 심전도에 이상이 있으면 즉시 수술 취소가 가능하다고 하여 1993. 2. 22. 척추마취 후 정형외과 의사 김○○의 주관하에 금속피부외고정술인 1차 수술을 시행하였으나, 1차 수술 결과가 별로 좋지 아니하고, 1993. 8. 만성골수염이 발생하였으며, 한편 1993. 10. 6.에 한 심전도검사 결과 심장이 조금 커진 외에는 별다른 이상이 보이지 아니하자, 위의 골수염증을 제거하고 교통사고로 인하여 상처 부위의 피부와 근육이 상실되어 노출된 뼈 주위를 비복근으로 덮고 피부이식을 하기로 하여 1993. 10. 12. 척추마취를 한 후 성형외과 의사 홍○○의 주관하에 좌측하지 근피판술인 2차 수술을 실시하였다.

■ 2차 수술 결과도 별로 좋지 아니하여 이식된 근육과 피부가 죽고 골수염마저 있자, 이 골수염증을 제거하고 우측 어깨 부위에 있는 광배근과 혈관을 떼내어 이를 뼈가 노출된 다리 부위의 혈관을 찾아 연결하는 광배근 유리피판술 수술을 시행하기로 하였는데, 3차 수술은 어깨 부위의 근육 등을 떼어내어 상처 부위에 이식하는 것이고, 또한 수술에 장시간이 소요되므로 그 수술을 위하여는 전신마취를 할 수밖에 없는 상황이었다.

■ 환자는 심장질환 치료제를 계속하여 투여하여 왔고 1, 2차 수술을 함에 있어 심장에 별다른 이상이 오지 아니하였고, 수술 직전 두 차례의 심전도검사 결과로도 심장에 별다른 이상이 없다는 판정이 내려졌으므로, 심질환 여부에 관한 정밀검사도 하지 아니한 채 다만 마취과와 협진으로 수술 전에 내과적인 치료를 하고나서 1993. 11. 11. 3차 수술을 시행하였다. 같은 날 09:30경 마취과 의사 소외 1가 전신마취를 한 후 즉시 의사 권○○가 골수염증을 긁어내는 소파술을 실시하고 이어서 의사 홍○○이 오른쪽 어깨 부위의 광배근을 떼내고 다리 부위의 혈관을 찾아 연결하는 수술을 시행하였는데 그 도중인 15:45경 심전도상 ST절이 갑자기 하강하여 이상을 보였

다. 이에 환자 갑에게 심근경색증이 재발한 것으로 판단한 의사 소외 1의 요청으로 즉시 수술을 중단하고, 마취를 끝낸 후 바로 응급조치로 혈액검사, 심전도검사, 심근경색에 대한 치료약인 나이트로글라이세린의 투여 등을 하는데, 우려한 대로 갑자기 갑에게 심근경색증이 나타났으며, 16:30경에는 수술실에서 심폐소생술을 실시하다가 18:00 이후에는 중환자실로 옮겨 심폐소생술을 실시하였으나 21:32경에는 사망하였다. 그 후 ○○대학교 ○○병원 해부병리과 의사 배○○이 갑의 시신을 부검한 결과 좌측 관상동맥 내경의 4/5가 폐쇄 및 석회화, 좌심실, 심내막하, 심실 중격의 심한 진구성 심근경색 및 섬유화 현상이 있고, 심장이 정상보다 훨씬 비대한 것으로 나타났으며, 직접적인 사인은 심한 관상동맥 경화증 및 만성 허혈성심질환에 속발된 급성 심근경색이었다.

법적 판단

- 환자에 대하여 1, 2차 수술을 시행하여도 환자의 심장에 아무런 문제가 없었으며, 심전도검사 결과도 정상으로 나타났고, 피고 병원에 혈관조영술 등 정밀검사를 시행할 설비가 없었다고 하더라도 전신마취 후 심근경색이 재발하면 치사율이 매우 높고, 환자에게는 당초부터 심근경색이 있다는 의심이 있었으며 이 때문에 심질환을 위한 치료제를 투여함으로써 막상 심전도검사 결과로는 정상으로 나타날 가능성이 있다는 점
- 척추마취 아닌 전신마취를 실시하는 3차 수술을 시행함에 있어서는 그 수술이 반드시 필요한 것이라고 하더라도 시급히 하여야 할 것이 아닌 이상 다른 병원에 의뢰하여서라도 정밀검사를 거쳐 심장질환 여부를 확인한 다음 하여야 할 것인데도 피고 병원의 마취과 의사는 정밀검사 없이 성급하게 전신마취를 한 것이라 할 것인 점

■ 이를 두고 피고 병원이 현재의 의학수준 및 당시 임상의학분야에서 실천되고 있는 의료행위의 수준에 비추어 필요하고 적절한 진료조치를 다하였다고 볼 수는 없으므로 이는 피고 병원의 의료과실에 해당한다고 할 것이다.

해설

판례는 수술 시간, 난이도 등을 고려하여, 척추 마취와 달리 전신마취 수술의 경우에는 마취 전 주의의무를 좀 더 중하게 보았다. 1차, 2차 수술 단계에서 심질환을 의심하여 약물 투여를 한 경우에, 비록 척추 마취에서 문제가 없었다고 하더라도, 전신 마취를 하여야 하는 3차 수술에 있어서는 의심되는 심장 질환에 대한 사전 검사를 충분하게 하여야 한다는 의미이다.

비교 판례

대법원 1996.6.11. 95다41079 판결【손해배상(기)】[75]

사실 관계

왼쪽 목 뒷부분에 생긴 지방종 제거술을 위하여 전신마취를 하기로 결정하고 마취제는 이산화질소, 산소 및 할로테인(Halothane) 혼합가스를 사용하기로 하였다. 수술을 하던 중 마취시작 약 20분 후 혈압이 떨어지면서 심정지가 발생하였다. 심장 마사지와 산소주입으로 혈압은 정상으로 돌아왔고, 수술은 마쳤지만 뇌손상으로 파킨슨씨 증후군에 빠지게 되었다.

75) [공1996.8.1.(15),2113]

법적 판단

환자의 뇌손상의 원인인 심정지가 마취 및 수술 도중에 일어났고, 마취 및 수술과 위 환자의 뇌손상 사이에 다른 원인이 개재되었을 가능성은 찾아볼 수 없으며, 위에서 본 바와 같이 의사가 위 환자에 대한 마취를 시행하기 전에 미리 심전도검사를 할 필요가 있었는데도 이를 하지 아니하고 마취 및 수술 중에도 심전도 감시 장치를 부착시켜서 심기능을 항시 감시하는 조치를 취하지 아니하는 등 시술 전 또는 시술 중에 대처를 소홀히 했다는 점 등을 종합 참작하여 보면, 환자의 뇌손상은 위 의사의 이 사건 수술 과정에서의 잘못으로 인한 것이라고 추정할 수밖에 없다고 할 것이다.

해설

환자가 응급환자가 아니어서 수술 전에 사전 검사를 충분히 시행할 시간적 여유가 있었는데, 심전도 검사를 하지 않았다. 이러한 경우에 전신마취 및 수술 도중에 심정지가 발생하여 뇌손상으로 인한 전신마비 등의 증세에 이른 경우에는, 피해자측에서는 일련의 의료행위 과정에 있어서 저질러진 일반인의 상식에 바탕을 둔 의료상의 과실 있는 행위를 입증하고(여기서는 심전도 감시 장치를 부착하지 않은 점 등), 그 결과와의 사이에 일련의 의료행위 외에 다른 원인이 개재될 수 없다는 점(이를테면 환자측에서 환자에게 의료행위 이전에 그러한 결과의 원인이 될 만한 건강상의 결함이 없었다는 사정을 증명한 경우, 의료행위를 한 측이 그 결과가 환자의 특이체질 등 전혀 다른 원인으로 말미암은 것이라는 입증을 하지 아니하는 이상), 의료 과실과 결과 사이의 인과관계를 추정하여 손해배상책임을 지울 수 있다고 하여, 환자측의 입증책임을 완화한 판결이다.

4

개인 병원에서 마취전문의 없이 포폴을 이용하여 정맥 마취를 하였는데, 수면 마취상태에서 호흡 정지가 온 경우에, 의사에게 어떠한 과실을 인정할 수 있는가?

서울중앙지법 2009.5.19. 선고 2008가합112396 판결【손해배상(의)】[76)]

사실 관계

- 망인(1966. 9. 30.생)은 2008. 7. 25. 18:00경 15년 전 발생한 복합치핵(치질)으로 인하여 항문에서 피가 나오고 통증이 심해지자 피고 병원에 내원하여 피고로부터 진찰을 받았는데, 진찰결과 직장부위에서 출혈성 정맥류와 항문 외부에서 외치핵 등이 다수 발견되어 수술적 치료가 필요하다는 피고의 권유에 따라 수술을 받기로 결정하였다. 피고는 망인에 대하여 수술 전 검사로서 혈액학적 검사, 흉부방사선검사, 심전도검사, 간기능검사, 신기능검사, 혈당검사, 소변검사 등을 실시하였는데, 그 결과 수술에 지장을 줄 만한 특별한 이상소견은 발견되지 않았고, 이에 망인에게 다음날인 2008. 7. 26. 10:00까지 금식상태로 피고 병원에 입원하라고 하였다.

- 이 사건 수술은 전신 수면마취 상태에서 약 20분 동안 시행될 예정이었는데, 피고는 2008. 7. 26. 13:45경 원고에게 마취 전 투약으로서 항생제인 링코마이신(Lincomycin)을 정맥주사하고, 진통제인 펜타조신(pentazocine)과 진정제인 디아제팜(diazepam)을 각 근육주사하였다. 망인은 같은 날 14:00경 수술실에 입실하였고, 피고는 마취전문의의 참여 없이 피고 병원 소속 간호사 3인과 함께 망

76) [각공2009하,996]

인에게 맥박산소포화도 측정기(pulse oxymeter)만을 부착한 채 이 사건 수술을 시행하면서, 간호사로 하여금 망인(체중 60kg)에게 정맥마취제인 포폴(popol) 18mL(180mg 주1)를 링거세트사이드를 통해 투약하도록 하여 망인을 수면마취하였고, 이어 수술 부위인 외치핵 부위를 리도카인 2mL로 국소마취하였다. 피고는 레이저로 직장부위에 있던 3군데의 정맥류와 항문외부에 있던 3군데의 외치핵 등을 차례로 제거한 후 수술부위를 소독하는 등으로 수술을 마무리하였고, 수술을 마친 직후 망인의 상태를 살펴보았는데, 그때 망인은 이미 호흡정지 및 심정지 상태에 빠져있었다. 이에 피고는 망인에 대하여 흉곽압박과 구강대구강 인공호흡 방법으로 심폐소생술을 시도하였으나, 망인의 상태는 회복되지 않았다. 한편, 이 사건 수술은 약 20분 정도 소요되었는데, 피고는 수술 중 망인의 맥박과 호흡 상태를 알 수 있는 마취기록지를 작성하지 않았고, 피고 병원의 수술실에는 위 맥박산소포화도 측정기 외에는 심전도, 혈압기 등 수술 중 환자의 상태에 대한 다른 감시장치는 없었으며, 응급상황에 대비한 약제와 장비들도 제대로 갖추어져 있지 않았다.

관련 의학지식

1. 마취 전 투약의 목적과 펜타조신, 디아제팜의 효과, 부작용 등

예정된 수술을 위한 전신마취를 시행하기에 앞서 환자의 불안을 해소하고, 진통효과를 제공하기 위해 수면, 진정제와 진통제를 투여하고, 마취와 수술에 따를 수 있는 바람직하지 않은 반사반응(undesirable reflex)의 억제와 구강내 분비물을 감소시키기 위해 항콜린성 약제들(atropine, glycopyrrolate)을 투여하며, 수술의 종류와 환자의 상태에 따라 감염방지를 목적으로 항생제를 투여한다.

펜타조신(pentazocine)은 마약성 진통제의 효과와 길항효과를 동시에 가지고 있는 진통제로서 일반적으로 통증을 경감시키기 위한 목적으로 사용되는 약제이고, 마약성성분 약제라고 할 수 있다. 부작용으로는 진정작용과 어지러움, 발한작용(diaphoresis), 불쾌감(dysphoria) 등이 있다.

디아제팜(diasepam)은 벤조디아제핀(benzodiazepine)계 약제로서 용량에 따라 경미한 진정에서부터 심한 혼수상태까지 충추신경계를 억제시키고 기억소실을 유발시키며 동시에 골격근 이완작용과 강력한 항경련 작용을 가지고 있다. 디아제팜은 경구투여로 가장 많이 사용되나 필요에 따라 정맥투여를 하기도 하는데, 근육주사는 주사시의 통증과 효과의 불확실성 때문에 사용하지 않는다. 정맥으로 과량 투여시 의식소실, 중등도의 호흡억제를 보이며, 특히 마약성 진통제와 함께 사용할 때에는 호흡억제를 한층 더 증가시키기 때문에 주의하여 환자상태를 관찰하여야 한다.

2. 수면마취의 개념, 정맥마취제 포폴의 용량과 부작용

수면마취(MAC, Monitored Anesthesia Care)는 비교적 소수술의 경우 시행하는 마취방법으로 본래적 의미의 전신마취와 달리 근이완제의 사용이나 기도내삽관 등을 하지 않고 환자가 자발적인 호흡을 유지하는 상태에서 최면밑 용량(subanesthetic dose, 최면용량 이하의 소량)의 정맥마취제(수면제, 진정제, 진통제 등)를 사용하여 환자의 진정, 불안해소, 기억상실과 편안함을 가져오기 위해 사용하는 마취방법이고, 최적의 수면마취는 수술 중에는 호흡억제, 혈압하강, 오심, 구토와 같은 부작용을 일으키지 않고 적절한 진정상태를 유지하며, 수술 후에는 의식이 빨리 돌아올 수 있도록 하는 것으로 약제의 용량을 적절하게 조절하여야 한다. 이때에도 환자상태에 대한 지속적인 감시는 필요하고, 수면마취도 넓은 의미에서는 전신마취의 한 방법이다.

정맥마취제인 포폴(popol)의 적정투여량은 전신마취의 유도 용량으로는 1~2.5mg/kg을 사용하고, 마취 유지용량으로는 50~200ug/kg/분을 투여하며, 수면마취와 같이 진정목적으로 사용할 때에는 25~100ug/kg/분을 투여한다. 60kg인 환자에 대한 수면마취시 적절한 포폴의 투여량은 1.5~6mg/분(90~360mg/시간)으로서, 포폴 180mg 정도의 양은 1시간에 걸쳐 투여되었다면 적정한 투여량이다. 그런데 포폴은 호흡억제작용과 심혈관 억제작용을 가지고 있으므로 사용허용량 범위 내에서 가능한 적은 양을 사용하는 것이 안전하고, 환자의 전신상태, 다른 진정제, 진통제 겸용 여부에 따라 환자마다 반응이 다르므로 사용시 환자상태의 지속적인 관찰은 반드시 필요하다. 마약성 진통제, 벤조디아제핀 진정제가 투여된 환자에서 포폴이 투여될 경우 순환억제와 호흡억제를 가중시킬 수 있다.

3. 마취시 주의사항

전신마취 중에는 환자의 순환상태, 호흡상태, 체온, 소변량 등 생체 활력증후를 주의 깊게 관찰하여야 한다. ① 순환상태의 관찰을 위해서는 혈압, 맥박을 측정하고, 심전도를 이용하여 심리듬과 심박수를 관찰한다. ② 호흡상태의 관찰을 위해서는 환자가 자발적 호흡을 할 경우에는 항상 흉곽의 움직임, 호흡음 등을 관찰하여 호흡의 충분한 정도를 확인하여야 하고, 기도내삽관을 하고 인공호흡을 시행할 경우에는 호흡기의 1회의 호흡량, 분시호흡량, 호흡횟수를 관찰하고 필요할 경우 이산화탄소 분압측정기(capnometer)를 이용하여 호기말 이산화탄소 분압을 측정한다. ③ 보조감시장치로는 사용이 간편하고 장비가격이 비교적 비싸지 않은 맥박산소포화도 측정기(pulse oximeter)를 사용하여 말초혈액 내 산소포화도를 측정함으로써 순환과 호흡 상태를 관찰할 수 있으나, 저혈압, 저체온,

주위의 과도한 빛, 환자의 움직임, 심한 빈혈 등의 경우에는 산소포화도의 정확도가 떨어지는 단점으로 인해 다른 감시기구들(심전도, 혈압기 등)과 함께 사용할 때 환자의 안전을 더 확보할 수 있다. ④ 필요한 경우(큰 수술이거나 수술시간이 오래 걸릴 경우)에는 체온과 소변량을 측정하기도 한다. 전신마취하의 환자상태는 순간적으로 변화할 수 있기 때문에 마취기록의 작성시 생체활력징후(혈압, 맥박 등)의 변화는 보통 5분 단위로 기록하는 것이 원칙이다. 마취와 수술 중 주요 처치(마취약제, 수액, 혈액성분제제 투여, 자세변화 등)가 이루어질 때마다 곧바로 처치내용을 기록하여야 한다.

4. 전신마취 환자의 무호흡상태 발생 시 대응요령

전신마취환자의 경우 항상 환자의 호흡과 순환상태 변화를 관찰하고, 무호흡 발생시에는 즉시 산소마스크를 부착하여 인위적으로 환기를 시켜주어 환자가 저산소증에 빠지지 않도록 하여야 한다. 환자가 의식소실 정도가 얕아 자극에 쉽게 반응할 경우(눈을 뜨라면 눈을 뜨는 등)에는 자발적 호흡이 돌아오는 경우도 있으나, 마취유도 목적으로 다량의 마취약제를 투여한 후 무호흡이 발생한 경우 보조환기 및 조절환기가 반드시 필요하다고 판단된다. 환자에게 심정지나 호흡정지가 발생한 후 얼마나 빨리 심(호흡)정지 상태를 발견하였는지가 환자의 소생 여부에 중요한 영향을 미친다. 효과적인 심폐소생술을 위해서는 호흡과 심정지가 발생하였을 때는 빨리 기도내삽관을 하거나, 안면마스크(face mask)를 사용하여 100% 산소로 인공환기를 시행하여 환자에게 충분한 산소를 공급하고, 심장마사지, 혈압상승제(epinephrine 등) 및 심폐소생술 약제의 투여, 심실제세동기(defibrillator)의 사용 등이 원칙이다.

법적 판단

앞에서 본 사실 관계 및 관련의학 지식에 비추어 알 수 있는 다음과 같은 사정, 즉 ① 이 사건 수술 이전에 실시한 각종 검사 결과에 의하면, 망인은 수술 대상인 치질증상 이외에 이 사건 수술에 지장을 줄 만한 특별한 이상증세는 없었던 점, ② 피고가 망인에게 투여한 정맥마취제인 포폴은 그 자체로 호흡억제의 부작용이 있어 사용허용량의 범위 내에서 가능한 적은 량을 투여하여야 하고, 더욱이 마취 전에 마약성 진통제와 벤조디아제핀계 진정제를 함께 투여하였을 경우 호흡억제의 부작용이 더욱 가중될 수 있는데, 피고는 마취 전 망인에게 마약성 진통제인 펜타조신(pentazocine)과 벤조디아제핀계 진정제인 디아제팜(diasepam)을 함께 투여하였고, 당시 체중 60kg이었던 망인에게 20분 정도 수면 마취시 포폴의 적정사용량 범위를 초과하여 180mg을 한꺼번에 투여하였던 점, ③ 위와 같이 마취 전 펜타조신과 디아제팜을 투여한 후 여기에 적정사용량을 초과하는 양의 포폴을 한꺼번에 투여하는 경우에는 그 부작용으로 환자에게 일시적인 무호흡상태가 발생할 가능성이 높아지는 점, ④ 환자에게 심정지나 호흡정지가 발생하였을 때에는 얼마나 빨리 심(호흡)정지 상태를 발견하였는지가 환자의 소생 여부에 중요한 영향을 미치는데, 피고가 수술을 마친 후 망인의 상태를 확인하였을 때 망인은 이미 호흡정지 및 심정지 상태에 빠져 있어 적절한 응급처치의 시기를 놓친 것으로 보이는 점 등에 비추어 보면, 피고로서는 마취 전 망인에게 마약성 진통제인 펜타조신과 벤조디아제핀계 진정제인 디아제팜을 함께 투여하였고, 여기에 정맥마취제인 포폴을 적정사용량을 초과하여 투여함으로써 무호흡상태가 발생할 위험성이 가중되어 있었으므로, 마취 중 망인의 호흡상태와 순환상태 등 생체활력징후를 지속적으로 주의 깊게 관찰하고, 이상증상이 발견되었을 때에는 그에 대한 적절한 조치를 취할 주의의무가 있음에도 불구하고, 이를 게을리하여 망인에게 다소 정확도가 떨어지는 맥박산소포화도 측정기만을 부착한 채 수술을 시행하면서, 수술 중 망인의 호흡과 순환 상태를 지속적으로 관찰하지 아니한 과실이 있고, 정맥마취제인 포폴 등의 부작용으로 나타날 수 있는 망인의 호흡정지 상태를 신속하게 발견하지 못하여 적절한 응급조치시기까지 놓쳐서, 이로 인하여 망인은 이 사건 수술 중 호흡정지 및 심정지 상태에 빠졌다가 그대로 사망에 이르게 되었다 할 것이므로, 피고는 위와 같은 과실로 말미암아 망인과 원고들이 입은 모든 손해를 배상할 책임이 있다.

해설

의사는 환자의 호흡, 심장 상태를 수술 중뿐만 아니라 수술 전후에 걸쳐 정상적으로 유지하여야 한다. 수술 중에는 환자의 심전도 상태를 잘 감시하고 수시로 청진을 하여 심장의 박동을 확인하여야 한다. 일정한 혈압이 유지되지 않으면 수액의 주입량을 늘리고 약물을 투여하거나, 필요한 경우 수혈도 하여야 한다. 또한 호흡 역시 마찬가지로 잘 감시하여야 한다. 개원 병원에서 맥박산소포화도 측정기(pulse oxymeter)만을 부착한 채 수술을 하다 사고가 난다면, 특별한 사정이 없는 한 의사가 순환기에 대한 감시의무를 소홀한 것으로 보아야 한다는 판결이다.

5

전신 마취를 하기 위해서는 기관내 삽관을 하여야 한다. 교통사고 환자를 마취하기 위하여 기관내 삽관을 시도하였으나, 환자의 후두개 형태 이상으로 인해 몇 번 실패하면서, 시간이 지연되어 환자가 사망한 경우, 마취과 의사의 책임은 어떻게 되는가?

대법원 1994.11.25. 선고 94다35671 판결【손해배상(자)】[77]

사실 관계

환자 을은 교통사고로 인하여 약 10주간의 치료를 요하는 뇌좌상, 우측견관절 및 요추부 좌상, 좌측 상완골 간부 분쇄골절 등의 상해를 입었고, 피고 정 경영의 S 병원에 입원하여 수술 전 마취를 시행하기 전까지 금식을 실시하였고, 뇌전산화 단층촬영(C-T), 흉부 엑스선 촬영, 심전도 검사, 간기능검사, 혈액검사, 소변검사 등을 실시하고 그 내용을 토대로 환자의 상태를 분석한 결과 특별한 이상이 발견되지 않자 좌측 상완골 간부 분쇄골절에 대한 수술을 시행하기로 결정하였다. S 병원 마취전문의인 소외 무은 마취전 조치로 을에게 하이드로콜티손(Hydrocortisione) 100밀리그램, 아트로핀(Atropine, 맥박증가약)과 펜타조친을 주사한 다음 을 수술실로 옮기고 심전도를 달고 혈압기를 감은 후에 전신마취 유도제인 소디움펜토탈(Sodium Pentotal) 250밀리그램과 기관내 튜브 삽관에 필요한 근육이완제인 석시닐콜린(Succinglcholine) 60밀리그램을 주사하고 근육이 완전히 풀어질 때까지 기다렸다가 동인에게 기관지 삽관을 시도하였다. 무는 기관지 삽관을 하면서 후두경을 통하여 후두개를 관찰하던 중 을의 상기도 후두개가 조

77) [공1995.1.1.(983),99]

그만하고 두부굴법과 하악상거법이 전혀 움직이지 않는 상태인 것을 발견하고, 곡형날 후두경으로 후두개를 들어 올려 기관내 삽관을 하려고 시도하다가 실패하고, 결국 삽관튜브를 정상인에게 사용하는 7.5밀리미터보다 작은 6.5밀리미터로 교체하여 어렵게 삽관을 마치고 산소를 공급하였는데 그 무렵(같은 날 14:25경으로 수술실에 들어와 마취준비를 시작한 때로부터 20분 정도 경과한 시간임)부터 동인의 맥박수가 분당 50회로, 혈압이 100/60으로 저하되고 입술이 창백해지는 등 이상증세가 나타나기 시작한 사실, 무는 동인에게 이상반응이 나타난 것을 확인하고 정형외과 의사와 간호원에게 연락하여 심장이 멈추지 않도록 가슴을 계속하여 맛사지하게 하면서 아트로핀(Atropine, 맥박수를 증가시키는 약)과 비본(Bivon, 심장마비를 소생시켜 줄 수 있고 저산소증을 치료하는 약)을 1엠플씩 투여하고 혈압상승제인 에페드린(Ephedrine), 에피네프린(Epinephrine)을 1씨씨씩 투여하고, 심박출량을 최대한 증가시키기 위하여 도파민(Dopamine) 200밀리그램을 주사하고, 뇌부종을 방지하기 위하여 데카드론(Decadron)을 주사하고, 심장을 정상적으로 뛰게 하기 위하여 오라덱손(Oradexon) 3엠플, 리도카인(Lidocaine) 100밀리그램을 투여하는 등 응급조치를 취하였으나, 그 날 16:50경 동인이 사망(이하 망인이라 한다)하였다.

법적 판단

- 국립과학연구소에서 망인의 시신을 부검한 결과 망인의 심장은 심외막 및 심근에 고도의 지방침윤을 보이고 좌우관상동맥구가 비교적 협소하며 좌우폐는 모두 심한 부종을 띤 것으로 나타났으며, 망인의 직접사인은 지방심(脂肪心)으로 인한 급성 심부전증으로 추정된 사실, 심부전증이란 심장의 펌프작용 기능에 장애를 가져와 전신혈관 내로 혈액을 공급하지 못하여 인체 내 각 장기들에 산소와

영양공급에 장애를 일으켜 사망에 도달하게 할 수 있는 높을 위험을 지닌 심장의 병적 상태를 말하는 것으로 급성심부전증을 일으키는 원인을 단정할 수는 없지만, 전신마취 후 삽관이 5분 이상 지연되면 급성심부전증이 유발될 수 있는 사실, 따라서 전신마취 후 바로 삽관을 실시하여야 하며 통상 삽관이 2분 내지 3분 지연되면 이를 중단하고 충분한 산소공급을 한 후 재차 삽관을 시도하여야 하는 사실, 마취의사는 마취시작 전에 환자의 신체적 특성이 마취를 시행하는 데 기술적 곤란을 야기할지 여부를 살펴야 하는데, 목이 짧고 뚱뚱한 사람은 의식이 없어지면 쉽게 상기도 폐쇄가 일어날 수 있으므로 상기도 검사를 시행하여 경부척추의 가동성, 입을 벌릴 수 있는 능력, 혀의 크기, 삽관을 어렵게 할 수 있는 해부학적 또는 병적인 특성, 콧구멍의 개방성 등을 관례적으로 알아 보아야 하는 사실, 수술을 위한 전신마취를 시행하고 기관내 삽관을 하는 방법은 수술하는 부위와 환자의 체형에 따라 달라지는데, 삽관방법에는 임준택이 망인에게 시도한 전신마취하의 경구기관내 삽관법 이외에도 경비기관내 삽관법과 마취 전에 삽관을 실시하는 의식하의 경구, 경비기관내 삽관법 등이 있으며, 의식하의 기관내 삽관법은 환자가 의식이 있는 상태이기 때문에 조직의 긴장이 유지되고 혀나 후두개가 성대를 가릴 만큼 이완되지 않기 때문에 삽관이 용이하고, 무호흡으로 인한 삽관시술에 필요한 시간의 제약이 없다는 장점이 있으므로 기도가 확보되지 않은 상태에서 전신마취를 유도하는 것이 불안하다고 판단될 때에는 의식하의 기관내 삽관법을 사용하는 것이 좋으며 특히 턱에 기형이 있을 때, 상기도에 선천적 기형이 있을 때, 병적으로 비대할 때에는 위 삽관법을 사용하는 것이 타당한 사실,

- 그런데 무가 망인에 대한 마취과정을 기록한 의사 처방 및 간호원

처치기록부상에도 14:25경 상황으로 "짧고 빳빳한 목, 좌측후두개 돌출, 기관내 삽관이 어려움, 튜브를 7.5에서 6.5로 바꿈, 산소화시킨 후 재기관내 삽관"이라고 조치내용이 기록되어 있는 사실, 戊이 마취유도제를 주사한 때로부터 삽관튜브를 교체하여 삽관을 성공하기까지에는 약 5분 이상이 경과하였으며, 그 무렵부터 곧바로 망인의 신체상에 앞서 본 바와 같은 입술창백, 혈압하강, 서맥 등의 이상증세가 나타나기 시작한 사실을 인정한 다음, 이에 터잡아 戊은 망인의 신체가 비대하고 특히 목이 짧고 후두개가 돌출하여 삽관에 장애가 될 수도 있으므로 상기도 검사를 실시하여 삽관경로의 상태를 관찰하고 위에서 본 여러 가지 삽관법의 장단점과 부작용을 충분히 비교 · 검토하여 망인에게 가장 적절하고 안전한 삽관법을 선택하여야 하는데도 이를 소홀히 하고 전신마취 후 삽관을 시도하다가 실패하자 마침내 삽관튜브를 교체하여 삽관을 시행하였고 그 과정에서 많은 시간이 소요됨으로써 자력으로 호흡이 불가능한 망인에게 산소공급이 일시 중단되거나 정상적인 호흡상태보다 적은 양의 산소가 공급되게 한 잘못이 있고, 이러한 무의 과실이 지방심으로 심폐기능이 원활하지 못한 망인에게 작용함으로써 급성심부전증을 불러 일으켜 망인을 사망하게 한 사실을 추인할 수 있다고 판단하였는바, 기록에 비추어 살펴보면 원심의 위와 같은 사실인정과 판단은 옳게 수긍이 가고, 거기에 소론과 같은 사실오인, 실미미진 및 상당인과관계에 관한 법리오해의 위법이 있다고 할 수 없다.

해설

판결 요지에 의하면 "마취전문 의사가 좌측 상완골 간부 분쇄골절에 대한 수술을 위한 전신마취를 시행함에 있어, 환자의 신체가 비대하고 특히 목이 짧고 후두개가 돌출하여 삽관에 장애가 될 수도 있으므로 상기도 검사를 실시하여 삽관 경로의 상태를 관찰하고 여러 가지 삽관법의 장단점과 부작용을 충분히 비교 · 검토하여 환자에게 가장 적절하고 안전한 삽관법을 선택하여야 하는데도 이를 소홀히 하고 전신마취 후 삽관을 시작하였다가 도중에 후두경을 통하여 후두개의 이상을 발견하고 곡날형 후두경을 통하여 삽관을 시도하다가 실패하자 마침내 삽관 튜브를 교체하여 삽관을 시행하였고 그 과정에서 많은 시간이 소요됨으로써 자력으로 호흡이 불가능한 환자에게 산소공급이 일시 중단되거나 정상적인 호흡상태보다 적은 양의 산소가 공급되게 한 잘못이 있다면, 이러한 의사의 과실이 지방심으로 심폐기능이 원활하지 못한 환자에게 작용함으로써 급성심부전증을 불러 일으켜 환자를 사망하게 한 사실을 추인할 수 있다고 한 사례."라고 하고 있다.

6

특진 전문의가 의뢰받은 환자를 수련의가 처음부터 마취하여 환자에게 마취 중 사고가 발생한 경우, 특진 의사의 주의의무 위반을 판단하는 기준은 어떻게 되는가?

서울고법 1986.1.15. 선고 84나3990 제11민사부판결【손해배상청구사건】: 상고[78)]

사실 관계

- 환자 갑은 선천적인 우족 제4, 5 합지증(오른발 4, 5번째 발가락이 서로 붙어 있는 상태)를 수술로써 치료하고자 1982.10.6. 피고 갑하 C 대학교 의과대학 부속병원에 입원하여 10월 12일 09:30경 수술을 받았으나 깨어나지 못한 채 50여일간 의식불명상태로 있다가 현재까지 치매상태에 있다. 환자는 수술 전 신체에 특별한 이상이 없었고, 마취과 의사들은 수술시의 마취방법으로는 경막외 마취를 시행하기로 하고 마취를 담당할 의사로는 약 2 내지 3년간 마취과 수련을 한 레지던트 병 등과 약 2주간 마취과 수련을 한 인턴 戊 등 3인을 지정하였다. 수술당일 09:30경 甲은 수술실로 옮겨졌고, 09:40경 마취담당인 위 소외 병이 1% 리도카인 용액 14ml를 주사하여 국부마취를 시행하였으나 10분이 경과하도록 마취효과가 발생하지 아니하여 위 병원 마취과 부교수인 소외 己가 바로 전신마취로 전환할 것을 지시하고, 이에 따라 위 소외 레지던트가 09:50경 전신마취 방법으로 라보날 석시콜린, 마이오브락 등을 근육주사하고 마취기의 기관내 삽입튜브를 위 원고의 기관내에 삽입하여 산소, 아산화질소(N_2O, 소기가스)와 함께 마취약인 풀루탄(Flup-

78) [하집1986(1),12]

thane)을 계속 흡입시키면서 마취상태를 유지하여 그 마취효과가 발생하자 10:15경부터 위 병원 의사의 집도로 수술을 시작하여 55분간에 걸쳐 수술을 끝마쳤다.

■ 그런데 원고 갑의 어머니인 을은 수술당일 아침 수술승낙을 하면서 위 병원 의사 庚을 수술집도의로, 마취과 교수인 소외 신을 마취담당의사로 지정한 특정진료신청을 하고, 날인까지 하였는데, 위 신은 직접 원고 甲의 마취를 담당하지 아니하고, 처음에 레지던트가 마취기를 감시하였고, 수술중인 10:45경 그때까지 위 수술실에 함께 있지도 아니하였던 인턴 무를 불러 마취기를 인계하고 수술실을 떠났다. 인턴 戊는 11:00경 수술을 끝마치고, 마취회복조치까지 계속 담당하게 되어, 마취약인 플루탄과 아산화질소의 공급을 중단하고 산소만 공급하면서 마취 시에 사용한 근이완제인 마이오브락의 체내잔류효과를 중화시키기 위하여 네오스티그민(Neostigmine) 3앰플(1.5mg)과 아트로핀(이는 네오스티그민의 부작용을 방지하는 것이다) 2앰플(1mg)을 위 원고에게 주사하였다. 그러나 효과가 적어 다시 네오스티그민 1앰플(0.5mg)과 아트로핀 1앰플을 더 주사하였는데, 11:10경부터 갑자기 혈압이 떨어지기 시작하여 11:15경에는 혈압과 맥박이 전혀 잡히지 않는 일시적인 심장정지 상태에까지 이르게 되어 그때부터 위 수술실에 함께 있던 위 申이 혈압상승제인 에피네푸린(Epinephrine)등의 주사와 함께 심폐소생술을 시행하여 11:20경 혈압과 맥박을 회복시키고(이때 혈압은 180/140mmHg까지 상승됨) 응급처리를 계속하여 혈압과 맥박을 정상으로 되돌려 놓아 위 원고의 생명은 구하였으나, 위 원고는 그 후 50여일간이나 의식불명상태에서 깨어나지 못하지 있다가 의식을 회복한 후에도 저산소뇌증으로 인하여 뇌 실질이 파괴되는 등의 장애를 받아 치매상태에 이르게 되었다.

■ 위 원고의 현재 증상인 치매상태의 직접적인 원인이 된 일시적인 심장정지로 인한 저산소뇌증은 수술시의 마취 또는 그 회복과정에서 마취기를 통한 외부에서의 산소공급이 부족하거나 중단된 경우 또는 외부에서의 산소공급은 있어도 마취 시에 사용한 약물이나 마취 회복 시에 사용한 약물인 네오스티그민의 이상반응으로 심장이 일시 정지되어 체내에서의 산소순환이 이루어지지 않아 외부에서 공급된 산소가 뇌에까지 전달되지 못하는 경우에 올 수 있는 것이고, 위 약물의 이상반응은 약물자체의 부작용이나 특이체질로 인하여 초래될 수도 있으나, 약물의 과량투여나 급속한 투여 등 약물취급상의 잘못으로 초래될 수도 있는 사실, 이 사건에 있어서 위 원고의 위 심장정지상태가 위의 어느 원인으로 인한 것인지는 밝혀지지 않았고, 현재로서는 그 원인을 밝힐 수도 없으나, 외부에서의 산소공급이 중단된 경우라면 위 병원에 설치된 산소공급시설이 중앙화된 산소공급시설로서 각종 경보장치까지 갖춘 것이어서 마취기 취급 잘못 이외에는 다른 원인을 찾을 수 없고, 약물의 이상반응에 의한 경우라 할지라도 위 원고가 마취당시에 사용한 약물에 대하여 이상반응을 일으킬 수 있는 특이체질이었음이 수술 전에 시행한 위 신체검사 시에도 밝혀지지 아니하고 있는 사실 등을 각 인정할 수 있고, 위 인정을 달리할 증거가 없다.

법적 판단

전문의제도를 실시하고 있는 우리나라의 의료 제도하에서 상당한 의료장비와 분야별로 전문화된 의료인을 두고 있고, 또 특정선택진료제도까지 실시하고 있는 위 병원으로서는 원고 갑에 대한 수술을 위한 마취를 시행함에 있어서는 마취경험이 풍부한 마취과 전문의로 하여금 마취를 담당하게 하고, 마취를 시작한 후에 특정진료신청이 있었다 하더라도 특정진료신청을 받은 전문의가 이를 확인하고 그 수술실에 들어가게 되었다면 그때부터라도 그가 직접 마취 및 수술 후의 마취회복조치를 하는 등으로 마취 관리를 하여야 할 것임에도, 위 병원 마취과 의사들은 위 원고에 대하여 처음에 마취의사의 경험이나 수기기술에 따라 마취의 성공율에 상당한 차이가 있는 경막외 마취를 시행하기로 하면서 마취과 전문의 자격이 없는 수련의들만으로 위 원고의 마취를 담당하게 하여 그들이 경막외 마취에 실패하자 바로 전신마취로 전환하였고, 이와 같이 전신마취를 하여 수술을 진행하던 중 그나마도 비교적 마취과 경험이 많은 레지던트과정 의사인 위 병 등이 모두 수술실에서 나가고 약 2주간 마취과 수련을 한데 불과한 인턴과정 의사인 위 戊에게 마취를 담당하게 하였으며 또 위 무의 마취 담당 중에 마취과 전문의인 소외 신이 특정진료신청을 받고 위 수술실에 들어갔는데도 그가 직접 수술 중의 마취 및 수술 후의 마취회복조치를 담당하지 아니하고 위 무로 하여금 이를 담당하게 하였다는 것이니 위 병원 마취과 의사들이 수련의들만으로 위 원고에 대한 경막외 마취를 시행하게 하여 이에 실패하고 전신마취로 전환한 후 마취과 수련의 경험이 겨우 약 2주일에 불과한 위 무로 하여금 위 원고의 마취 및 그 회복 조치 등을 담당하게 한데에는 그 마취 관리상의 잘못이 있음이 분명하고, 나아가 위와 같은 병원 마취과 의사들의 마취 관리상의 잘못으로 마취과 경험이 부족한 위 무가 위 원고의 마취 및 그 회복조치를 담당하던 중에 평소에는 건강하던 위 원고가 갑자기 일시적인 심장정지를 일으키게 되어 이 사건 의료사고가 발생하게 된 것이고, 또 위와 같은 의료사고는 마취과 경험부족으로 인한 마취기의 취급 잘못이나 마취 및 그 회복과정에서 사용한 약물의 과량투여 또는 그 급속한 투여 등 약물취급상의 잘못으로 초래될 수도 있는 터에 피고 측에서 위 사고가 위 무의 경험부족으로 인한 것이 아니라 약물자체의 부작용이나 원고 갑의 특이체질 등 피고에게 책임 없는 사류로 인한 것임을 밝히지도 못하고 있는 이 사건에 있어서 위 사고는 앞서 본 위 병원 마취과 의사들의 마취 관리상의 잘못으로 인한 것으로 추정함이 상당하다 할 것이므로, 결국 위 병원 마취과 의사들의 사용자인 피고는 위와 같이 위 병원 마취과 의사들의 마취 관리상의 잘못으로 발생된 것으로 추정되는 이 사건 의료사고로 인하여 원고 갑과 그의 부, 모, 형제 및 조모임이 인정되는 나머지 원고들이 입은 모든 손해를 배상할 책임이 있다 할 것이다.

해설

수술 당일 환자측으로부터 집도의와 마취담당의를 특정한 특진 신청을 받고 이를 승낙하고서도 불과 2주간 수술과 수련을 한 수련의(인턴)에게 수술 및 수술회복조치를 담당하게 한 결과, 수술회복과정에서 의료사고가 발생하였다면 병원측에서 위 사고가 위 수련의의 경험부족으로 인한 것이 아니라 약물 자체의 부작용이나 환자의 특이체질 등 병원 측에 책임 없는 사유로 인한 것임을 밝히지 못하는 이상 위 사고는 위 병원 수술과 의사들이 경험이 부족한 수련의에게 수술 및 수술회복조치를 담당하게 한 수술 관리상의 잘못으로 인한 것으로 추정함이 상당하다고 하여, 종합병원 측의 과실을 추정한 판결이다.

7

할로테인 마취 후 수술 환자가 전격성 간염으로 사망하였다. 마취과 의사가 해당 마취제의 부작용으로 간부전의 발생 가능성을 설명하지 않았다면, 마취과 의사는 환자에 대하여 설명의무 위반에 의한 손해배상 책임이 있는가? 있다면 그 범위는 어디까지인가?

대법원 1996.4.12. 선고 95다56095 판결【손해배상(의)】[79)]

사실 관계

소외 망 유○영은 대학입학시험을 준비 중인 고교 3년생으로서 판시 미골통 이외에는 다른 병이 없이 건강하여 이 사건 수술을 받으러 가면서도 스스로 걸어서 갈 정도의 상태이었고, 위 미골통은 그 자체로는 생명에 지장을 초래하는 중대한 질환이 아니며, 위 유○영의 이모인 소외 망 최○순이 피고들로부터 할로테인 마취제를 사용하여 판시와 같은 수술을 받은 후 고열 등 이상 증세를 보이기 시작한 직후이었음에도 불구하고 피고들은 위 유○영이나 그 부모인 원고 유○○, 최○○에게 위 미골절제술이 불가피한 수술이었는지 여부를 설명하여 주지 않았을 뿐만 아니라 앞서 본 바와 같이 할로테인의 부작용에 대한 설명도 하여 주지 아니하였다.

관련 의학 사실

마취제인 할로테인은 1956년경부터 임상에서 환자에게 사용되기 시작하였는데 1963년경부터 10,000명당 1명 정도의 비율로 수술 후 황달, 전격성 간염, 간괴사 등의 부작용을 일으킬 수 있는 것으로 알려

79) [공1996.6.1.(11),1526]

져 그 발생 빈도가 크지는 아니하지만, 일단 전격성 간염이나 간괴사를 일으키는 경우에는 그 정도에 따라 사망률이 50~100%에 이른다는 것이고, 소외 망 유○영은 실제로 위 마취제를 사용한 결과 전격성 간염 등으로 사망하여 그 위험의 정도가 생명을 침해하는 것으로서 중대하다.

법적 판단

- 일반적으로 의사가 환자에게 수술 등 인체에 위험을 가하는 행위를 함에 있어 그에 대한 승낙을 얻기 위하여서는 환자 본인 또는 그 가족에게 그 질병의 증상, 치료 방법의 내용 및 필요성, 발생이 예상되는 위험 등에 관하여 당시의 의료 수준에 비추어 상당하다고 생각되는 사항을 설명하여 그 환자가 필요성이나 위험성을 충분히 비교하여 그 의료행위를 받을 것인가의 여부를 선택할 수 있도록 할 의무가 있고, 이와 같은 의사의 설명의무는 그 의료행위에 따르는 후유증이나 부작용 등의 위험발생 가능성이 희소하다는 사정만으로 면제될 수 없으며, 그 후유증이나 부작용이 당해 치료행위에 전형적으로 발생하는 위험이거나 회복할 수 없는 중대한 것인 경우에는 그 발생 가능성의 희소성에도 불구하고 설명의 대상이 된다.
- 의사가 설명의무를 위반한 채 수술 등을 하여 환자에게 사망 등의 중대한 결과가 발생한 경우에 환자 측에서 선택의 기회를 잃고 자기결정권을 행사할 수 없게 된 데 대하여 위자료만이 아닌 전 손해의 배상을 구하는 경우에는 그 설명의무의 위반이 구체적 치료과정에서 요구되는 의사의 주의의무의 위반과 동일시할 정도의 것이어야 하고 그러한 위반행위와 환자의 사망과의 사이에 인과관계가 존재함이 입증되어야 한다.

■ 원심이 적법하게 확정한 사실에 의하면, 이러한 경우 위 유○영이나 위 원고들로서는 피고들로부터 위와 같은 설명을 들었더라면 위 수술을 받지 않았거나 위 마취방법에 동의하지 않았을 수도 있었을 것이므로, 피고들이 위와 같은 설명을 다하지 아니한 과실과 위 유○영의 사망과의 사이에는 상당인과관계가 있다고 봄이 상당하다.

해설

환자가 자기결정권을 행사하기 위하여 의사가 제공하여야 하는 정보를 설명의무의 범위 문제라고 본다. 이 사건에서는 마침 환자의 이모가 해당 병원에서 동일한 수술로 할로테인 마취제를 사용한 결과 그 부작용이 발생하여 고열 등의 증상이 나타나기 시작하였으므로, 만약 선택적 수술인 미골절제술을 시행하려고 할 때, 위 마취제의 사용에 따른 부작용의 위험을 환자와 그 부모에게 설명하였더라면, 수술을 하지 않았을 것이라는 환자측 항변이 인정된 사례이다. 법원은 재산, 정신적 피해 모두를 배상하는 전손해배상의 판결을 내렸고, 현실적으로 의료보험환자의 경우 간기능 검사에서 이상이 없으면 할로테인을 사용하여 마취를 하고 있다 하더라도 달리 볼 것은 아니라고 하였다. 충수절제수술과 같은 비교적 간단한 수술도 절대적으로 안전한 것은 아니라고 하는 것은 일반 사회인의 상식이고, 이는 공지의 사실이다. 다음의 일본 판결은 특이체질을 가진 환자에게 마취약 주사에 따르는 위험성을 설명할 의무가 의사에게 없다고 판단한 사안이다.

참고 판례

마취 쇽 사망 사건 (충수염 수술)

札幌高裁 1981년 5월 27일 판결, 昭和54年 (ネ)第192號 損害賠償請求抗訴事件[80)]

■ 급성충수염, 복통의 기왕증을 가진 소외 A(13살 11개월, 남자)는 Y1(병원)의 Y2(의사)의 진단에 따라 충수염 수술을 받게 되었다. 이 사건 수술은 재발(충수 천공으로 복막염이 될 염려)을 예방하기 위하여 충수염의 증상이 덜 한 시기에 이루어졌고, 수술의 시기를 다투는 긴급성은 없었다. 그 수술을 할 때에 Y2는 위 수술은 요추마취로 할 것을 설명하였는데, 마취에 수반되는 사망사고 발생의 가능성과 같은 위험성은 특별히 설명하지 않았다. Y2는 A의 전신상태가 양호하고, 맥박이나 심음 따위가 정상인 점을 확인하고 수술 준비를 하였다. 그런데 비중이 높은 마취약인 0.3% 페르카민S 1.8 cc를 서서히 주입하여, 요추마비를 하였지만, 35분이 지나 갑자기 안색이 나빠지고 상태가 급변하였다. Y2는 승압제와 강심제를 주입하고, 개흉하여 심장 마사지를 하면서 인공호흡 등의 소생조치를 하였으나 A는 사망하였다.

A의 부모인 X1, X2는 Y1과 Y2에 대하여, ① 마취를 하는 수술은 의학적으로 어쩔 수 없는 경우에만 행해야 하고, 이 사건에서는 수술이 불필요한데도 Y2가 이를 시행한 점, ② 마취의 위험성에 대하여 설명할 의무가 있는데 이를 게을리한 점, ③ 수술 전, 수술 중, 수술 후에 감시할 의무가 있는데 이를 게을리한 점, ④ 마취사고에 대비하여 응급조치를 할 수 있게 준비할 의무가 있는데 이를 게을리한 점을 이유로 손해배상을 청구하였다.

---

80) 別册 ジュリスト, 醫療過誤判例百選, 唄 孝一, 宇都木 伸, 平林 勝政. 有斐閣. 1989. 6w

- 제1심 판결은, 충수염의 재발 위험성이 높은 경우에는 충수절제수술이 일반적으로 수긍할 만한 것이고, 요추마취에 수반한 쇽 사망이나 특이체질(흉선림프체질)로 사망의 위험성까지 설명할 의무는 없으며, 마취조작이나 쇽 후 응급조치에 주의의무를 위반이 없다고 하여, Y2의 과실을 부정하고 원고들의 청구를 기각하였다.
- 이에 대하여 원고들은 마취 쇽의 위험성에 대한 설명의무가 있었는데 이를 다하지 않은 치료행위는 환자의 자기결정권 자유를 침해하는 것이라는 점을 들어 원판결의 취소를 구하는 항소를 하였다. 이에 대하여 항소기각. 원고들은 상고하였으나 기각되었다.
- **위험성의 인식에 대하여**

  "마취조작이 적절하게 이루어졌더라도 환자가 흉선림프체질이나 순환허약체질과 같은 특이체질이었다면 요추마취가 유인이 되어 급성순환부전이 발생하고 사망할 수도 있고, 마취 때문에 사망 사고가 발생할 가능성은 매우 적지만 이 사건 수술을 결정할 때에 Y2는 위 가능성이 있다는 인식을 가졌다." 그 위험성의 "인식이 일반 사회인의 상식에 속한다는 것은 공지의 사실이라 할 것이다."
- **설명의무의 범위에 대하여**

  "이 사건 충수절제수술처럼 사망사고가 생길 가능성이 극히 적고, 위험이 없지는 않지만 충수염의 간병기에 예방적 충수절제가 일반적으로 시인된 치료 방법이며, 일상적으로 그런 수술이 의원에서 많이 행해지고 있다. 이런 치료행위가 문제되는 경우에 이를 적절하게 시행할 것이며, 만일 사망사고와 같은 긴급사태가 발생하더라도 이에 적절하게 대처할 수 있는 설비와 인원을 갖춘 의료시설(Y1이 가진 시설이라 할 수 있는 것은 앞에서 인정한 사실과 같이 분명하다)에서 이를 시행하려 할 때에는, 충수절제수술이라도 절대로 안전한 것이 아니라는 일반사회인의 상식을 환자도 알고 있을 것이라고 생각하기에 상당하지 않은 특별한 사정이 인정되지 않는다면, 의사는 위 수술에 수반된 생명에 관한 극히 드문 위험까지도 특별하게 설명을 할 의무를 부담한다고는 할 수 없다."

8

수술 후 마취 회복 과정에 환자가 있을 때, 마취 담당 의사는 간호사에게 환자 감시를 맡기고 회복실을 떠날 수 있는가?

대법원 1994.4.26 제1부 판결 92도3283【업무상과실치상】

사실 관계

환자 갑은 1990.8.27. 판시 병원의 수술실에서 마취된 상태에서 소정의 수술을 받고 그 날 10:25경 피고인 을에게서 마취회복을 위한 처치를 받고 회복실로 이송되었는데 10:55경 마취담당의사인 공소외 정에 의하여 호흡중단의 생리장애가 발견되어 응급처치를 받았으나 의식을 회복하지 못하고 그 해 10.22. 무산소증 또는 저산소증으로 인한 뇌손상으로 사망하였다.

법적 판단

■ 마취환자의 마취회복업무를 담당하던 피고인 을로서는 마취환자가 수술 도중 특별한 이상이 있었는지를 확인하여 특별한 이상이 있었던 경우에는 보통 환자보다 더욱 감시를 철저히 하고 또는 마취환자가 의식이 회복되기 전에는 호흡이 정지될 가능성이 적지 않으므로 피해자의 의식이 완전히 회복될 때까지 주위에서 관찰하거나 적어도 환자를 떠날 때는 피해자를 담당하는 간호사를 특정하여 그로 하여금 환자의 상태를 계속 주시하도록 하여 만일 이상이 발생한 경우에는 즉시 응급조치가 가능하도록 할 의무가 있다고 할 것이라고 전제하고서, 위 피고인이 피해자가 어떤 이상증세가 일어났는지에 대하여 확인하여 회복처치에 참고하지도 않았으며 피해자에게

자발호흡이 있는 것만 확인하고는 의식이 회복되었는지 분명하지도 않은 상태에서 특정 간호사에게 확실한 인계조치나 구체적인 지시도 하지 않은 채 환자를 떠난 점을 마취의사로서의 업무상 주의의무를 해태한 것으로 판단한 것이나, 피고인이 위와 같은 주의의무를 다하였다면 다른 간호사가 함부로 심전도기를 탈착하지 못하였을 것이니 다른 간호사가 피고인이 피해자에게 부착한 심전도기를 탈착하였다고 하여 피고인의 주의의무 해태와 피해자간의 사망간에 인과관계가 중단되었다고 할 수 없다.

- 피고인 간호사 정○○는 원래 회복실을 담당하던 간호사도 아니고 피해자를 감시하도록 업무를 인계받지도 않았으므로 피해자를 감시할 의무가 있다고 할 수 없고 또한 위 피고인은 자기 환자의 회복처치에 전념하고 있던 중으로서 피해자의 호흡이 중단된 것을 알 수 있는 상황도 아니었으므로 피해자에 대한 관계에서 어떤 주의의무를 해태하였다고 할 수 없으며, 회복실에 다른 간호사가 남아있지 않은 이 사건과 같은 경우에도 자기의 고유 업무에 전념하고 있었다면 다른 환자의 이상증세가 인식될 수 있는 상황에서라야 이에 대한 조치를 할 의무가 있다고 보일 뿐 회복실 내의 모든 환자에 대하여 적극적, 계속적으로 주시, 점검을 할 의무는 있다고 할 수 없다.

해설

마취 회복시 회복실에서 환자에 대한 생활 징후를 관찰하는 것은 회복실을 담당하고 있는 마취 담당의사의 책임이다. 이 사건에서 마취 담당 의사가 특정한 간호사를 지정하지 않고 회복실을 비웠고, 이로 인하여 환자의 호흡 중단을 조기에 발견하지 못하였는데, 이때 피해자를 감시하도록 업무를 인계받지 않은 간호사는 회복실 환자에 대한 적극적이고 계속적인 관찰의무가 없다고 보았다.

9

교통사고로 인한 주관절골절탈구 환자에 대하여 전신마취를 하고 수술을 시행한 후 환자가 전격성간염으로 사망하였다면, 교통사고와 사망 사이에 인과관계가 단절되는가?

대법원 1992.11.24. 선고 91다34707 판결【손해배상(자)】[81]

사실 관계

- 1988.4.21. 23:50경 병은 오토바이를 타고 가다가, 자가용 운전자인 을과 교행하다가 을 차량의 좌측 후사경 부분에 병의 오토바이 좌측 핸들부분이 충격되어 땅에 넘어졌고, 그로 인하여, 좌주두분쇄골절 및 좌주관절탈구, 좌제5수지원위지골골절 등의 상해를 입었다. 병은 사고 후 ○○병원에 입원하여 국소마취를 한 후, 제5수지 절단부분에 대한 수술을 시행하였고 수술 전에 간기능검사 수치는 정상이었다. 이후 그 해 5.4. 위 병원 의사가 할로탄을 사용한 전신마취를 하여 좌주관절골절탈구에 대한 수술을 시행하였는데, 병의 간기능에 이상이 생겨 급성전격성간염으로 사망하였다.
- 전신마취로 인한 사망은 일반경험상 그 가능성이 있다 할 것이고 위 망인에 대한 전신마취 등의 시술과정에서 의사들의 중대한 과실이 있었다고 인정되지 아니하므로 이 사건 사고와 위 병의 사망간에는 인과관계가 있다 할 것이고 따라서 피고는 위 병이 사망함으로써 위 망인 및 망인의 가족들인 원고들이 입은 손해를 배상할 책임이 있다 할 것이라고 판단하고, 이어서 위 피고가 면허도 없이 도로 중앙부분으로 교행하다가 사고를 당한 과실이 있는 사실을 인정

81) [공1993.1.15.(936),215]

하여 이 과실비율을 30%로 산정하였는바, 기록에 대조하여 살펴보면 원심의 위 인정 판단이나 과실상계의 비율은 정당하고 적정한 것으로 수긍할 수 있고 거기에 소론과 같은 법리오해로 인한 심리미진, 이유불비, 이유모순 등의 위법이 있다 할 수 없다.

해설

할로텐 마취 후 전격성 간염이 발생한 경우, 의사의 중대한 과실이 없는 한, 사망의 결과는 교통사고로 인한 것으로 보아야 한다는 판결이다. 그러므로 이 사망 사건에서 의사의 책임은 일차적으로 없다고 보고, 교통사고 가해자 또는 보험회사가 사망자의 피해를 일차적으로 배상하여야 한다.

10

산소를 공급하는 회사의 질소 용기가 산소용기와 외양이 비슷하여 이를 착각하였고, 이로 인하여 환자가 마취시 저산소성 손상을 입었다면, 의료 사고에 대한 책임을 회사도 져야 하는가?

대법원 1979.3.27. 선고 78다2221 제1부판결 【손해배상】[82)]

사실 관계

- 사고원인이 된 용기번호 267928의 용기는 피고 ○○기업의 공장에서 충전되어 배달된 용기이고, 이 용기는 장○○이 1977.8.29. 운반하여 피고 ○○병원에서 사용한 용기이다. 피고가 공급한 질소통이 외관상 산소통으로 오인될 수 있게끔 된 도색과 문자로 된 채 ○○병원으로 공급되었다면 피고와 ○○병원은 공동불법행위자로서의 연대책임을 면할길 없다 할 것이다. 이 사건에서 문제가 된 질소통의 상단머리 부분의 색깔만으로 그 내용물이 질소임을 쉽게 판별할 수 있다고 주장하지만 근거 없는 견해이다.
- 피고는 법령에 의한 고압가스 취급 책임자를 신임하지 아니하고, 오직 병원의 기관실 책임자에 불과한 김○○으로 하여금 이 사건에서 문제가 된 질소통의 압력만을 검사하게 하여, 상인으로부터 인수하였을 뿐 아니라, 이 질소통을 직접 환자에게 사용한 마취의사도 그 내용물이 산소인지의 여부를 확인하지 아니하고 통의 외양만을 경신하여 산소로 생각하고 사용한 허물이 있다는 것이다.

82) [미간행]

해설

산소용으로 오인될 수 있는 용기에 질소를 넣어 공급한 자와 외양만을 경신하고 내용물을 확인하지 않고 사용한 병원의 공동불법행위책임이다. 피고 회사는 질소용을 외관상 산소용으로 오인될 수 있게끔 된 도색과 문자로 된 채 피고 ○○병원에 공급하고, 피고 ○○병원은 법령에 의한 고압가스책임자가 아닌 자가 검사하여 이를 인수하였고, 질소를 직접 환자에게 사용한 마취의사도 그 내용물이 산소인지 여부를 확인하지 아니하고 외양만을 경신하여 산소로 생각하고 사용하여 사고를 일으킨 경우로서 피고 회사와 피고 ○○병원은 공동불법행위자로서 연대책임을 져야 한다.

참고 판례

笑氣(아산화 질소)가스 오흡입 사건

富山地高岡支部 1986년 2월 3일 판결, 昭和60年 (わ)第101號 業務上過失致死被告事件[83]

피고인은 외과의사로서 도야마현 T시립병원에서 근무하였고, 환자에게 마취와 수술을 하는 업무를 하였다. 1984년 8월 21일 하오 2시 8분경에 같은 병원 3층 제2수술실에서 피고인이 마취의사로 수술에 참여하였고, 환자는 5살인 K로서 왼쪽 서혜부 탈장증을 수술하게 되었다. 피고인은 흡입마취기를 사용하여 전신마취를 시행하였는데, 오후 2시 26분경에 수술이 끝나고, 환자를 깨우는 과정에서 마취기를 잘못 조작하여 마취기의 산소가스 손잡이를 소기가스(아산화 질소 가스) 잘

83) 別册 ジュリスト, 醫療過誤判例百選, 唄 孝一, 宇都木 伸, 平林 勝政. 有斐閣. 1989. 6. No.102. 154면.

못 알고 조작하여 환자에게 산소가스 흡입을 정지시키고, 소기가스만 흡입되도록 하였고, 그 결과 오후 2시 35분경에는 환자의 혈압이 저하하고 자발적인 호흡이 약해지며, 곧이어 환자의 입술이 산소 결핍으로 청색증을 나타났다. 그러나 피고인은 마취기를 잘못 조작하고 있음을 인식하지 못하고, 그 후에도 계속 2시 43분경까지 환자에게 소기가스만을 흡입시켰고, 그로 인하여 환자는 무산소 뇌증에 빠지게 하여 폐렴과 같은 합병증으로 인하여 같은 달 23일 상오 9시 24분경에 사망하였다. 이에 대하여 법원은 "피고인을 금고 1년에 처한다. 이 재판 확정일로부터 2년간 위 형의 집행을 유예한다."고 판결하였다.

INDEX

찾아보기

국내 판례

일본 판례

미국 판례